# 疟疾的诊断与治疗

NUEJI DE ZHENDUAN YU ZHILIAO

潘耀柱　何毅刚　主编

甘肃科学技术出版社

**图书在版编目（CIP）数据**

疟疾的诊断及治疗 / 潘耀柱，何毅刚主编 . -- 兰州：
甘肃科学技术出版社，2022.8（2023.9重印）
ISBN 978-7-5424-2965-0

Ⅰ.①疟… Ⅱ.①潘… ②何… Ⅲ. ①疟疾 - 诊疗
Ⅳ.①R531.3

中国版本图书馆CIP数据核字（2022）第153182号

**疟疾的诊断及治疗**

潘耀柱　　何毅刚　　主编

责任编辑　马婧怡
封面设计　武珂欣

出　版　甘肃科学技术出版社
社　址　兰州市城关区曹家巷1号　　730030
电　话　0931-2131576（编辑部）　0931-8773237（发行部）

发　行　甘肃科学技术出版社　　　　印　刷　三河市铭诚印务有限公司
开　本　880毫米×1230毫米　1/16　印　张　12.25　插页　1　字　数　460千
版　次　2022年12月第1版
印　次　2023年9月第2次印刷
印　数　501~1550
书　号　ISBN 978-7-5424-2965-0　定　价　126.00元

# 编 委 会

# 目　录

# 概　述

　　疟疾，俗称打摆子、冷热病、发疟子，是一种会感染人类及其他动物的全球性寄生虫传染病，其病原疟原虫借由蚊子散播，隶属囊泡藻界（统称原生生物的生物类群之一），是一种单细胞生物。

　　疟疾是世界上最主要的传染病之一，其历史源远流长。该病可由恶性疟原虫属、间日疟原虫属、三日疟原虫属、卵形疟原虫属和诺氏疟原虫属5个种属引起。恶性疟原虫已存在约5万至10万年，但直到1万年前其族群数量才开始增加，这可能与人类发展农业并群聚定居有关。有证据显示，疟疾可能起源于非洲的灵长类祖先，并与人类一起进化，随着人类的迁徙，首先在热带、亚热带和温带地区传播，然后通过探险家、传教士和奴隶传播到其他地区。人类疟原虫的近亲物种迄今仍时常感染黑猩猩。在中国、古罗马和古希腊的古代医疗记载中疟疾是一种以间歇性发热为特征的疾病。疟疾在中国历史上很早就有记载。《尚书·金滕》中就曾记载周武王"遘厉虐疾"（当时"疟"字尚未出现，"疟疾"古本写作"虐疾"）。然而此处的"虐疾"是否真正指现代意义的疟疾已无从考证。"疟"在中国作为一个专属病症名可以追溯到《左传》。《说文解字》中释"疟"为"热寒休作，从疒从虐，虐亦声"。

　　对疟疾最早进行详细记载的是公元前5世纪的希波克拉底，他根据周期将发热分为2类：炎性发热（每3d1次）和热性发热（每4d1次）。他还描述了发热与脾肿大的关系。此后古希腊和意大利以及整个罗马帝国都越来越多地报道了这种疾病，因此这种疾病在欧洲及其他地方变得司空见惯。在这段时间里，疟疾与沼泽的关系也变得清晰起来，有许多人巧妙地用从沼泽中升起的烟雾来解释这种疾病。

　　疟疾的英文"malaria"最早于1829年见诸文献，此词源自中世纪意大利文的"mala aria"，意为"瘴气"。在这之前有文献称疟疾为"ague"，或是"沼泽热"（marsh fever），因为人们认为这种疾病是由于沼泽地产生的有毒烟雾和蒸汽造成的，沼泽排干后疟疾病例明显下降。

　　罗马人科鲁迈拉也曾经提到疟疾可能与沼泽有关。疟疾曾在古罗马非常流行，以致它有"罗马热"之称，并可能与罗马帝国的衰落有关。当时罗马帝国内的南意大利、萨丁尼亚岛、彭甸沼地、伊特鲁里亚沿岸及罗马城的台伯河沿岸由于气候条件适宜蚊子生长，推测可能是当时的疫区。这些地区的灌溉花园、沼泽地、田地径流与道路积水为蚊子提供了繁殖的理想场所。

人们对疟疾的科学认识直到19世纪末随着细菌理论的建立和微生物学的诞生才开始，当时找到这种威胁到欧洲帝国许多地区的疾病病因变得非常必要。疟疾寄生虫及其传播方式的发现是传染病史上最激动人心的事件之一。

1880年，疟疾在科学研究上取得重大进展。法国军医Alfonse Laveran在阿尔及利亚的君士坦丁首次报道了一名间歇性发热的士兵血液中发现了新月形疟疾寄生虫，于是他提出这种寄生虫是导致疟疾的生物，确定了这种疾病的真正病原体。这是人类发现的第一种致病的原生生物，这项发现也使他获得1907年诺贝尔生理学或医学奖。他同时还观察到一个圆形球体中出现了活动的丝状结构，他认为，这看起来像是动物寄生虫。因此，Laveran将这种微生物称为Oscillaria malariae（疟疾）。他通过临床检查，进一步观察到，当红细胞中没有发现新月寄生虫时，没有任何疾病症状，他还观察到这些微生物通过奎宁处理可以被清除。

1885年，Ettore Marchiafava和Amico Bignami进一步证实了Laveran的发现。他们使用伊红染色的血涂片，也观察到了该生物的变形虫运动。1886年，Camillo Golgi区分出间日疟和三日疟，并确定了这两种疟原虫的形态差异。他发现这类寄生虫通过无性繁殖，并且发热与红细胞的溶解和寄生虫的释放密切相关。1890年，Grassi和Feleti命名了间日疟原虫和三日疟原虫这两个不同的物种。Sakharov和Marchiafava分别于1889年和1890年独立鉴定出恶性疟原虫。因此，到了1890年，人类已经知道疟疾是由一种原生动物寄生虫引起的，这种寄生虫入侵并在红细胞中繁殖。根据它们的周期特异性和其他特征，人类已经发现了引起良性疟疾（间日疟原虫）、恶性疟疾（恶性疟原虫）和三日疟（三日疟原虫）的特有物种。

下一个主要问题是：疟疾是如何传播的？Ronald Ross和Giovanni Battista Grassi的研究回答了这个问题。蚊子可以传播人类疾病的想法最早源于Patrick Manson的经典著作，他被认为是热带医学之父，也是Ross的导师。1878年，Manson第一个证明了引起人类象皮病的寄生虫（当时的情况是丝虫）可以感染蚊子。并推测疟疾寄生虫的媒介可能也是蚊子，部分原因是他对丝虫生活史的了解，部分是因为这种疾病与蚊子滋生的沼泽地之间已知的联系。Manson无法亲自承担这项调查，他说服陆军外科医生Ronald Ross在印度进行这项工作。Ross出生于印度，并于1895年回到印度，开始证明Laveran和Manson的假设，即蚊子与疟疾传播有关。最终在1897年8月20日，Ross在塞科纳巴德取得了具有里程碑意义的发现，他观察到了4d前吸食疟疾患者Husein Khan血液的一只按蚊胃里的疟疾寄生虫，这名患者当时正在间歇性发热。Ross因此确立了按蚊在人类疟疾寄生虫传播中的作用。Ross显然即将证明按蚊是人类疟疾传播的罪魁祸首，但不幸的是，他未能做到这一点，因为在那个时候，他被派往疟疾比较少的加尔各答。因此，他将注意力转向了禽类疟疾寄生虫，现在被称为残疟原虫。这种寄生虫在一些鸟类中普遍存在，是研究疟疾的更方便的实验模型。他发现这种禽类疟原虫是由灰蚊子（库蚊）传播的，即致倦库蚊。Ross在以鸟类血液为食的蚊子身上发现了疟原虫；寄生虫生长并迁移到蚊子的唾液腺，从而使蚊子在随后吸食血液时可以感染其他鸟类。因此，Ross 在1897年阐明了致倦库蚊肠道壁上残留疟原虫完整的生命周期。然而通过按蚊传播人类疟疾的实际证据来自 Bignami 和 Grassi，在 Ross 发现的同一年，他们描述了疟疾寄生虫在按蚊体内的发育阶段。他们发现以疟疾感染者血液为食的按蚊可以通过叮咬将疾病传播给未感染的人。他们进一步证明，只有雌性按蚊才能传播疟疾，并全面描述了恶性疟原虫、间日疟原虫和三日疟原虫的生活史。1899年下半年，Ross 在塞拉利昂任职期间还描述了三种疟原虫在按蚊体内的发育过程。卵形疟原虫是 John Stephens 在1918年发现的。

因发现通过按蚊媒介传播疟疾的方式，并且在该领域的重大进展中，提供了通过减少与按蚊媒介的接触来预防疟疾的方法，Ronald Ross 于1902年获得诺贝尔生理学或医学奖；1907年 Charles Alfonse Laveran 因确立原生动物作为人类疟疾的致病因素而获诺贝尔奖，这项工作的巨大影响得到了认可；1927年，Julius Wagner Jauregg 因通过感染间日疟原虫治疗神经梅毒而被授予诺贝尔奖，但这种治疗后来被放弃了，因为它导致了15%的患者死亡。控制蚊子的重要性导致了几种灭蚊剂的开发，包括二氯二苯三氯乙烷（DDT），其发明者 Paul Hermann Müller 于1948年被授予诺贝尔奖。

疟原虫在人类体内的完整生命周期仍然没有完全了解，特别是当时还不知道其在肝脏的发育阶段。在疟原虫感染后的前10d，在血液中观察不到寄生虫的存在，其来源仍然是一个谜。虽然当时有观点表明，这些寄生虫除了血液之外还经历了另一个阶段的发育，但在德国著名科学家 Fritz Schaudinn 的影响下，这一观点被忽略了大约40年。在1903年，Schaudinn 声称感染的间日疟原虫子孢子直接入侵红细胞，但这些发现无法得到证实。Mac Callum 对禽类疟疾的研究首次揭示了红细胞外肝脏期的存在：他于1898年观察到被感染禽类的肝脏和脾脏中残疟原虫的发育阶段。在1947年 Henry Shortt 和 Cyril Garnham 证实了这一点。他们证明，在灵长类动物疟疾寄生虫食蟹猴疟原虫的生命周期中，肝脏的繁殖阶段先于血液阶段。此后，Shortt 和 Garnham 在人体中检测到三种疟原虫的红细胞外肝内存在的形式，即间恶性疟原虫、日疟原虫和卵形疟原虫。1986年，Krotoski 发现被称为休眠子休眠的肝脏阶段，这只是间日疟原虫的特征，也是疟疾复发的原因。

# 第一章　流行病学

## 一、疟疾的传播

疟疾是热带和亚热带地区的一种通过蚊虫为媒介传播的疾病，它是通过雌性按蚊（Anopheles）的叮咬传播的，叮咬主要发生在黄昏至黎明之间。不太常见的传播途径有母婴传播、输血传播、共用污染的针头传播、器官移植传播及院内传播等。这在非流行国家很少见，但在疟疾流行地区存在重大风险。疟疾的发病率取决于当地病媒生物在海拔、气候、植被和控制措施实施方面的环境适宜性，因此与贫困、自然灾害及战争有着千丝万缕的联系。

疟疾传播的主要决定因素是雌性按蚊的数量（密度），叮咬人类的习性（室内或户外）以及其寿命。具体而言，疟疾传播与以下因素成正比：蚊媒的密度，每只蚊虫每天叮咬人类次数的平方以及蚊虫存活1d概率的10次幂。其中蚊虫的寿命尤其重要，因为疟原虫生活史中在蚊虫体内的时间为8～30d（孢子生殖，即从配子体进入按蚊体内到随后接种），具体时间取决于疟原虫的种类和环境温度。因此，疟疾传播需蚊虫必须存活超过10d。非洲冈比亚疟蚊（Anopheles gambiae）是传播疟疾最有效的媒介，它们的寿命长，在热带地区高密度存在，易繁殖，且在室内栖息和叮咬，相比于其他生物更偏好叮咬人类。

疟疾的传播强度用昆虫接种率（entomologic inoculation rate，EIR）表示，即每人每年被传染性雌性按蚊叮咬的次数。尽管EIR有季节和地区差异，但一般认为<10次/年为低传播，10～49次/年为中等水平传播，≥50次/年为高传播。一般来说，EIR越高，疟疾负担越大，尤其对于幼儿。感染率全年恒定称为稳定传播，通常发生在EIR≥50次/年的区域。在这些区域，常住成年居民的疟疾感染大多无症状。在低传播、高度季节性或局部性的传播区域，人们无法获得完全保护性免疫，所有年龄段都可发生症状性疟疾。在某些区域，疟疾表现为流行性疾病，尤其是在季节性不稳定的区域，如印度北部（拉贾斯坦邦）、阿富汗、伊拉克、土耳其、埃塞俄比亚、厄立特里亚、布隆迪、非洲南部（博茨瓦纳、莫桑比克、纳米比亚、南非、斯威士兰和津巴布韦）和马达加斯加等地区。当环境或社会条件变化时，例如干旱后暴雨或从非疟区迁徙到疟疾高传播区域（通常为难民或者务工者），可发生流行。疟疾预防和控制的瘫痪可加剧疟疾的流行，这种情形通常在所有年龄段中都会导致相当高的发病率和死亡率。

## 二、疟疾的流行区域

疟疾在热带大部分地区流行，目前的疟疾疫区为一条沿赤道分布的带状区域，另外中南美洲、亚洲和非洲多地都有流行。目前在94个国家和地区均有疟疾传播。其中47个在非洲大陆，20个在美洲，27个在欧洲、亚洲和太平洋地区。

在大的疫区里，疟疾的流行分布很复杂，疫区常常紧邻非疫区。疟疾在热带和亚热带地区流行，是因为这些地方降水充沛，常年高温高湿，还有蚊子幼虫赖以生长繁殖的积水。在较干旱的地区，通过降雨量可以较为准确地预测疟疾的爆发时间。相比城市地区，疟疾在农村地区更为流行。比如大湄公河区域中的城市几乎没有疟疾流行，但在农村地区，包括国境线以及森林边缘地区就相当流行。相比而言，非洲的城乡地区都有流行，不过大城市的流行风险较低。

通常根据2～9岁儿童的疟原虫血症发生率或可触及脾的发生率确定流行情况，可分为低疟区（≤10%）、中疟区（11%～50%）、高疟区（51%～74%）以及超高疟区（≥75%）。在高疟区和超高疟区（如恶性疟原虫传播密集的热带非洲或新几内亚海岸的某些地区），人们可能每天会被具有传染性的蚊虫叮咬不止一次，而且终生反复感染。在这样常年密集传播的环境中，儿童疟疾的发病率和死亡率相当高。

## 三、疟原虫的种类及分布

在120多种感染哺乳动物、鸟类和爬行动物的疟原虫中，已知只有5种会感染人类，包括恶性疟原虫、间日疟原虫、三日疟原虫、卵形疟原虫和诺氏疟原虫。

疟疾在全球大部分热带地区都有发生，其中恶性疟原虫引起的疾病负担最大，其次是间日疟原虫。恶性疟原虫主要分布于撒哈拉以南非洲、新几内亚、伊斯帕尼奥拉岛（海地共和国和多米尼加共和国），绝大多数恶性疟发生在撒哈拉以南非洲。2018年非洲恶性疟比例达到99.7%，如今，在那里的许多地方传播率仍然很高，但各国内部和国家之间的发病率有很大差异。间日疟原虫则更常见于美洲和西太平洋地区。在美洲，间日疟病例是恶性疟的两倍多，占疟疾病例的75%。在印度大陆、东亚和大洋洲，恶性疟和间日疟的流行程度大致相同。三日疟原虫（Plasmodium malariae）不常见，但在大部分流行地区都存在，尤其是撒哈拉以南非洲地区。卵形疟原虫（Plasmodium ovale）较少见，主要分布在非洲和东南亚，在非洲以外地区更罕见，占比不到1%。

研究者通过分子生物学方法在马来西亚、菲律宾、泰国和缅甸发现了诺氏疟原虫，形态与三日疟原虫相似；目前尚未证明该疟原虫能够从人类传播给蚊虫（可能需要猴作为宿主才能感染蚊虫）。吼猴疟原虫（Plasmodium simium）类似于间日疟原虫，存在于灵长类动物，在巴西已从人体内检测出。即使在相对小的区域内，疟疾的流行病学也可能有较大的差异。

### 四、疟疾的发病率

疟疾给人类带来了巨大的健康和社会经济负担，估计全世界目前有32亿人生活在疟疾流行国家，其中12亿人处于感染高风险。

根据《2019年世界疟疾报告》统计估计，2018年全球发生2.28亿例疟疾病例（95%可信区间：2.06亿至2.58亿），而2010年为2.51亿例（95%可信区间：2.31亿至2.78亿），2017年为2.31亿例（95%可信区间：2.11亿至2.59亿）。2018年大多数疟疾病例发生在非洲地区（93%），其次是东南亚区域（3.4%）和东地中海区域（2.1%）。撒哈拉以南非洲的19个国家和印度承担了全球近85%的疟疾负担。有6个国家占全球疟疾病例总数的一半以上，分别是：尼日利亚（25%）、刚果民主共和国（12%）、乌干达（5%）以及科特迪瓦、莫桑比克和尼日尔（各占4%）。

2010年至2018年间，全球疟疾发病率下降，从每1000名高危人口中71例病例下降到57例。其中，从2014年到2018年，变化速度大幅放缓，2014年降至57例，到2018年前一直保持类似水平。

### 五、疟疾的死亡率

据估计，疟疾流行地区有50亿个临床病例，每年造成100万至300万人死亡。范围之广是由于缺乏可靠的死因统计数字以及死亡可能来自其他原因，特别是在婴儿死亡率高的非洲贫穷地区。疟疾造成的死亡在儿童中更为常见。全球约77%的疟疾死亡发生在5岁及5岁以下的儿童身上。虽然疟疾是许多发展中国家的地方病，但儿童一旦超过五岁，由疟疾导致的死亡率就会急剧下降。

卫生计量和流行病学研究所（Institute for Health Metrics and Evaluation，IHME）报告，疟疾的死亡人数在2004年达到峰值182万，2010年降至124万（<5岁儿童71.4万，≥5岁者52.4万人）；超过85%的死亡病例发生在撒哈拉以南非洲。世界卫生组织（WHO）发布的《世界疟疾报告》显示，2018年有40.5万人死于疟疾，2017年为41.6万，2016年44.5万，而2015年的死亡人数为44.6万；但东南亚、非洲和西太平洋地区的死亡率并未下降。

虽然自2000年以来，疟疾的死亡率有所下降，但并没有达到预期的程度，在某些地区死亡率反而有所上升，特别是在非洲。2018年全球近85%的疟疾死亡人数集中在非洲地区和印度等20个国家。非洲地区是2018年疟疾死亡人数最多的地区，其中尼日利亚几乎占全球所有疟疾死亡人数的24%，紧随其后的是刚果民主共和国（11%）、坦桑尼亚（5%）以及安哥拉、莫桑比克和尼日尔（各为4%）。与2010年相比，2018年只有非洲地区和东南亚地区的疟疾死亡人数有所减少。非洲地区的疟疾死亡绝对降幅最大，从2010年的53.3万人降至2018年的38万人。尽管取得了这些进展，但自2016年以来，疟疾死亡率的下降速度也有所放缓。

## 六、孕妇和儿童感染疟疾情况

孕妇和儿童是受疟疾影响最严重的群体。每年大约1.25亿孕妇有感染风险，2018年撒哈拉以南非洲国家有大约1100万名孕妇感染疟疾，每年有超过20万婴儿因为孕妇感染疟疾而夭折。这些受感染的孕妇产下约87.2万名低出生体重儿（占这些国家所有低出生体重儿的16%），其中西非地区孕妇因感染疟疾导致低出生体重儿的患病率最高。大多数（65%）病患为15岁以下的儿童。2015—2018年，在非洲地区21个疟疾中等至高负担的国家中，快速诊断试验（RDT）阳性的5岁以下儿童贫血患病率是RDT阴性儿童的两倍。在疟疾阳性的儿童中，9%的儿童患有重度贫血，54%的儿童患有中度贫血。相比之下，在没有疟疾的儿童中，只有1%的儿童患有重度贫血，31%的儿童患有中度贫血。据估计，2018年撒哈拉以南非洲约有2400万儿童感染恶性疟，其中估计有180万儿童可能患有严重贫血。估计2018年有27.2万儿童因疟疾死亡，占全世界疟疾死亡人数的67%。

## 七、疟疾的控制情况

2008年，WHO将104个疟疾流行国家分成3类：最近已经消除疟疾或者有条件消除疟疾的国家（25个）；疟疾传播不稳定但利用现有手段能够控制或者消除的国家（32个）以及疟疾传播稳定且基础设施差的国家（47个）（需要进一步建设基础设施后才能实施其他措施）。该方案虽然不断发展，但一直在使用。2016—2030年全球疟疾技术战略（GTS）的目标是到2020年至少10个国家消除疟疾，到2025年20个国家消除疟疾，到2030年30个国家消除疟疾。

近几年，全球疟疾发病数和死亡数都有下降的趋势。全球疟疾负担已从2010年约2.39亿例下降到2017年的2.19亿例。全球疟疾发病率从2010年每1000名高危人口中71例病例下降到2018年的57例。一篇文献汇总了近27 000份关于非洲疟疾感染率的调查，发现在2000—2015年，撒哈拉以南非洲大部分地区疟疾感染率下降了40%。自2000年以来，采取干预措施避免了6.63亿例临床病例（可信区间5.42亿至7.53亿）。疟疾在2015年的可归因死亡人数也从2000年的98.5万减少了60%。这主要得益于许多疟疾流行国家的经济和城市化的发展，对防治疟疾投资的大幅增加从而导致预防活动的增加，疟疾诊断的改进，广泛使用药浸蚊帐以及青蒿素联合疗法的应用。

疟疾传播的减少虽令人鼓舞，但幅度不大，而且从2014—2018年，全球疟疾发病的下降速度放缓，2014年降至每1000名高危人口中57例，并一直以类似水平保持到2018年。东南亚地区的发病率持续下降，从2010年的每1000名高危人口中17例病例下降到2018年的5例（下降了70%）。在非洲地区，发病率也从2010年的294例下降到2018年的229例（下降了22%）。其他地区要么进展甚微，要么发病率上升。其中美洲区的疟疾发病率大幅上升，东南亚、西太平洋和非洲地区的发病率略有上升。

针对非洲疟疾所致死亡的一项分析指出，尼日利亚、安哥拉、喀麦隆、中非、刚果、几内亚和赤道几内亚的疟疾死亡率最高，而蚊帐和抗疟药使用率最低。关于亚洲和非洲抗疟药质量的研究显示，多个国家的药店售卖假抗疟药的比例令人担忧，多达36%的抗疟药和43%的青蒿素复方制剂是假药。因此需要多加关注这种犯罪行为，包括当地政府对这些犯罪行为进行打击，应用科技手段快速识别伪劣药品和其他物品（如诊断试剂）以及加强监管等，以预防和控制疟疾流行。

## 八、中国疟疾控制状况

WHO和许多其他国际机构已经为区域消除疟疾和最终的全球辐射制定了正式的公共卫生政策。尽管全球疟疾负担有所下降，但在过去十年，特别是在2015—2018年，在减少全球疟疾病例方面首次没有取得重大进展。

然而，中国消除疟疾的进展似乎令人鼓舞。疟疾曾在中国广泛流行，20世纪40年代估计有90%以上的中国人口有感染风险，20世纪50—70年代仍是中国广泛流行的疾病，1970年报告的最高纪录为2400万例。由于抗疟药物的广泛使用，伴随着中国前所未有的社会经济变革和城市化进程，1980—2000年疟疾发病率逐渐下降，2000年仅为每百万居民20例。虽然2001—2006年中国中部地区疟疾死灰复燃，但自2007年加强控制以后疟疾病例数量明显下降，2010年降至每百万居民不到6例。随后，中国于2010年5月启动了国家消除疟疾计划（NMEP），目标是到2020年消除疟疾，并采取了综合干预策略，如"1+3+7"方法：1d内报告病例，3d内调查，7d内应对，防止进一步传播。因此，中国本地传播疟疾的地理范围大幅缩小，自2017年以来没有报道过本土病例。然而，随着过去十年中国出国旅游人数的快速增长和中国对海外项目投资的增加，中国输入性疟疾病例报道越来越多。文献报道2017年中国疟疾病例2861例，其中2858例为输入型，3例因输血感染。输入的疟原虫可能会导致当地疟疾的传播，这种情况常发生在已经消除疟疾的国家。

# 第二章 疟原虫体内体外发育过程

疟疾是由一种名为疟原虫的单细胞寄生虫造成的。疟原虫是单细胞真核生物，种类繁多，虫种宿主特异性强。可感染人类的疟原虫共有5种，即间日疟原虫（Plasmodiumvivax）、恶性疟原虫（P.falciparum）、三日疟原虫（P.malariae）、卵形疟原虫（P.ovale）、诺氏疟原虫（P.knowlesi），分别引起间日疟、恶性疟、三日疟、卵形疟和诺氏疟，其中恶性疟原虫和间日疟原虫危害最大。蚊子生命周期更长的地区，传染情况更加严重。非洲按蚊生命周期长，其特别喜欢叮咬人类的习性是全世界大约90%的疟疾病例发生在非洲的原因之一。在中国主要有间日疟原虫和恶性疟原虫，三日疟原虫少见，卵形疟原虫罕见。

疟原虫的生命周期在两个宿主间交替：脊椎类中间宿主，例如人类；终末宿主或者病媒，即雌性按蚊。因此感染人类的疟原虫包括人体内和蚊体内两个发育阶段（图2-1）。

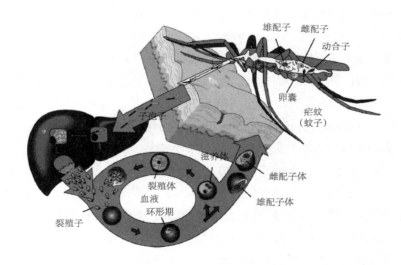

图2-1 恶性疟原虫在人类宿主和按蚊体内的生命周期

## 一、人体内阶段

疟原虫感染人类有两个时期：无症状红细胞外期和有症状红细胞内期。红细胞外期感染疟原虫数量少，存在时间短暂，却是引起疟疾感染的关键，它包括子孢子和子孢子发育的肝期。

### (一)无症状红细胞外期

#### 1.子孢子接种及迁移

疟原虫是通过被感染的雌性按蚊叮咬皮肤致接种子孢子(sporozoite)开始感染人类的。感染的雌性按蚊在叮咬时,通过唾液管注射唾液至皮下,以产生局部麻醉效应并形成局部小血肿,再吸吮血肿血液。唾液腺中带感染性的子孢子与唾液一起被注入皮肤真皮层,当吸血开始时唾液停止分泌,因此子孢子最初沉积于皮肤而不是直接接种至血循环。脊椎类宿主的皮肤是分层的,而蚊子的喙部只能到达皮肤真皮层,因此子孢子被注入真皮层。但是皮肤的厚度因部位不同而不同,少部分子孢子可能注入表层或皮下组织中。感染的蚊子一次叮咬注入0~1297个子孢子,平均125个,大约22%被感染的蚊子叮咬皮肤后并不接种子孢子,而且注入皮下子孢子的数量与唾液腺载量弱相关。这些结果是在实验室条件下产生的,实际中,蚊子体内含有较少数量的子孢子,因此一次注入的子孢子数量可能少于100个。

子孢子接种于皮肤后,必须离开皮肤迁移到血管才能成功转运到肝脏继续生命周期,因此需要穿梭多种细胞屏障,包括皮肤成纤维细胞、血管内皮细胞、皮肤吞噬细胞以及肝窦状隙的Kupffer细胞和肝细胞。尽管疟原虫子孢子能够感染多种细胞,但为了进一步发育,肝细胞是它们侵犯的主要目标细胞。只有到达并定位于肝细胞才能进一步繁殖扩增。子孢子靶向肝细胞迁移,是因为肝窦组织及肝细胞表面含有高度硫酸化的硫酸肝素蛋白多糖(heparan sulfate proteoglycans,HSPGs)。子孢子离开皮肤迁移的两种行为:滑行运动和细胞穿梭的能力,穿越细胞屏障并且避开宿主免疫反应。

滑行运动是一种基于底物的运动,特点是缺乏纤毛或鞭毛,并且没有明显的细胞形态的改变。子孢子是活动最快的真核细胞,1.1μm/s。滑行运动的关键是跨膜蛋白TRAP(thrombospondin-related anonymous protein)家族,这些蛋白在区域构造上共享几个特征,包括细胞外黏附结构域和胞浆结构域,其连接到肌动蛋白-肌球蛋白分子马达。为了使自己移动,子孢子必须黏附到底物或者细胞以提供拉力。细胞外黏附域与底物结合,使分子马达向后转移TRAP,从而将子孢子向前推进。TRAP家族成员中TRAP是最关键的,靶向TRAP的突变体运动方式或速度只有轻微变化,但是血管侵袭性和感染性显著降低。同样辐射衰减能够削弱子孢子,调整其运动角度,影响移动速度,改变运动类型和方向。采用反射干涉对比显微镜研究子孢子和底物接触点发现,滑行运动实际上是跳跃式的,包括分散黏附点的逐步形成和分离。滑行运动几乎是任意方向的,直到它们接触血管内皮细胞或者淋巴系统。

子孢子离开皮肤的另外一个关键特性是子孢子穿梭宿主细胞的能力,这种能力帮助子孢子可以从沉积点移动到肝细胞中的多个节点。细胞穿梭包括活跃的子孢子进入宿主细胞,快速迁移通过细胞质,然后从宿主细胞膜排出。子孢子能够穿梭细胞依赖穿梭微丝蛋白(SPECT)、穿孔素样蛋白1(PLP-1)。子孢子不破坏宿主细胞膜,封包于暂时性液泡（transient vacuoles，TV）内在细胞间穿梭，接着子孢子利用pH敏感性和PLP-1排出暂时性液泡，避免宿主溶酶体的降解，从而逃避宿主细胞的防御。缺乏SPECT的突变体在体外接触肝细胞时，具有正常的感染力，但在体内感染效力明显降低。体内荧光成像表明，这种子孢子不能有效地穿过皮肤，而是固定在真皮层，因为必须离开真皮并穿过肝窦才能到达其靶细胞。吞噬细胞感应到蚊子的唾液而到达注射点，细胞穿梭也可能是子孢子逃脱吞噬细胞吞噬机制的一种可能性。

子孢子的两种活动类型已证实：在远离血管的真皮层，它们移动更快而且移动距离相对较大；然而邻近血管处，它们的活力受到限制，移动慢，路径更加弯曲，但是有利于与血管接触。到达血管是偶然发生而不是化学趋化作用，因此仅仅一部分子孢子最终达到目的地，大部分没有离开皮肤，直接在沉积处被宿主自身的免疫系统破坏清除，或者进入淋巴管，引流到达淋巴结，最终被吞噬清除。啮齿动物的疟疾模型子孢子定量成像研究表明，接种1h内大约一半的子孢子分别进入血管（20%）或者淋巴管（30%），其余的感染后7h仍留在真皮层。进入血管的子孢子快速被血流带走，进入淋巴系统的则较缓慢。大约15%~20%接种的子孢子最终引流进入淋巴结，这些子孢子最初是存活的，最终因不能继续发育在红细胞期被感染，很可能成为免疫反应的抗原。

**2.子孢子侵入肝细胞及肝期**

子孢子感染肝细胞的过程中，有两个主要的障碍：第一，它们需要识别肝脏；第二，它们必须穿过血管内皮细胞才能接触到肝细胞。通过血流靶向HSPGs运输到达肝脏的子孢子，能够探测肝窦状隙中缓慢的血流环境，在这种血流环境中子孢子黏附到窦状隙内皮细胞。子孢子仍在TV内以细胞穿梭的方式穿梭于多种细胞，这包括有孔内皮细胞和巨噬细胞样Kupffer细胞构成的窦状隙屏障，最后驻留在一个肝细胞中。缺乏细胞穿梭能力的子孢子不能到达血管，不能穿过Kupffer细胞，滞留于Kupffer细胞中，逐渐被吞噬破坏。细胞穿梭需要的蛋白包括SPECT、PLP-1、动合子和子孢子细胞穿梭蛋白（CelTOS）、磷酸酯酶（PL）和配子排出、子孢子穿梭蛋白（GEST）等。穿梭窦状隙屏障对子孢子感染肝细胞很重要，因为它启动了子孢子入侵肝细胞的过程，而肝细胞是子孢子发育的细胞。

一旦子孢子跨过内膜转运至肝脏，就必须由"迁移模式"转变为"入侵模式"。子孢子表面6-半胱氨酸结构域蛋白P36（6-cysteine domain protein P36）是识别和有效入侵肝细胞的关键决定因素之一，恶性疟与宿主细胞上的CD81受体结合，而间日疟与宿主细胞上的清道夫受体BI（SR-BI）结合进而感染肝细胞。钙依赖蛋白激酶6（CDPK-6）激活转换信号，进一步结合肝细胞呈递的更高硫酸化形式的HSPGs，结合后降低了子孢子细胞穿梭能力，同时促进了子孢子的主要表面蛋白——环子孢子蛋白（CSP）的分裂，使子孢子转换为肝细胞入侵模式。CSP由一个高重复区和一个黏附性I型凝血酶敏感蛋白重复序列（TSR）组成。在迁移模式下，CSP羧基端掩盖了细胞黏附域，该域在唾液腺子孢子中也被掩盖。直到接触肝细胞时，CSP与HSPGs结合，激活CSP加工，CSP被寄生虫蛋白酶蛋白水解，移除羧基末端，暴露细胞器顶端TSR黏附域，允许寄生虫牢固地附着在内皮上，将迁移性子孢子转化为侵入性子孢子。它们到达肝细胞后不久，细胞的穿梭活动就停止了，并进入了下一个生命周期阶段。无论以哪种方式跨膜转运，子孢子最后都会通过形成寄生液泡膜（PVM）的形式封包进入肝细胞。由于寄生虫驻留在寄生液泡中，从宿主细胞到寄生虫的营养运输和从寄生虫到宿主细胞的信号传递变得复杂。在这个细胞内寄生液泡膜中，疟原虫居住和发育，直至肝期结束。

当子孢子进入肝细胞后，速发型子孢子开始裂体增殖；而间日疟和卵形疟的迟发型子孢子需经过一段或长或短（数月至年余）的休眠期后，才开始裂体增殖，叫作休眠子（hypnozoite）。恶性疟原虫和三日疟原虫无休眠子。入侵肝细胞的子孢子仍生活于PVM内，速发型第2d开始DNA复制，并进入分裂模式。在分裂过程中，子孢子细胞核被复制，它的线粒体和质体细胞器也明显膨胀。寄生虫成长为一个大型的多核合胞称为裂殖体（schizont）。经过反复分裂，子孢子逐渐发育成为侵入性结构，称为裂殖子（merozoites），每一个直径0.7～1.8μm，极大地增大了肝细胞大小。随着寄生虫的生长分裂，宿主细胞逐渐膨胀，但其细胞质体积减小了，这与一些宿主细胞细胞器的丢失同时发生，有助于PVM膜的扩张。发育顶峰时，每一个感染的肝细胞能够释放40 000个裂殖子。

PVM的完全解体后，大量裂殖子释放到宿主细胞的细胞质中，导致宿主细胞骨架塌陷，线粒体立即开始退化，蛋白质生物合成受阻，这反过来会导致受感染的肝细胞程序式死亡和脱落，被宿主细胞质膜包装成充满裂殖子的小囊泡（称为微体），使疟原虫能够屏蔽宿主免疫系统，并在进入血液的过程中绕过众多的Kupffer细胞。微体穿过内皮运输到邻近的肝窦，进入血管运输到达肺部，在那里，它们最终破裂释放出裂殖子进入血液。从成熟的感染肝细胞中释放的裂殖子称为红细胞外裂殖子，这些裂殖子不会感染肝细胞，而是进入血流，部分被吞噬细胞吞噬杀灭，部分侵入红细胞，定居于红细胞PVM内发育增殖。不同疟原虫在肝细胞内的无性繁殖周期不同，间日疟和卵形疟6～9d，恶性疟11～12d，三日疟35d。诺氏疟的繁殖周期在人类上尚未确定。侵入肝细胞的子孢子在肝细胞内生长发育，但是感染的肝细胞数量相对较少，周围肝实质没有炎性反应，因此宿主没有临床症状。

## （二）有症状红细胞内期

当被寄生的肝细胞破裂时，大量裂殖子释放到肝脏血液循环中，游离裂殖子以快速、动态、多步骤的过程侵入红细胞，包括入侵前、主动入侵和棘细胞增多症，是疟原虫红细胞内期的开始（图2-2）。疟原虫裂殖子相对较小，长度和宽度大约1～2μm。裂殖子仅有一个目标，侵入红细胞，因此裂殖子结构设计也是为此目标，尖端包含细胞器和特殊结构，包括稠密颗粒、微丝、棒状体，以及这些细胞器分泌的多种蛋白，比如活性酶［二肽基氨基肽酶（DPAPs）、红细胞结合样蛋白（EBL）家族、RhopH复合体］，这些结构或蛋白有利于裂殖子侵入接触的红细胞。裂殖子表面蛋白1（MSP-1）在裂殖子附着红细胞过程中发挥了主要作用，然后裂殖子尖端膜抗原1（AMA-1）介导的再定向作用，导致裂殖子尖端与红细胞膜并列，以便于更紧密地相互作用，随后棒状体颈部蛋白2（RON-2）与AMA-1相互作用，使裂殖子和红细胞膜间形成紧密连接，最后裂殖子跨膜蛋白TRAP在肌动蛋白-肌球蛋白分子马达产生的力的推动下完全侵入红细胞。富含脂质的棒状体会形成寄生虫空泡膜，在完全入侵之后，裂殖子后端的膜发生融合，将寄生虫密封在寄生液泡和红细胞内。棘细胞增多症随之而来，并导致红细胞收缩而形成尖状突起。

在感染的红细胞内，寄生虫经历了被称为裂殖生殖的无性繁殖。侵入红细胞不久，寄生虫变成指环样形态，红色的核点，蓝色环状的胞浆，即环状体，称为早期滋养体，然后发育长大，胞浆可伸出不规则的伪足，以摄噬血红蛋白，形成晚期滋养体。未被利用的血红蛋白分解成正铁血红素颗粒沉积在原浆内呈棕褐色，称为疟色素。晚期滋养体进一步发育，其核与原浆分裂，形成裂殖体，称为红细胞内裂殖体。每一个红细胞期成熟的裂殖体释放8~24个裂殖子，最后经历裂体生殖，形成分化型裂殖子，一个裂殖子产生16~32个子裂殖子。一旦红细胞期产生的疟原虫数量超过某个阈值（大约$100/\mu L$），疟疾的症状就会出现。当宿主红细胞营养耗竭时，裂殖子细胞器能够分泌不同的蛋白酶，这些蛋白酶促使PVM和红细胞膜破裂，导致寄生虫爆炸性释放，以侵入新鲜的红细胞继续进行繁殖。裂殖子从受感染的红细胞中排出和侵入新的红细胞，是疟疾寄生虫指数级无性繁殖的必要过程。

无性繁殖的红细胞期裂殖子快速、反复侵入红细胞，导致疟原虫呈指数增长；裂殖子通过适应全身促炎症细胞因子（TNF-α）产物和血糖水平的日常节律，同时生长发育；这样寄生虫几乎在同时间点，以类似的速度发育，释放裂殖子、消化的液泡和其他代谢产物。当被寄生的红细胞集中破裂时，释放出大量裂殖子及代谢产物，导致寄生虫刺激成分的峰值集中出现，并且诱导产生大量促炎细胞因子和趋化因子，引起先天性免疫系统的强烈反应，导致疟疾典型发作，包括寒战、高热、头痛等。每一个红细胞细胞周期后，很窄的时间窗内周期性激发的强烈炎性反应是疟疾典型症状周期性发作的原因。而感染红细胞（IRBC）与内皮细胞蛋白C受体（endothelial protein C receptor, EPCR）相互作用，沉积在微血管床，导致微血管堵塞是重症疟疾综合征发生的关键因素。

血中的裂殖子再侵犯未被感染的红细胞，重新开始新一轮的无性繁殖，形成临床上周期性发作。寄生虫在红细胞内的发育过程大约在24~72h，发育过程的长短取决于疟原虫的种类，间日疟及卵形疟在红细胞内的发育周期约为48h，三日疟约为72h，恶性疟约为36~48h，且发育先后不一，故临床发作亦不规则，因为周期性发热的间隔时间对应于感染不同种类疟原虫的红细胞期长度。

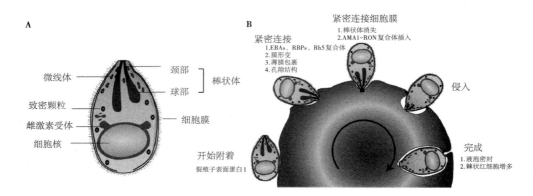

图2-2　裂殖子结构和侵入红细胞过程

在生命周期中的血液期，部分疟原虫裂殖子在红细胞内经3~6代裂体增殖后，不再进行无性分裂，其原因至今仍不清楚。这些寄生虫逐渐发育为雌性配子体（female gametocyte）或雄性配子体（male gametocyte），在人体内的存活时间为2~3月，当人体被雌性按蚊叮咬后再次感染蚊子，配子体继续在蚊子体内进一步发育。

间日疟和卵形疟既有速发型子孢子（tachysporozoite），又有迟发型子孢子（bradysporozoite）。速发型子孢子在肝细胞内的发育较快，只需经12~20d就能发育为成熟的裂殖体。迟发型子孢子则以潜伏或休眠的形式持续存在于肝脏内，需经6~11个月才能发育为成熟的裂殖体。迟发型子孢子亦叫休眠子（hypnozoite），休眠子可持续存在数十年而无任何症状，是间日疟与卵形疟数月或数年后复发的根源。三日疟和恶性疟无迟发型子孢子，故无复发。

## 二、按蚊体内阶段

雌性按蚊吸血的过程中，雄配子和雌配子体被吸入体内，但是约62%吸入感染血的蚊子从来不被感染。在蚊子的中肠内，配子体因为外部刺激快速活化，嗜锇体释放出内容物进入寄生液泡，寄生液泡膜1min内在多穿孔处破裂，15min内红细胞胞质退化，蛋白激酶作用下细胞骨架弱化，同时配子体发育成配子（gametes），最终红细胞膜开放释放出成熟的配子。降低温度、提高pH和暴露于黄嘌呤酸能诱导配子形成。cGMP和$Ca^{2+}$调节配子体排出，其中cGMP在初始配子体集中过程中发挥作用，而$Ca^{2+}$在配子形成和排出中发挥重要作用。

雄配子体发育形成8个活动的小配子（microgamete），并由胞浆向外伸出4~8条鞭毛状细丝，并且游向由雌配子体发育形成的大配子（macrogamete）[1]。小配子使大配子受精，形成圆形的合子（zygote），进一步发育形成能蠕动的动合子（ookinete）。仅有0.1%的大配子成功发育为动合子，它穿过中肠的黏膜上皮，最后驻留在蚊子外肠黏膜的厚壁结构中，称为囊合子（oocyst），大约有1%动合子发育成囊合子。囊内核和胞浆进行孢子增殖，每个囊合子中含有数千个子孢子母细胞（sporoblast），通过无性繁殖后形成具有感染能力的子孢子（sporozoites）。

　　蚊子吸血后大约10~12d，囊合子破裂释放出子孢子，这些子孢子可主动侵入按蚊的唾液腺中。正是这些子孢子通过蚊子的叮咬被注射到人类宿主体内，从而完成了从那里开始的生命周期（图3-3）。

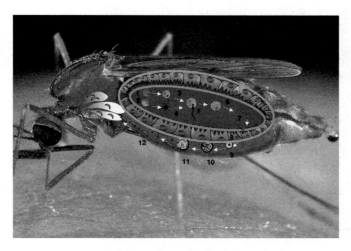

图3-3　疟原虫在蚊子体内生活周期

　　雌（1）和雄（2）配子体分化成配子（3、4）。减数分裂完成后，在称为小配子形成过程中雄配子体产生8个配子（4）。雄配子使雌配子（5）受精产生合子（6），合子进一步分化为动合子（7）。24h后，成熟的动合子先穿过围食膜基质，然后穿过中肠的黏膜上皮（8），分化为囊合子（9）。囊合子生长发育大约10d（10、11），当它成熟时释放子孢子进入血淋巴环境（12），循环中的子孢子识别并且侵入唾液腺（13），子孢子储存在此直到按蚊叮咬下一个个体时释放。

# 第三章　疟疾的发病机制

在疟疾流行的国家和地区，疟疾仍然是儿童和成人患病和死亡的重要原因。尽管许多地区的疟疾发病率有所下降，但2018年全球共发生2.28亿例恶性疟，其中死亡病例40.5万例。虽然目前有许多可用的抗疟治疗方法，但疟疾对于很多国家仍然是一个巨大的经济负担。了解疟疾的发病机制和保护机制将有助于进一步开发更有效的抗疟治疗药物和干预措施，后者包括预防重症疟疾疫苗的研发。

疟疾可以由五种疟原虫属中的任何一种引起，即恶性疟原虫、间日疟原虫、卵形疟原虫、三日疟原虫和诺氏疟原虫。疟原虫依靠两个宿主（雌性蚊子和人类）来完成其生命周期。

雌性蚊子叮咬被感染的宿主后，疟原虫配体在蚊子的肠道中发育成熟为配子，形成二倍体受精卵，钻入中肠上皮并发育成卵囊。卵囊在中肠孵育1~2周后破裂，并将子孢子重新释放到血液及淋巴系统中。这些子孢子侵入唾液腺，然后传播到被蚊子叮咬的下一个人的血液中。

在人类宿主中，子孢子进入肝脏并感染肝细胞，利用这些宿主细胞生长并形成单倍体裂殖子。这一阶段可能需要不到1周的时间，但间日疟和卵形疟原虫可潜伏在肝脏中，导致疾病在病愈后几周或几个月内复发。裂殖子离开肝细胞后感染红细胞，通过重塑红细胞将其作为无性繁殖的场所。疟原虫在红细胞内发育时患者一般无临床症状。新的裂殖子从红细胞中释放出来，感染更多的红细胞。裂殖子、疟原虫的各种代谢产物、残余的和变性的血红蛋白，以及红细胞碎片等进入机体血液，可导致疟疾的典型症状——间歇性寒战、高热和出汗。这些代谢产物以及红细胞碎片等物质大部分被吞噬细胞及多形核细胞吞噬，并刺激其产生内源性致热原，后者与疟原虫的代谢产物共同作用于下丘脑的体温调节中枢，引起发热。部分裂殖子则侵入新的红细胞，并继续发育、繁殖，不断循环，最终导致周期性临床发作。一些裂殖子在红细胞外成熟为配子体，可被中间宿主蚊子吸取，导致整个生命周期的重复。患者感染后可获得一定的免疫力，此时虽仍有小量疟原虫增殖，但有可能无疟疾的典型表现，仅成为疟原虫携带者。疟疾也可以通过输血和器官移植发生血液传播，或者发生从母亲到胎儿的先天性疟疾。

疟原虫的生命周期存在种属间差异。各种疟原虫对红细胞的侵袭力不同，无性繁殖和红细胞破裂的速度亦不同，导致疟疾患者典型症状发作的频率与临床表现的严重程度会有所不同。虽然所有的疟原虫都能感染红细胞，但只有恶性疟原虫可影响红细胞发育的任何阶段，且繁殖迅速，周期只有36~48h，血液中疟原虫密度很高，可使20%以上的外周血红细胞受感染，相当于每立方毫米血液中有106个红细胞受感染。在短期内有大量红细胞被破坏，故贫血与其他临床表现也较显著，典型症状发作频率比其他疟原虫感染时更快。间日疟原虫和卵形疟原虫常侵犯网织红细胞，红细胞受感染率较低，在每立方毫米血液中受感染的红细胞常低于25 000个；三日疟原虫仅侵犯年老红细胞，血中疟原虫数量最少，在每立方毫米血液中受感染的红细胞常低于10 000个，所以贫血和其他临床表现都较轻。间日疟和卵形疟均可导致复发。三日疟在出现症状之前可以持续数十年。然而疟疾患者的贫血程度并非单纯由疟原虫血症所致，还可能与其脾脏吞噬红细胞功能的强化（吞噬正常红细胞远多于有疟原虫寄生的红细胞）、血清中IgM型抗红细胞基质的自身抗体、疟原虫抗原抗体复合物的作用等因素有关。

　　疟疾是一种非常古老的疾病。迄今为止，人们对疟疾的发病机制已有相当程度的认识。参考Deepak等人2017年主编的《疟疾研究进展》和WHO疟疾最新指南，我们总结了疟疾发病机制中的主要内容，其中包括不同类型疟疾各自的特点、免疫相关因素（包含炎症因素）、宿主因素、联合感染情况下的特点、疟原虫因素以及感染红细胞表面蛋白的相关研究等。下面我们将逐一阐述。

## 一、恶性疟

### （一）疟疾流行区儿童

　　非洲地区感染恶性疟的儿童存在多种临床情况。非洲地区儿童经常携带疟原虫，其中包括一些体内疟原虫密度较高的儿童，但没有出现症状。在疟疾流行地区，一些儿童在生命早期已感染重症疟疾，通常是在婴儿期。在这些地区，大多数感染都是轻型疟疾，有发热和非特异性症状，如进食减少、呕吐和/或腹泻，这些症状很难与其他儿童感染相区别。只有一小部分恶性疟感染会危及生命。相反，在非流行区，重症疟疾在更广泛的年龄范围内传播，并且更大比例的感染将发展为重症疟疾。

　　重症疟疾通常是由恶性疟原虫引起，死亡率高，其症状包括昏迷、反复抽搐、重症疟疾贫血和呼吸窘迫。在非洲地区的儿童患重症疟疾更有可能出现单一的危及生命的症状，这与非免疫性成人不同。在非免疫性成人中，由恶性疟引起的重症疟疾是以多器官疾病为特征，通常还伴有其他特征，如肾病和黄疸。儿童重症疟疾的病死率为7.7%～13.3%，且因合并不同综合征而异。重症疟疾儿童中合并症通常是一种独立的，而不是重叠的综合征，但当多种症状同时出现时，预后会更差。

　　脑型疟疾是恶性疟疾感染的主要神经系统并发症。它的特点是昏迷无法由低血糖、抽搐或细菌性脑膜炎来解释，其与高死亡率相关。癫痫发作在儿童脑型疟疾中很常见。视网膜病（出血、视网膜血管变白、乳头水肿和视网膜白化）是非洲儿童发展为脑型疟疾的诊断和判断预后的指标。感染红细胞的沉积可减少微血管血流量和/或引发局部炎症，被认为是导致脑型疟疾的重要机理。在马拉维，临床诊断为脑型疟疾的儿童的尸检结果显示出独特的病理模式：在没有其他病理的情况下，疟原虫寄生红细胞沉积在脑血管中，并与血管周围和血管内病变一起沉积。在 Taylor（2004 年）的研究中，23% 的临床诊断为脑型疟疾儿童，包括那些大脑中找不到有疟原虫沉积证据的儿童，是其他原因导致了昏迷和死亡。尽管人们普遍认为红细胞沉积在重症疟疾，特别是在脑型疟疾中起着重要作用，但包括炎症和免疫在内的其他机制的作用仍然存在争议。

重症疟疾贫血在很大程度上增加了非洲儿童与疟疾相关的发病率和死亡率。与脑型疟疾相比，重症疟疾贫血的病死率较低，但由于重症疟疾贫血更为常见，因而导致的死亡总人数更多。重症疟疾贫血有以下几种致病机制：直接破裂（寄生红细胞）引起的红细胞破坏、由红细胞吞噬作用或补体介导的裂解（非寄生红细胞和寄生红细胞）引起的红细胞破坏，以及骨髓网织红细胞产生不足。随着疟疾贫血的进展，未感染的红细胞比感染的红细胞丢失更多。

在非洲儿童中，呼吸窘迫是重症恶性疟的另一常见表现，占儿童重症疟疾发病表现的 7%～16%。儿童的呼吸窘迫归因于代谢性酸中毒，这本身就是一个重要的预后指标，其可由几种机制引起：缺氧或高代谢组织以及疟原虫本身产生乳酸；水杨酸盐毒性，导致乳酸和丙酮酸的产生，也可直接刺激呼吸中枢，导致过度通气；造成不明原因阴离子间隙的未知酸。然而成人的呼吸窘迫更可能是由急性肺损伤或急性呼吸窘迫综合征（ARDS）引起的，尽管酸中毒也是导致死亡的独立危险因素。

在重症疟疾综合征的临床研究和小鼠模型的机制研究中，特别是在脑型疟疾实验中，为了降低重症疟疾死亡率，大量辅助治疗的干预性研究已经在进行中（见表 3-1）。一般来说，辅助治疗并不能降低死亡率。常见的辅助治疗策略是限制组织损伤，例如通过抑制炎症，减少氧化应激，或刺激保护性机制，如通过大脑中的促红细胞生成素受体。其他治疗措施包括：减少疟原虫负荷（总负荷或沉积的疟原虫负荷）、改善内皮功能、减少血管内凝集。实验的重点是通过降低颅内压或防止脑型疟疾患者的癫痫发作，以防止组织损伤发生灾难性后果。

表 3-1　研究或考虑用于治疗 SM（重症疟疾）的辅助疗法，并评估它们对儿童死亡率的影响

| 治疗理念 | 机制 | 药物制剂或治疗 | 目标条件 | 对死亡率的影响 |
| --- | --- | --- | --- | --- |
| 抑制炎症 | 限制组织损伤 | 地塞米松、丙种球蛋白、抗 TNF 单抗、己酮可可碱、罗格列酮 | 脑型疟疾、重症疟疾 | 死亡率无变化 |
| 铁螯合 | 抑制疟原虫铁释放；限制组织损伤 | 去铁氧胺 | 脑型疟疾、重症疟疾 | 死亡率无变化或增加 |
| 抗氧化剂 | 限制组织损伤 | N-乙酰半胱氨酸 | 重症疟疾 | 死亡率无变化 |
| 抗凝剂 | 防止血管内凝集 | 肝素、阿司匹林 | 重症疟疾 | 死亡率无变化 |
| 清除疟原虫 | 减少疟原虫负荷 | 换血输血 | 重症疟疾 | 死亡率无变化 |
| 扩容 | 支持循环；纠正酸中毒 | 白蛋白、二氯醋酸 | 重症疟疾 | 白蛋白可能降低死亡率 |

续表

| 治疗理念 | 机制 | 药物制剂或治疗 | 目标条件 | 对死亡率的影响 |
| --- | --- | --- | --- | --- |
| 减轻水肿 | 降低颅内压 | 甘露醇、地塞米松 | 脑型疟疾 | 死亡率无变化 |
| 抗癫痫 | 减少癫痫发生 | 苯巴比妥 | 脑型疟疾 | 死亡率可能降低 |
| 神经保护 | 防止脑的缺血性损伤 | 红细胞生成素 | 文献中无报道 | 没有可用的有效数据 |
| 抗黏附 | 阻断CD36结合的疟原虫的沉积 | 左旋咪唑 | 文献中无报道 | 没有可用的有效数据 |
| 一氧化氮 | 改善内皮功能 | 精氨酸、一氧化氮 | 文献中无报道 | 没有可用的有效数据 |

在实验的辅助疗法中，白蛋白扩容可降低酸中毒儿童的死亡率（与生理盐水相比）。这表明酸中毒可能在疟疾严重程度中发挥重要作用，而且酸中毒与死亡率相关。然而，白蛋白或生理盐水的液体扩容可能会增加患有包括疟疾在内的严重发热性疾病儿童的死亡率。少数干预措施，如铁螯合或癫痫预防，也可能会增加死亡率（表1-1）。今后辅助治疗试验可能会考虑针对重症疟疾发病机制中涉及多种因素的联合，因为单一疗法显示的获利有限或没有获利。

## （二）妊娠期疟疾

妊娠期疟疾是一个重要的公共卫生问题。流行区妇女在多年疟原虫暴露后获得了对疟疾的抵抗力，但在妊娠期间，特别是第一次妊娠期间，她们的易感性显著增加。妊娠期疟疾对出生体重的影响最大。据估计，妊娠期疟疾每年导致非洲62 000至363 000名婴儿死亡。妊娠期疟疾也会影响婴儿的长期结局。在冈比亚，胎盘疟疾与出生第一年体重和体重指数z得分较低有关，与低出生体重无关。疟疾流行地区的孕妇通常会患有严重贫血，但很少会出现其他重症疟疾综合征，如脑型疟疾。这些妇女患高血压或先兆子痫的风险可能更高，这可能很难与重症疟疾区分开来。

在疟疾传播率低或非流行区，或在没有免疫力的妇女中，妊娠期疟疾更容易发展为重症，癫痫、昏迷和呼吸窘迫是常见的症状。与其他患有重症疟疾的人群相比，孕妇的死亡率更高。在泰国，暴露于疟疾低传播率的缅甸难民社区，在实施产前筛查和治疗之前，约有1%的母亲死于妊娠期疟疾。

妊娠期疟疾是发病机制最被人类了解的恶性疟原虫综合症，因为胎盘可为沉积的疟原虫和局部免疫反应的详细研究提供了可获得的、丰富的材料。由恶性疟引起的妊娠期疟疾的组织学特征是在母体胎盘血管间隙（称为绒毛间隙）沉积感染的红细胞和炎症细胞。Garnham对疟疾孕妇胎盘组织学的早期研究揭示了这一点。在易感女性（初产妇）中，胎盘疟原虫血症在一周内达到高峰，此时绒毛间隙出现富含巨噬细胞的炎性浸润。胎盘感染可以发展成为慢性感染，伴随着较低的疟原虫密度、持续的炎性浸润以及纤维蛋白和巨噬细胞中的疟原虫色素（疟色素）。在免疫女性（多胎妇）中，疟原虫在感染早期被清除，从而避免了胎盘中的炎性浸润。

慢性和急性妊娠期间的恶性疟原虫感染都与不良结局有关，但它们的临床后果可能不同。在坦桑尼亚，早产与高疟原虫负荷（急性感染的标志）有关，而与色素沉积（慢性感染的标志）无关。同时，慢性感染可导致胎儿生长受限、低出生体重以及母体贫血。有研究表明，慢性感染和胎盘炎症是首次怀孕时的妊娠期疟疾高血压的危险因素。

### （三）无免疫力成人疟疾

在疟疾传播强度低的地区，重症疟疾在疟疾感染成人中很常见。坦桑尼亚的一个疟疾低流行区，脑型疟疾患者的平均年龄为26岁。在老年疟疾患者中，重症恶性疟的临床表现不同于重症儿童。成人常出现脑型疟疾、黄疸、肺水肿和肾衰竭，贫血和抽搐较少见。在亚洲，成人重症疟疾发作期间的病死率随年龄增长和合并严重症状的数量增多而增加。与儿童疟疾相似，在成人重症疟疾中，酸中毒和脑型疟疾是主要的预后危险因素。

来自疟疾非流行地区的旅行者是疟疾高度易感人群，2%~16%的旅行者中的恶性疟原虫感染可发展为重症。在法国，非流行区居民输入性恶性疟的死亡风险增加。在另一项欧洲研究中，重症疟疾的风险每十年增加30%。脑型疟疾是一种常见的表现。在葡萄牙和法国的3个重症疟疾病例系列中，除了脑型疟疾外，患者还表现为肾衰竭、肝功能障碍、酸中毒、严重贫血和弥散性血管内凝血（DIC）。

在缺乏免疫力的情况下，成人疟疾比儿童疟疾更严重。一项针对印度尼西亚移民年龄和疟疾严重程度关系的研究表明：被带到疟疾流行地区的疟疾成年人比他们的孩子具有更高的重症疟疾风险。在疟疾流行期间也出现了类似的模式。这种现象可能反映了与年龄相关的免疫反应的差异（对所有疟原虫或对有毒力疟原虫）、在老年人对毒力疟原虫生长的优先选择上的差异或者在特定器官对病理的易感性方面的差异。对其他常见病原体的暴露会随着年龄的增长而增加，并导致Th1记忆细胞的交叉反应启动。当被疟疾抗原重新激活时，可导致强烈的炎症反应和病理后果，并在感染初期可能最明显。

## 二、重症间日疟与诺氏疟

### （一）间日疟

间日疟广泛分布在中南美洲、亚洲和非洲部分地区，25亿人生活在流行地区。与恶性疟相比，间日疟被称为良性疟。在健康个体中，间日疟不会导致重症疟疾。尽管间日疟感染在没有共病的个体中是一种良性疾病，但在联合感染或营养不良等其他突发性疾病的儿童和成人中，可能会导致严重的后果。在某些地区，严重贫血、急性呼吸窘迫综合征（ARDS）和包括急性肾损伤在内的多器官功能衰竭已被认为是重症间日疟的表现。

儿童重症间日疟患者中严重贫血的风险较高，这是其主要表现，但成人也可能发展为严重贫血。呼吸窘迫也会发生，但其发生率差别很大。间日疟感染中，与严重贫血相比，呼吸窘迫的病死率更高。相比恶性疟感染，间日疟的神经系统表现较少见。在印度尼西亚，与恶性疟相比，间日疟患者昏迷的发生率要低23倍，且通常发生在低疟原虫血症的年轻人中。据报道，休克最可能与多器官功能障碍有关，但不排除联合感染。间日疟并不是孕妇重症疟疾的常见原因。

间日疟和恶性疟的病理生理学有所不同。与恶性疟原虫感染相比，间日疟原虫只感染网织红细胞，并产生较低的疟原虫量。相同的疟原虫含量下，间日疟要比恶性疟的全身性炎症反应强。另一方面，细胞黏附在间日疟中的作用要小得多。间日疟感染的红细胞黏附内皮细胞的频率远低于恶性疟感染的红细胞，由于间日疟感染的红细胞的沉积导致的微血管障碍也比恶性疟要小。在一名患有快速致命性间日疟呼吸窘迫的印度妇女的尸检中，没有发现肺部有疟原虫沉积的证据，在对175名接受妊娠疟疾治疗的泰国妇女胎盘的检测中，其中83人患有间日疟，没有观察到间日疟原虫的胎盘沉积。

### （二）诺氏疟

诺氏疟原虫是马来西亚和东南亚疟疾的新兴疟原虫。在此之前，诺氏疟感染被认为仅限于猕猴。在这些猴子中，它通常是无症状的，或者只会导致轻微的疾病。自20世纪60年代以来，人类诺氏疟自然感染一直被零星诊断。直到2004年对非典型三日疟感染进行调查，人们才认识到大量马来西亚疟疾患者，大部分是感染了诺氏疟。随后的回顾性研究明确了几个以前归因于其他疟原虫的疟疾病例其实是由诺氏疟原虫引起的。

诺氏疟的流行病学与其携带者分布有关，最有可能的传播是经动物传播的。尽管已有诺氏疟原虫引起重症疟疾、致死的报道，但是大部分诺氏疟患者不会出现严重并发症。诺氏疟原虫有一个24h的周期，这可导致疟原虫快速增长。疟原虫密度与疾病严重程度相关。最常见的严重并发症是呼吸窘迫，其很可能与肺部病变有关，而不是由于代谢性酸中毒或肾衰竭。尽管大脑、心脏和肾脏存在疟原虫沉积，但神经症状罕见。在诺氏疟感染中并未观察到恶性贫血（重症恶性疟的一个重要表现）。儿童的诺氏疟感染数据较少，常表现为轻症，在儿童中可观察到中度贫血。

诺氏疟独特特征可能会为重症恶性疟的治疗提供思路。虽然诺氏疟原虫可沉积在包括大脑的血管床上，但脑型疟疾和严重贫血与诺氏疟没有关联。同样，诺氏疟引起的呼吸窘迫与酸中毒无关，而在儿童恶性疟中酸中毒可引起呼吸窘迫。相反，诺氏疟的呼吸窘迫被认为是由肺部病变引起的，且很可能与急性肺损伤引起的低氧血症有关。为了更好地与恶性疟感染对比，并更好地了解其发病机制，重症诺氏疟需要在发病模式、临床免疫力和纵向流行病学等方面进一步深入研究。

### 三、免疫因素

#### （一）妊娠疟疾免疫

对胎盘恶性疟原虫免疫反应的详细研究为其他疟疾综合征提供了模型。沉积在人类胎盘中的疟原虫有明显的特征。胎盘中疟原虫感染红细胞（IEs）黏附有胎盘受体硫酸软骨素 A（CSA），但不黏附 CD36。胎盘 IE 表面蛋白与多胎妇女血清反应，但不与男性血清反应。胎盘组织病理学变化与炎症过程有关，特别是在缺乏免疫力的头胎孕妇中。妊娠疟疾可诱导趋化因子的产生，并将母体巨噬细胞吸引至绒毛间隙。巨噬细胞积聚与疟疾不良结局有关：胎儿宫内发育迟缓、低出生体重和母体贫血。促炎症细胞因子（TNF-α 和 IFN-γ）通常在胎盘感染期间升高，并与首次妊娠时的低出生体重有关，IFN-γ 诱导介质如趋化因子 CXCL9。相反，白细胞介素（IL）-10 可以抑制炎症反应的影响，其与疟原虫感染初产妇的出生体重增加有关。

流行区的妇女在对妊娠疟疾产生抵抗力时，在一次或两次怀孕后统一获得针对胎盘 IE 的抗体。多胎妇女的免疫血清与在非洲和亚洲收集的妊娠疟原虫可发生交叉反应，这表明保护性抗原在世界各地具有相同的特征。胎盘 IE 抗体的获得与抵抗力有关。因此，对红细胞期疟疾的免疫力可能主要是由针对可变表达的 IE 表面蛋白的抗体介导的。这些表面蛋白由红细胞内疟原虫释放，有助于内皮细胞黏附和免疫逃避等。

研究表明胎盘 IEs 表达不同的基因和蛋白，包括 PfEMP1 家族的 IE 变异体表面蛋白 VAR2CSA，它是疟原虫系与 CSA 黏附所必需的，并在体外与 CSA 结合。当这些不同的胎盘疟原虫蛋白对疟疾产生抵抗力时，孕妇会在连续怀孕期间获得针对这些不同胎盘疟原虫蛋白的抗体。

#### （二）儿童疟疾中的免疫

与稳定传播地区的孕妇一样，自然暴露下儿童形成预防重症疟疾的免疫力相对较快，这表明保护性免疫力所针对的疟原虫蛋白的多样性有限。基于妊娠疟疾的模式，可以提出一个儿童重症疟疾的假设模式：IE（感染的红细胞）具有明显的结合特性并表达不同的表面蛋白，会导致重症疟疾综合征；儿童对重症疟疾或特定综合征产生抵抗力，因为他们获得了针对相关 IE 表面蛋白的抗体；这些 IE 表面蛋白具有相同的表位或在全球范围内多样性有限。

恶性疟原虫 IEs 可能与内皮细胞结合，以避免被脾脏清除，这被认为在儿童重症疟疾发病中起关键作用。例如，在尸检研究中，大脑中沉积疟原虫的负荷与脑型疟疾有关。器官特异性疟原虫沉积与其他症状的关联不太清楚，可能归因于其他因素，如体内的总疟原虫负荷。然而，疟原虫确实沉积在非脑综合征相关器官的血管床上（图 3-1），如肺和骨髓。疟原虫与内皮的黏附和在深部血管床中的沉积，取决于存在于 IE 表面疟原虫蛋白的表达，这些蛋白是自然获得性免疫反应的主要靶点。

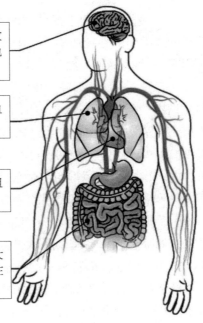

大脑：疟原虫在大脑中聚集的数量较多，但在CM病例中大多数其他器官中疟原虫的数量也较高。

肺部：疟原虫聚集在肺泡毛细血管中，特别是在重症疟疾病例中。

心脏：疟原虫聚集在心包脂肪组织和心肌中。

胃肠道：虽然在重症疟疾期间大量疟原虫在肠道微血管中聚集，但在轻型疟疾发作时聚集不明显。

图3-1 疟原虫在人体器官中的出现位置

恶性疟原虫感染红细胞的沉积被认为在疟原虫的毒力中起着关键作用，并出现在人类宿主的数个脏器血管床上。不同血管床和感染之间的组织学表现和沉积程度各不相同。脑血管中沉积的疟原虫水平与脑疟疾风险相关。除了大脑、肺、心脏和肠道外，沉积的疟原虫还出现在皮肤、脂肪、肾脏和其他器官的血管中。

在疟疾感染期间，人体内的疟原虫总负荷是决定疾病严重程度的主要或唯一因素。研究表面，可通过血液涂片或富含组氨酸蛋白-2（HRP-2）的水平来量化疟原虫的生物量，而HRP-2是一种被认为可更好地衡量总疟原虫负荷的分泌型疟原虫蛋白。在一些研究中，与轻型疟疾的个体相比，重症疟疾的个体平均有更高的疟原虫负荷，重症疟疾期间更高的疟原虫负荷与更高的死亡率相关。然而，也有其他研究未能发现疟原虫负荷和疟疾严重程度之间的关系，轻型疟疾和重症疟疾个体的疟原虫水平存在重叠。因此，在恶性疟感染期间，其他因素如免疫病理或重要器官局部疟原虫负荷，可考虑将其作为疟疾严重程度的决定因素。

## （三）炎症反应因素

疟疾感染过程中的炎症反应可能是一把双刃剑，在控制疟原虫密度和疾病发展中起着重要作用。在疟疾的啮齿动物模型中，感染早期的炎症反应可降低疟原虫密度，而感染后期出现的迟发炎症反应可加重症状。在非洲疟疾儿童中，重症疟疾与TNF-α等炎症介质水平升高有关。对动物和人类的研究表明，表达IL-10的Th1细胞具有潜在作用，其提供炎症和抗炎反应之间的平衡，以限制组织损伤和疟疾。

在疟疾感染的早期阶段，先天免疫对控制疟原虫密度的指数增长起着至关重要的作用。细胞介导的免疫机制有助于抵抗力的产生。在感染期间，由IFN-γ激活的巨噬细胞增强了受感染红细胞的吞噬功能。在小鼠模型中，红细胞期感染最初几个小时的细胞因子动态可以预测疟疾感染的结果。IFN-γ的产生具有重要的作用，在这个阶段其是由先天免疫细胞，特别是NK细胞产生的。

在非洲儿童中，低IFN-γ水平增加了临床疟疾的风险和较高的疟原虫密度。疟疾抗原刺激的重症儿童外周血单核细胞（PBMCs）产生IFN-γ的效率低于轻度症状儿童。然而，过量的IFN-γ也可能导致免疫病理情况：在小鼠中，IFN-γ对于脑型疟疾的发展是必不可少的。IFN-γ可诱导色氨酸代谢的喹啉酸（QA）途径，而喹啉酸具有神经毒性，在IFN-γ和脑型疟疾之间提供了潜在的联系。

TNF-α是另一种促炎细胞因子，可能与疟原虫控制和疾病恶化有关。TNF-α由巨噬细胞释放，如疟色素和糖基磷脂酰肌醇（GPI）。在动物模型中，TNF-α是限制疟原虫密度所必需的，但这种细胞因子的高水平与非洲儿童中的脑型疟疾和重症疟疾贫血有关。在致死性人类脑型疟疾病例的脑组织中检测到TNF-α。在一个脑型疟疾的小鼠模型中，用抗体阻断TNF-α延长了存活期。与IFN-γ观察到的相似，中等水平的TNF-α可能在不引起宿主疾病的情况下最佳地控制疟原虫的复制。

补体系统是先天免疫的重要组成部分，也与疟疾免疫病理有关。在小鼠中，C5的缺失或C5a信号的阻断（分别通过基因缺失或抗体治疗）防止了脑型疟疾的发生，并提高了存活率。补体系统的经典途径和替代途径可能都有助于人类临床疟疾的发病。有趣的是，在发生脑型疟疾的小鼠中，这两条途径都不是激活末端补体途径所必需的。调节补体活性的机制也与人类的疟疾结局有关。在肯尼亚，患有重症疟疾贫血的儿童红细胞表面补体调节蛋白（CR1和CD55）水平较低，这可能会增加补体溶解的敏感性，并加速脾脏清除。

基于一个由强烈的炎症反应触发病理过程的模型，抗炎制剂可能会有助于预防组织损伤和疾病进展。例如，在肯尼亚儿童中，IL-10与TNF-α的高比率与降低严重疟疾贫血的风险有关。与脑型疟疾或无并发症疟疾的儿童相比，患有重症疟疾贫血的加纳儿童的抗炎细胞因子IL-10水平较低。另一方面，感染早期的抗炎作用可能会破坏疟原虫控制机制，导致高密度感染和增加发病率。在人类中，T调节细胞水平与子孢子感染后红细胞期疟原虫加速生长相关。在西非，与其他民族相比，富拉尼人不太容易感染疟疾，他们的T调节细胞存在功能缺陷。

综上所述，疟疾的天然获得性免疫可能与免疫介质的平衡产生有关，免疫介质在整个感染过程中既增强又阻止炎症过程。感染早期的炎症反应可以防止疟原虫的指数增长，但当疟原虫的负荷已经很高时，炎症反应可能是有害的。因此，与炎症相关的宿主基因的功能多态性，如编码IFN-γ、TNF-α、IL-10和IL-4的基因，可能影响感染和疟疾的易感性。这些遗传差异可能会改变对感染的先天免疫反应，并导致不同的临床结果。

### （四）抗体介导的免疫

应用西非免疫成人的IgG有助于清除红细胞期的恶性疟感染，并在西非和东非的儿童以及泰国成人中缓解了疟疾症状，为血液期恶性疟获得的免疫力至少部分依赖于抗体反应提供了直接的证据。保护性抗体的作用机制可能与以下方面有关：阻断裂殖子侵入红细胞；阻止裂殖体从红细胞中释放；中和毒力因子，如GPI和/或抑制细胞黏附，从而减少感染红细胞的沉积。抗体亚类IgG1和IgG3与人类恶性疟的保护作用相关。阻断胎盘疟原虫黏附的抗体与保护孕妇免受疟疾感染密切相关。

除了孕妇的特殊情况外，预防临床疟疾，更具体地说是预防重症疟疾抗体的抗原靶标尚未确定。如果控制疟原虫生长的保护性抗体针对的是变异抗原，那么克隆性抗原变异可能解释了这种免疫形式发展缓慢的原因。在冈比亚，恢复期儿童的血清可以凝集感染同源分离株的IE，但不能凝集其他儿童分离株的IE；来自成人的血清通常与所有儿童的感染细胞发生反应。同时，肯尼亚临床疟疾儿童感染表达PfEMP1变异体的疟原虫，该变异体不被他们先前存在的抗PfEMP1抗体反应所识别。

有研究者提出，这些不同的变种特异性抗体在整个儿童时期的积累提供了对疟疾的保护。然而，对重症疟疾的免疫力是在生命早期获得的，因此可能涉及相同的抗原或过程。一种可能性是针对疟原虫DNA或GPI部分（这对所有疟原虫都是常见的）产生抗体反应，并降低它们作为Toll样受体和炎症成分刺激物的活性。另一种可能性是特定的疟原虫菌株或表型导致重症疟疾，这些特征为保护性免疫提供了相同的靶标。例如，获得能阻止致病性疟原虫与重要器官内皮细胞结合的抗体将防止局部免疫病理和随后导致重症疟疾的一连串事件。

由于PfEMP1在疟原虫沉积和抗原变异中的作用，PfEMP1是一个明显的候选抗原。改变的PfEMP1表达的转基因恶性疟的研究表明，大多数人类抗体反应是针对IE表面靶标PfEMP1的。VAR2CSA是一个PfEMP1家族成员，在胎盘IE的黏附和抗原性方面有很好的作用，抗VAR2CSA抗体在一些研究中与预防妊娠疟疾有关，但在有些研究中未发现此种作用。被称为结构域8（DC8）和结构域13（DC13）的PfEMP1成分可能在患有重症疟疾的儿童疟原虫中过度表达。尽管需要更多的数据来证明这些抗体与预防重症疟疾有关，非洲儿童在相对较早的生命中就获得了针对这种成分的抗体。

## 四、宿主因素

### （一）宿主遗传学

宿主遗传学影响重症疟疾风险，并可能部分解释为什么在高传播率地区只有一部分儿童患上重症疟疾。值得注意的是，一些因素，如镰状细胞特性，与预防所有不同的重症疟疾综合征有关，而其他多态性影响个别症状的风险，如α-地中海贫血可预防重症疟疾贫血。尽管不同的因素可能会改变不同症状的风险，但它们并不能充分解释为什么生活在同一村庄的同龄非洲儿童会出现非常不同形式的重症疟疾。

这些不同的宿主多态性对重症疟疾以外疟疾表型的影响也可以为发病机制提供有价值的思路。血红蛋白病影响疟疾的严重程度，但似乎不影响恶性疟的流行。此外，镰状细胞特征与疟疾感染期间较低的疟原虫密度相关，这表明与HbS相关的保护可能涉及到总体上减少疟原虫负荷。另一方面，东南亚卵泡增多症（SAO）和α-地中海贫血在不改变疟原虫水平的情况下降低了重症疟疾的风险，这支持了专门预防重症疟疾的干预措施的概念，而不是限制疟原虫负荷或轻型疟疾的干预措施的概念。

## （二）宫内暴露

儿童在宫内经历母体疟疾也会影响其在生命早期疟疾感染的风险。在喀麦隆，妊娠疟疾母亲所生的婴儿比其他儿童有对感染更高的易感性。在坦桑尼亚，疟疾感染的多胎孕妇相比初产妇的后代患疟原虫血症的风险更高；在加蓬，患临床疟疾的风险更高。胎盘疟疾也可能使后代易患重症疟疾。在坦桑尼亚，有研究观察到疟疾感染的多胎孕妇后代有更高的重症疟疾风险。

妊娠疟疾增加感染、临床疟疾和严重疟疾易感性的机制尚不清楚。患有胎盘疟疾的妇女的后代在婴儿期针对疟疾特异性抗原的抗体水平可能较低。受感染妇女所生但未能对疟疾血液期抗原产生细胞免疫的肯尼亚儿童在生命早期感染疟疾的风险更高。宫内暴露也可能对免疫反应有普遍影响，因为妊娠疟疾的母亲所生的贝宁儿童也有更高的非疟疾感染风险。有研究表明，受感染的多胎孕妇所生的坦桑尼亚后代在感染期间具有更高的疟原虫密度，这可能是导致他们重症疟疾风险增加的原因之一。

## （三）年龄

在疟疾稳定传播的地区，年龄经常被用作免疫的指标。对重症疟疾的免疫力在很小的时候就获得了，降低临床疟疾风险的免疫力在稍后获得，控制疟原虫血症的免疫力甚至在更晚的时候获得。在非暴露人群中，出现了一种非常不同的模式，正如在几项关于移民人口的研究中所观察到的。在新进入疟疾传播区的印度尼西亚移民中，成人比儿童更有可能在初次暴露恶性疟原虫后发展为重症疟疾。尽管最初易受感染，成人获得疟疾免疫力的速度比儿童更快。进入传播区1年后，成人的疟疾感染率较低，感染期间的疟原虫密度也较低。

成人重症疟疾风险增加的一种解释可能是，免疫系统的变化使得成人可能更容易发生重症疟疾。例如，肾上腺激素和性腺激素水平随年龄变化，这些激素如脱氢表雄酮（DHEA）已被证明具有免疫调节功能。肾上腺素与对疟疾的获得性免疫力有关，因此可以用于解释成年移居者迅速产生抗药性这一现象。在肯尼亚，脱氢表雄酮硫酸盐（DHEAS）水平较高的男性青少年的疟原虫密度较低，即使在根据年龄进行调整后也是如此。同样，在对年龄进行调整后，DHEAS水平较高的青春期女孩的疟原虫密度较低，血红蛋白水平较高。

### （四）铁状态

宿主铁状态与疟疾结局有关。随机接受30d补铁治疗的铁缺乏索马里游牧民表现出疟疾复发。铁对疟疾结局的影响是个复杂的问题，因为最需要补充的人群也是疟疾风险最大的人群（孕妇和儿童）。坦桑尼亚奔巴的一项大型随机试验提前结束，因为接受铁和叶酸补充剂的儿童疟疾感染和死亡的风险在统计上显著增加。尽管其他一些试验没有发现铁补充剂与疟疾风险之间的相似关联，但这些研究通常包含可能改善铁状态的其他措施，以增加疟疾风险的监测、预防和/或治疗。

铁状态的自然差异也可能影响疟疾风险。在肯尼亚海岸，缺铁使8岁以下儿童的轻型临床疟疾发病率降低了30%。在坦桑尼亚的出生队列中，缺铁降低了疟原虫血症（23%）和重症疟疾（38%），程度与降低肯尼亚轻型临床疟疾风险大致相同，最重要的是还降低了疟疾高传播地区的全因死亡率。

铁状态与疟疾风险在孕妇中显示出类似的关系。在坦桑尼亚，在初孕和继孕中，缺铁与胎盘疟疾的风险显著降低有关，但与多胎妊娠无关，后者的免疫力可能减轻了因铁储备增加而增加的易感性。在马拉维，所有胎次的铁充足的孕妇在分娩时患妊娠疟疾的可能性要大得多。母体补铁也会增加胎盘感染的风险。

缺铁或补充铁可能通过涉及疟原虫或宿主的多种机制影响疟疾风险。例如，红细胞内铁的螯合减少了疟原虫的生长，而铁的螯合增加了细胞一氧化氮（NO）的产生和在体外对疟原虫的杀灭。铁抑制诱导型一氧化氮合酶（iNOS）活性，因此缺铁可能增加iNOS介导的对红细胞期或肝内期疟原虫的杀灭。

在小鼠中，肝内期疟原虫的发育受到海普西丁的抑制，海普西丁是一种铁调节激素，其合成在红细胞期感染期间被上调。恶性疟和间日疟感染都会增加海普西丁水平。海普西丁上调是否会对人类疟疾感染和临床疾病的流行病学产生影响，还需要进一步的研究。

## 五、联合感染

在疟疾流行地区，儿童接触到许多病原体，并经常表现为联合感染。联合感染的病原体可能与疟原虫相互作用，从而影响疾病的严重程度和对任一种病原体免疫力的获得。在本节中，我们重点介绍与恶性疟相关的主要联合感染，并分析其改变疟疾严重程度和免疫力的证据。

### （一）侵袭性菌血症

侵袭性菌血症是非洲大陆重要的死亡原因。疟疾和侵袭性菌血症的重叠空间分布以及相似的时间趋势表明，这两种情况可能是相关的。疟疾可能增加侵袭性细菌感染的风险，特别是非伤寒沙门氏菌病（NTS），这是撒哈拉以南非洲常见的侵袭性菌血症。在肯尼亚，镰状细胞特性与抑制侵袭性菌血症有关，可能是由于其对疟疾的保护作用。在坦桑尼亚，疟疾发病率迅速下降的同时，儿童中的各种原因菌血症也迅速下降，特别是NTS。对于重症疟疾患者，在某一些研究中发现，侵袭性菌血症与疾病死亡率的增加有关。严重的疟疾贫血可能与侵袭性NTS存在特殊的关系。在小鼠模型中，疟疾引起的溶血增加了机体对NTS的易感性。血红素加氧酶1也是如此，血红素加氧酶1会削弱粒细胞氧化爆发，从而导致NTS死亡。

### （二）HIV感染

据报道，疟疾和HIV之间的关系在不同的研究中差异很大。在流行区儿童中，HIV与以下情况相关：疟疾易感性没有变化、疟原虫血症易感性降低、幼儿对症状性疟疾的易感性增加以及HIV阳性的儿童和15岁以下青少年对重症疟疾的易感性增加。

在成人中，HIV感染与疟疾结局有更明显的联系，这可能是由于HIV损害获得性免疫力的影响。在乌干达，成人HIV感染与更频繁的临床疟疾发作和疟原虫血症有关。在马拉维，HIV血清阳性与疟疾感染风险增加有关。CD4细胞数<200个/mm$^3$的HIV感染成人与CD4细胞数>500个/mm$^3$的成人相比，前者临床疟疾发病率更高。HIV感染是赞比亚成人中重症疟疾的一个危险因素。

HIV还增加了妊娠疟疾的风险。在肯尼亚，HIV血清阳性孕妇中妊娠疟疾的流行率高于血清阴性孕妇，尽管两组孕妇的免疫力随着胎次的增加而增加。胎盘IE表面蛋白的抗体水平在HIV阴性组可能高于HIV阳性妇女，这一证据表明HIV感染可通过降低对疟疾的免疫力而增加易感性。

正如HIV增加疟疾风险一样，疟疾也可能增加HIV风险，尽管这种可能性需要进一步研究。在急性疟疾发作期间，HIV病毒载量增加，CD4$^+$细胞水平降低。反复的疟疾发作有可能加速HIV疾病的发展。数学模型预测，在肯尼亚一个成年人口约为20万的地区，1980—2007年估计发生了8500例额外HIV感染和98万例额外疟疾病例。然而，在感染疟疾后的两个月内，病毒载量恢复到基线水平，因此在疟疾地区和非疟疾地区，HIV疾病的进展可能是相似的。

### （三）蠕虫感染

蠕虫感染在整个撒哈拉以南非洲非常普遍，1岁以上的儿童经常携带这些寄生虫。慢性蠕虫感染与Th2和调节性免疫反应相关，因此蠕虫感染可能调节炎症反应和疟疾结局。然而，蠕虫与疟疾感染、疾病进展的关系仍不清楚。在印度洋的科摩罗群岛，蛔虫对疟疾具有保护作用；在泰国，相比轻型疟疾，蛔虫在脑型疟疾患者中较少见。然而，在塞内加尔，肠道蠕虫与疟疾发作次数的增加有关，蛔虫感染增加了重症疟疾的风险。钩虫是一种主要的土壤传播蠕虫，也可能加剧疟疾引起的贫血。

在不同的研究中，血吸虫病与疟疾风险也存在不一致的关系。在塞内加尔，感染曼氏血吸虫的儿童，特别是那些寄生虫载量高的儿童，比未感染的儿童更容易患上临床疟疾。而在马里，感染埃及血吸虫的儿童的疟疾发病率比其他儿童低，而且这种影响与年龄有关。感染埃及血吸虫的马里儿童有较高的IL-4、IL-6、IL-10和IFN-γ基线水平和较高的抗疟抗体水平，这表明免疫反应可能对他们的抗疟疾状态起到了作用。

丝虫病可调节对恶性疟的免疫反应，并在体外抑制疟疾抗原特异性IL-12p70/IFN-γ的产生。尽管丝虫感染对临床疟疾发病率或疟原虫密度没有影响，但在疟疾传播季节，丝虫感染可减少贫血的发生。

更好地了解疟疾-蠕虫联合感染，可为疟疾免疫病理学和免疫获得提供思路。然而，疟原虫和蠕虫感染之间的关系一直非常复杂，而且往往相互矛盾。动物模型也同样显示出相反的结果，这可能与不同的寄生虫（蠕虫和疟疾菌株的类型）和不同模型中使用的宿主有关。

### （四）疟疾混合感染

疟原虫种间的相互作用可能影响其种群水平分布以及疟疾感染病程。三日疟和恶性疟原虫血症可能会随之增加。之前的三日疟感染而非间日疟，可减少恶性疟相关发热，并与较低的恶性疟原虫负荷有关。这些模式表明，交叉反应的免疫反应同时作用于三日疟和恶性疟。

间日疟和恶性疟表现出相反的相互作用模式。在疟原虫人类感染实验中，间日疟原虫密度仅在恶性疟原虫血症治愈后升高。根据血涂片判断混合感染间日疟和恶性疟的发生要比预期的要少。相反，当用更灵敏的PCR技术来衡量时，混合感染的发生是随机的，这表明疟原虫种类之间的相互作用主要影响疟原虫密度，而非感染风险。

流行病学研究与在疟疾感染实验中观察到的结果是一致的，均表明疟原虫生长的跨物种调节。在巴布亚新几内亚的一项密集的纵向研究中，不同的疟原虫种类在它们的疟原虫密度高峰期天数往往不一致。这种模式可以用跨物种的调节机制来解释，例如先天免疫，但物种之间的不同相互作用表明可能涉及一种以上的机制。

混合感染也可能影响疟疾的严重程度，尽管不同研究地点的结果并不一致。在尼日利亚，与单一种感染相比，多种疟原虫感染的贫血风险更高。相反，在马拉维，混合感染存在较高的血红蛋白水平。

### 六、疟原虫因素

促炎细胞因子在疟疾感染相关的病理过程中起着重要作用。多种疟原虫因素可以刺激宿主的炎性免疫反应，包括疟色素、疟原虫DNA（由疟色素携带）、GPI（通常被描述为疟疾毒素）以及由疟原虫释放的前体细胞产生的尿酸。另外，在许多研究中发现，沉积疟原虫的定位和负荷与重症疟疾的发生有关，这表明疟原虫黏附可能是疟疾结局的关键因素。在本节中，我们回顾可能导致重症疟疾发病的疟原虫因素。

#### （一）疟色素

疟原虫消化血红蛋白，导致产生有毒的血红素代谢物。通过解毒过程，疟原虫将血红素转化为一种名为疟色素的不溶性晶体，这种晶体持续存在于疟原虫的食物液泡中。在分裂过程中，疟色素被释放到循环中，然后被网状内皮系统的细胞捕获。恶性疟原虫转化过的疟色素可诱导巨噬细胞产生细胞因子、趋化因子和NO。疟色素通过依赖于含吡咯结构域3的NOD样受体（NLRP3）炎症小体的途径诱导IL-1β的产生，增强宿主炎症。脑型疟疾未能在Nalp3缺陷的小鼠中形成，表明与疟色素相关的炎症小体激活在脑型疟疾中的潜在重要性。虽然先天免疫的疟色素诱导可能有益于获得性免疫，但含有疟色素的巨噬细胞和游离血浆疟色素的比例与严重疟疾贫血有关，这可能是由于疟色素诱导的细胞因子和趋化因子的调节。

#### （二）疟原虫DNA

对疟色素的炎症反应被归因于TLR9（一种内体受体），但TLR9上的疟色素的活性在核酸酶处理后就消失了，这表明它的作用是将疟原虫的DNA携带到细胞内一个可以被TLR9检测到的地方。虽然疟疾基因组富含AT，但已鉴定出经典的CpG基序和某些免疫刺激AT基序。在加纳，TLR9基因多态性影响症状性疟疾的风险，这与该途径在免疫发病机制中的作用是一致的。疟原虫DNA也可能通过一种独立于TLR9的受体影响疟疾的先天免疫反应。

#### （三）糖基磷脂酰肌醇（GPI）

GPI将一些表面蛋白锚定在细胞膜上，包括许多疟原虫蛋白。虽然GPI存在于所有真核细胞中，但在哺乳动物细胞和原生动物中存在的GPI部分在结构上（不同的连接残基）和数量上（哺乳动物细胞上的GPI复制数量较少）是不同的。

红细胞期的恶性疟原虫的GPI可能引发全身性炎症级联反应，从而导致病理改变和疾病。疟原虫来源的GPI诱导细胞黏附分子（ICAM-1，VCAM-1，E-选择素）的表达。疟疾流行区居民可产生抗GPI抗体。抗体水平与年龄有关：成年人通常对临床疟疾具有较高的抗体水平，而幼儿的抗体水平要低得多。抗GPI抗体反应与防止疟疾贫血和发热有关。GPI调节依赖于NFkB/Rel的TNF-α基因表达，抗GPI抗体可阻断恶性疟原虫提取物诱导的TNF的产生。天然获得的抗GPI抗体使恶性疟原虫裂殖体提取物引起的巨噬细胞激活无效，表明GPI以外的成分也有助于巨噬细胞的激活。

GPI可能在重症疟疾和轻型疟疾的发病机制中起重要作用。在塞内加尔，与脑型疟疾住院患者相比，轻型疟疾患者的抗GPIIgGs水平显著升高。用合成GPI免疫的小鼠，尽管在感染期间有相似的疟原虫密度，但仍能抵御疟疾感染的严重表现（鼠脑疟疾、肺水肿和酸中毒）。在孕妇中，抗GPI抗体水平在疟疾感染期间增加，但与TNF水平或妊娠结局无关。

### （四）尿酸

疟原虫依赖于外部嘌呤来源，导致次黄嘌呤和黄嘌呤在IE中积累。裂殖体破裂时释放的次黄嘌呤被黄嘌呤氧化还原酶（XO）降解，形成尿酸。尿酸刺激外周血单核细胞产生炎性细胞因子TNF-α、IL-1β和IL-6；相反，XO抑制剂降低IE刺激的PBMC分泌的细胞因子水平。尿酸刺激TNF产生的途径仍有待确定。

一项利用啮齿动物疟原虫*P.berghei*感染的早期研究发现，XO水平在感染4d后急剧增加，与细菌感染时观察到的类似。使用XO抑制剂别嘌呤醇治疗导致死亡率以剂量依赖的方式增加。

与小鼠研究相反，别嘌呤醇加速清除了接受奎宁治疗的疟疾感染患者体内的疟原虫并改善了发热的情况，这可能是因为其可影响疟原虫中嘌呤的生物合成。在马里，轻型疟疾儿童的尿酸水平与疟原虫密度相关，重症疟疾儿童的尿酸水平则进一步增加。尿酸水平与炎症介质水平相关。疟原虫血症和肌酐水平均与尿酸水平相关，提示IE释放的次黄嘌呤和肾功能可能是尿酸增加的原因。

### （五）疟原虫黏附

1880年Laveran在阿尔及利亚发现疟原虫，并将疾病的严重程度与疟原虫在血管床上沉积的程度联系起来，疟原虫在大脑毛细血管中的沉积是神经系统表现的一个重要原因。尸检研究已经证实，脑型疟疾与脑血管内疟原虫负荷的增加有关。这些临床病理的相关性激发了人们的猜测，即疟原虫可能与大脑中特定的内皮受体结合。近年来的研究表明，在体外血管内皮细胞可表达受体，促进IE与血管内皮结合，受体包括CD36、血小板反应素、ICAM-1、PECAM-1、VCAM、E-选择素、P-选择素、CSA、gC1qR/HABP1（gC1qR）、EPCR以及可能的整合素分子αvβ3。重症疟疾期间促进疟原虫黏附的宿主受体尚未确定，重症疟疾疟原虫的结合特性仍有待进一步研究（表3-2）。

表3-2 重症疟疾和特异内皮受体的黏附

| 受体 | 对照组 | 结果 |
| --- | --- | --- |
| CD36 | SMA vs UM | UM 中明显更高 |
| | CM vs UM | 没有差别 |
| | SM[1] vs UM | UM 中明显更高 |
| | SMA vs UM | UM 中明显更高 |
| | SM[2] vs UM | 没有差别 |
| | SMA vs UM | UM 中明显更高 |
| | CM vs UM | 没有数据 |
| ICAM-1 | SM[3] vs UM | 没有差别 |
| | SMA vs UM | UM 中明显更高 |
| | CM vs UM | 没有差别 |
| | SM[1] vs UM | UM 中明显更高 |
| | CM vs UM | 没有差别 |
| | SM[2] vs UM | 没有差别 |
| | CM vs UM | 在流动情况下 CM 中明显更高 |
| VCAM | SM[4] vs UM | SM 中明显更高 |
| | SMA vs UM | 没有差别 |
| | CM vs UM | 没有数据 |
| PECAM-1/CD31 | SMA vs UM | 没有差别 |
| | CM vs UM | 没有数据 |
| E-selectin | SMA vs UM | 没有差别 |
| | CM vs UM | 没有数据 |
| gC1qR | Seizures vs UM | 癫痫病例中明显更高 |
| EPCR | SM[4] vs UM | SM 中明显更高 |
| Multi-adhesion[5] | SM[6] vs UM | SM 中明显更高 |
| Multi-adhesion[5] | SMA vs UM | SMA 中明显更高 |
| Multi-adhesion[5] | CM vs UM | 没有差别 |

UM：轻型疟疾；SMA：重症疟疾贫血；CM：脑型疟疾；SM[1]：脑型疟疾，重症疟疾贫血或两者都有；SM[2]：虚脱，酸中毒，严重贫血，癫痫，脑型疟疾，低血糖；在UM和SM中未观察到差别；SM[3]：脑型疟疾，急性肝肾功能障碍；SM[4]：脑型疟疾，严重贫血；Multi-adhesion[5]：结合多个受体（sPECAM/CD31，PECAM/CD31，CD36，resetting and giant rosetting）；SM[6]：虚脱或高疟原虫血症（>20%）细胞间黏附分子-1（ICAM-1）被认为是可介导脑组织中IE结合；TNF-α上调ICAM-1、E-选择素和VCAM-1在血管内皮细胞上的表达，并且IE与ICAM-1在脑血管中结合。

然而，ICAM-1表达的激活并不局限于脑内皮细胞，其他组织也共同表达CD36和ICAM-1。大多数研究未能将ICAM-1结合的疟原虫与重症疟疾联系起来（表3-2）。两项研究报告了在重症疟疾病例中IE与ICAM-1的结合增加，在轻型疟疾期间与CD36的结合增加。非洲人群中普遍存在ICAM-1多态性，其ICAM-1不会引起IE和ICAM-1结合减少，亦不会降低脑型疟疾在内的重症疟疾的患病风险。IE与人脑微血管内皮细胞（HBMECs）的黏附不是由CD36或ICAM介导的，这表明其他未知的受体可能参与了IE在脑内皮细胞的黏附和沉积的过程。在坦桑尼亚，来自重症疟疾儿童的分离株与EPCR（和ICAM-1）结合的水平较高，但在马拉维，死于脑型疟疾的儿童的大脑中，EPCR并不存在于IE的黏附部位。

在肯尼亚，对从无症状疟疾、非重症疟疾、严重疟疾贫血或脑型疟疾儿童中收集的IE进行了比较：所有样本都可与CD36高水平结合，很大一部分分离株（80%）也可与受体ICAM-1结合；IE与E-选择素和CD31结合较少且水平较低。然而，疟原虫与这些受体中任意一个的结合，与重症疟疾并无相关性，因此这些受体在特定临床症状中的作用仍有待证实。来自同一地点的另一项研究表明，从重症疟疾的儿童中收集的IE倾向于与多种受体结合。

在泰国，IE与CD36的结合在脑型疟疾和轻型病例之间没有区别。血小板与脑型疟疾中的IE沉积和发病机制有关：与其他致死病例相比，脑型疟疾患者脑血管中的血小板聚集程度更高；CD36表达于血小板表面，并可能在脑血管中的IE沉积中发挥作用。

特殊的症状可能是多个配体-受体相互作用的结果，这些相互作用可能是有利的，也可能是有害的。作为有害相互作用的一个例子，胎盘中的IE与CSA结合，而不与CD36受体结合。或者，IE与多个受体的结合可能会增强结合亲和力，正如在体外共同表达CD36和ICAM-1的细胞在静态或流动条件下观察到的那样。研究发现，重症疟疾病例的临床IE样本与多种受体结合，但没有一项研究最终阐明特定症状的特定受体组合。

疟原虫玫瑰花环是IEs与未感染红细胞结合的另一种黏附机制。在一些研究中发现，玫瑰花环型疟原虫与重症疟疾有关。与轻型疟疾儿童相比，从脑型疟疾的儿童身上收集的疟原虫样本中更容易形成玫瑰花环，或者从严重贫血或任何重症疟疾的个体上收集的疟原虫样本中玫瑰花环形成的水平更高。相反，另一些研究发现玫瑰花环与重症疟疾之间没有联系，包括脑型疟疾病例。如果人群间重症疟疾发病机制不同，并且这些致病过程中的一些过程涉及玫瑰花环，则可能导致玫瑰花环与疾病严重程度之间的可变关系。另一种可能性是，不同种群之间的遗传差异，如红细胞特性，可能会影响玫瑰花环及其与疾病的关系。

临床上存在几个导致混淆黏附受体与特定症状联系的因素，例如病例分类错误和采样方法的限制。即使严格遵守诊断标准，约25%的临床诊断的脑型疟疾病例经组织病理学检查是不正确的。一些患有轻型疟疾的儿童可能处于发展成重症疟疾的早期阶段，脑型疟疾或其他重症疟疾的儿童可能有重叠的临床表现，因此，外周血样本中可能含有与多个综合征相关的IE。同样，从患有重症疟疾的儿童身上收集的外周血液疟原虫中包括一部分没有参与过重症疟疾过程的疟原虫，例如沉积在真皮血管系统中的疟原虫。

### 七、感染红细胞表面蛋白研究

变异的IE表面蛋白PfEMP1参与了与多种内皮细胞受体的黏附和抗原变异，因此被认为在重症恶性疟中起关键作用。每种疟原虫在IE表面表达一种PfEMP1变体，但在入侵新的红细胞后可以转换为不同的变体。PfEMP1变异体是由大约60个恶性疟单倍体基因组var基因编码的，并在基因组内和基因组间表现出广泛的变异。var基因序列的广泛变异可能是由有丝分裂和减数分裂中的重组造成的。

对疟原虫3D7实验室分离株基因组进行序列分析，根据编码序列侧翼区域内的同源性将var基因分为三个主要组（A、B、C）和两个中间组（B/A和B/C）。在更多的疟原虫分离株中，var基因分类是相似的，这表明上游区域在var基因家族的进化中非常重要。与A组的var基因相比，B组和C组的var基因具有更高的序列同源性，但对于所有的var基因，同一组内的var基因之间的相似程度更高。虽然3D7基因组中的58个var基因携带upsA、upsB或upsC序列，但有两个var基因携带独特的序列，包括与胎盘疟原虫相关的var2csa基因。ups类型还符合PfEMP1的其他遗传特征，包括结构域、染色体位置以及Duffy样结合区（DBL）和富含半胱氨酸的域间区（CIDR）。

var基因分类与黏附功能有关，例如，与其他组的CIDR结构域不同，A组的重组CIDR结构域不与CD36结合。对var基因序列的进一步对照分析确定了结构域（DCs），结构域包括多个属于上述同一亚类的恶性疟原虫基因组之间共享的两个或多个连续结构域。

尽管var基因序列有巨大的多样性，但PfEMP1分子在世界各地的疟原虫分离株之间是高度相似的。一些相同的PfEMP1形式被认为是IE的表面蛋白，导致妊娠疟疾（var2csa）或重症疟疾。用来自东非或西非的半免疫儿童的血清选择3D7疟原虫时，伴随着两个A组基因转录的上调，促使人们猜测相应的PfEMP1形式是保护性抗体的靶标。在慢性感染过程中，IEs可改变PfEMP1的表达，这可能反映了抗体在获得时对连续表达的变异表面蛋白的选择，就像在感染诺氏疟的恒河猴中观察到的那样，它表达了一个不同的变异型表面抗原家族——SICAvar。

表达特异性形式PfEMP1的恶性疟原虫具有更高的亲和力或更强的沉积作用，因此对这些PfEMP1变异体没有预先免疫的个体中，疟原虫可能具有较高的生长速度。在慢性感染过程中，在高亲和力PfEMP1抗体的选择下，可能会产生低亲和力PfEMP1蛋白，潜在的毒力较低。因此，当针对重症疟疾疟原虫表达的PfEMP1变体产生抗体，并抵消它们的选择性生长优势时，可能会发生向其他疟原虫和PfEMP1形式的转变。

一些研究试图将var基因组的转录与疾病联系起来。在巴西，重症疟疾病例的IE富集了属于 A 组和 B/A 组的 var 基因；在肯尼亚，重症疟疾儿童的部分疟原虫样本优先表达 A 组 var 基因；马里脑型疟疾儿童的 IE 优先表达 A 组和 B/A 组 var 基因；相反，巴布亚新几内亚轻型和重症疟疾儿童中 IE 多为 B 组 var 基因，但无症状儿童中 IE 多为 C 组 var 基因；在肯尼亚和巴布亚新几内亚，形成玫瑰花环的 IE（与未感染的红细胞结合）优先表达 A 组 var 基因转录。如上所述，来自半免疫儿童实验室的分离株可以诱导 A 组 var 基因的表达。

将离散的 var 基因与临床症状相关联的困难，类似于将 IE 黏附表型与疾病相关联的复杂性。重症疟疾包括许多不同的临床症状，每种症状都可能与 var 基因亚群的表达有关。例如，var 基因域 8 和 13（DC8、DC13）在与人脑微血管内皮细胞（HBMECs）结合的疟原虫中上调，而来自重症疟疾儿童的疟原虫优先表达 DC8 和 DC13。需要进一步的研究来确定 var 基因结构域是否与特定的综合征有关，例如脑型疟疾。

尽管 PfEMP1 蛋白表达谱已受到广泛关注，但其他表面抗原仍有可能与重症疟疾发病机制有关。属于基因家族 RIFIN、STEVOR 和 PfMC-2M（恶性疟原虫毛雷尔氏裂隙 2 跨膜）的其他变异抗原已有相关的报道。研究表明，这些基因家族表达的蛋白质位于红细胞胞浆内形成的毛雷氏裂隙，但只有少数研究表明 RIFIN 和 STEVOR 蛋白可能显示在 IE 外膜表面。到目前为止，还没有在 IE 表面检测到以单拷贝基因编码的相同抗原。

## 八、总结

临床疟疾儿童携带有 IE，且缺乏预先存在的抗体，这表明免疫是特异性的。对疟疾有抵抗力的儿童血清可用于在体外选择表达不同形式 PfEMP1 的疟原虫，PfEMP1 是 IE 表面的主要变异抗原。重症疟疾儿童携带普通血清普遍识别的 IEs，这表明这些 IEs 表达具有相同特征的表面蛋白，如果是这样的话，当儿童长大后对重症疟疾产生抵抗力时，引起重症疟疾的 IE 可能成为保护性抗体的目标。

重症疟疾可能与 IE 表面蛋白有关，其与疾病相关（例如脑型疟疾的大脑）的血管床上的特定受体具有最高的亲和力，故导致局部疟原虫负荷增加。与这些特定受体亲和力最高的 IE 表面蛋白在抗原变异程度上也可能受到功能限制，这解释了为什么儿童在获得保护性免疫之前平均可能只有一到两次重症疟疾发作。当宿主获得特异性抗体，阻断 IE 与受体的相互作用或促进表达表面蛋白的 IEs 吞噬作用时，表达表面蛋白的疟原虫的优势将会被减弱。然后，抗体选择可能有利于表达 PfEMP1 蛋白的疟原虫，这些疟原虫结合的亲和力较低，因此潜在的毒力较小。

尽管疟原虫负荷对重症疟疾的发展很重要，但个体往往拥有很高的疟原虫负荷，而不会出现危及生命的症状。疟原虫沉积的血管床部位可能在不同疟原虫感染间而不同，这在一定程度上解释了疟疾的不同表现。此外，虽然沉积的疟原虫负荷可能在重症疟疾的发病机制中发挥了重要作用，但免疫病理学也可能导致重症疟疾。疟原虫负荷的增加可能会增加特定的疟原虫与宿主相互作用的可能性，这些相互作用会催化炎症反应、内皮功能障碍，并最终导致重症疟疾。此外，宿主在免疫反应方面的固有差异，如子宫内暴露或基因多态性造成的差异，可能解释了为什么一些儿童天生对重症疟疾具有抵抗力。

由于特异性配体-受体相互作用的亲和力不同，在IE表面蛋白抗体的选择下，IE表面蛋白可能会随着时间而发生变化。重症疟疾随年龄的变化可以用疟原虫表面蛋白的多样性来解释，它们与不同血管床上的不同宿主的内皮受体相互作用，进而发生不同的宿主免疫反应。这一模型表明，疫苗可以加速获得对重症疟疾疟原虫表达的特定PfEMP1和其他表面蛋白的免疫力，从而保护儿童免受疟原虫感染。

一旦启动了导致重症疟疾的一连串事件，很多同时发生的病理生理过程可能会单独导致不良结果。炎症反应、血管闭塞、内皮功能障碍和渗漏、代谢性酸中毒可能分别或共同作用引起组织损伤和发病。虽然其中每一个都可能是导致疾病发展的重要因素，但一旦进展为重症疟疾，纠正这些病理生理过程、防止死亡则变得非常困难，这从针对重症疟疾的多数辅助治疗缺乏疗效中也可见一斑。值得注意的是，白蛋白输注或许可通过支持循环和/或逆转酸中毒，来降低重症疟疾的死亡率。

重症疟疾的最佳解决方案是预防疟疾感染或研发出根除疟疾的疫苗。在实现这些目标之前，疟疾流行地区的流行病学研究表明，在不减少感染的情况下预防重症疟疾的疫苗或许是可行的。在疟疾逐渐消灭的地区，疫苗变得更加重要，因为这些地区的人口正在逐渐失去免疫力，在各个年龄段感染重症疟疾的风险进而增加。关于更多的疟疾疫苗的内容见后面章节。

虽然疟疾是一种非常古老的疾病，但在疟疾流行的国家，疟疾仍然是儿童和成人患病和死亡的重要原因。我们有幸生活在疟疾已根除的非流行地区，有时会忘记疟疾曾经给人类造成的社会和经济代价。要知道，疟疾目前仍是世界上最具破坏性的疾病之一。疟疾仍在撒哈拉以南非洲、南亚和南美洲的部分地区流行，每年导致超过40万人死亡。在这些地区或国家，疟疾直接影响经济和社会发展。针对疟疾的研究，仍需要我们一代代人不懈的努力，与疟疾的斗争，也必将是一个长期的过程。

# 第四章 疟疾的临床表现

本章主要介绍疟疾的众多临床表现，主要包括典型临床表现、重症疟疾临床表现以及特殊临床表现。疟疾前驱症状是非特异性的，类似流感样综合征，主要表现为头痛、乏力、出汗、疲劳、腹部不适、肌肉和关节疼痛，通常伴有厌食、呕吐和恶心等不适，这是所有不同疟疾种类的共同症状。虽然寒战、周期性发热及大汗是疟疾的典型特征，但疟疾的临床表现极为多样，且严重程度不等，在疟疾中还可能出现特殊临床表现（如以恶心、呕吐和腹泻为主的胃肠道症状、以全身淡红色丘疹为主的荨麻疹样症状、以巩膜黄染和肝大等为主的急性肝炎样症状、以咳嗽和胸痛等为主的急性肺炎样表现），可能误导医生因不常见到此类疟疾而作出如流感（特别是季节性流感）、登革热、胃肠炎、伤寒、病毒性肝炎及脑炎等的错误诊断。

## 一、疟疾典型临床表现

疟疾是以周期性寒战、高热、大量出汗等症状和脾大、贫血等体征为特点的寄生虫病，由于感染疟原虫的种、属差异以及感染程度的高低、个体免疫状态的强弱等因素，可造成疟疾的临床表现轻重不一，从略感头痛不适至谵妄、昏迷，甚至死亡。疟疾的临床表现主要分为前驱期、潜伏期、发作期、间歇期、再燃和复发等阶段。下面分阶段介绍疟疾的不同临床表现。

### （一）前驱期

疟疾早期症状是非特异性的，类似于轻微的系统性病毒病。发作前数天可有轻度畏寒、低热、乏力、头痛及全身不适如关节肌肉痛等。

### （二）潜伏期

指从感染（按蚊接种孢子）到出现疟疾症状前的时间，潜伏期并无特殊临床表现。潜伏期长短不仅取决于疟原虫种、株的生物学特性，还与宿主及传染方式有关。间日疟和卵形疟的潜伏期为13～15d，三日疟为24～30d，恶性疟原虫是潜伏期最短的疟原虫，潜伏期为7～12d。其中婴幼儿等缺乏免疫力的群体，疟原虫繁殖迅速导致临床症状出现较早，病情亦较重。对于生活在疟疾高传播地区的人及出生以来反复感染疟疾的儿童（3岁左右）在感染疟原虫时可获得对疟疾的部分免疫力，这种自然获得性免疫随着年龄的增长得以延续，此时老年、儿童和成人疟疾感染者长期处于潜伏期，且无特殊临床表现，成为携带疟原虫者。经输血、血制品或受污染的手术器械等感染疟原虫者，由于进入人体的疟原虫无需经肝细胞期发育，因而发作时间比按蚊叮咬者更早。此外，预防性服药或混合感染等亦可影响潜伏期的长短。

### （三）发作期

典型的疟疾发作包括周期性的寒战、高热和出汗退热3个连续的阶段。

#### 1. 寒战

患者开始感四肢和背部发冷，继而周身寒战，寒战常持续10～30min，有时可达数小时。同时出现皮肤寒冷、干燥，面色苍白、口唇紫绀，剧烈头痛、肌肉和关节酸痛，还常伴恶心、呕吐等消化道症状。

#### 2. 高热

随后体温迅速上升，通常可高达40℃，患者呈急性面容，表现为面色潮红、周身燥热、全身酸痛、呼吸急促及结膜充血。呕吐在这个阶段很常见，有时还会出现腹泻、严重的眶后头痛、喉咙干涩、极度口渴和意识改变，幼儿还可能发生抽搐，此阶段可持续2～6h。发热起初通常不规则，随着寒战的发生发展而进行性升高，数天后高热倾向于周期性。对于间日疟原虫和卵形疟原虫感染患者，如果不进行治疗，5～7d后可出现周期性发热发作。

#### 3. 出汗

高热2～6h后，患者进入发作的第三阶段，一般持续2～4h。表现为突然大量出汗，首先出现于双侧耳颞部，进而逐渐出现面颊部和双手微汗，随后迅速扩展至全身，持续约30～60min后体温骤降，甚至有时可降至35℃，伴严重的乏力、口干等不适，头痛加剧。此期患者神志清楚，但是儿童中特别是5岁以下的患儿可能出现谵妄、惊厥等症，但总体来说患者较前明显好转。

上述症状发病机制主要与疟原虫密度（发热阈值）有关，当血液中疟原虫达到一定数量时，被疟原虫寄生的红细胞破裂释放出裂殖子及代谢产物形成的致热源刺激机体，产生保护性免疫反应。发热阈值因疟原虫种、属，患者的免疫力的差异而不同。一般而言，间日疟原虫为10～500个/μL，恶性疟原虫为500～1300个/μL。初发患者症状较轻，发作二三次后症状趋重，但在多次、反复发作后症状又渐次减轻，甚至仅出现周期性的寒战、低热伴头痛、四肢酸痛等症状。整个发作历时6～10h，且多见于午后和傍晚。

### （四）间歇期

前一次发作结束至后一次发作开始之间为间歇期，其间隔长短主要取决于所感染的疟原虫完成一次裂体增殖周期所需时间。不同类型疟疾早期间歇期不规则，但经数次发作后逐渐变得规则，周期性发热主要由于红细胞破裂导致裂殖子释放后部分被单核巨噬细胞系统所吞噬，部分则侵入新的红细胞并继续发育增殖，如此循环往复形成典型的临床症状。双重或多重感染、患者的免疫力等亦可影响间歇期的长短。间歇期患者自感良好，体温常在正常范围内，偶见低热者。研究表明恶性疟间歇期约为36～48h，间日疟和卵形疟约为48h，三日疟约为72h，诺氏疟原虫间歇期最短约为24h。

### （五）再燃

指患者经一定的治疗或在机体免疫力等因素作用下，消灭了大部分红细胞内的疟原虫，临床症状消失。少量尚存于红细胞内的疟原虫在条件适宜并无新感染时，再次大量增殖，当原虫数量超过发热阈值，又可出现疟疾发作，称为再燃。五种疟原虫都有再燃可能，多见于病愈1～4周内，可多次出现。

### （六）复发

指患者在适当治疗后疟疾停止发作，症状消失，外周血中已检测不出原虫，在无新感染的情况下，潜伏于肝细胞内的迟发性子孢子进行裂体增殖，数周或数月后侵入红细胞大量繁殖，使初发病的症状再度出现，多见于病愈后3～6月，通常见于间日疟和卵形疟。从临床上看，复发与首次发作症状相似，只是起病较突然，且通常比第一次发作的程度更严重、持续时间更短。诊断时需区别于再感染（前者检测基因型与原发病基因型相同）。输血后疟疾及母婴传播疟疾因无肝细胞内繁殖阶段，缺乏迟发性子孢子，故不会复发。

## 二、特殊临床表现

### （一）腹症样表现

除典型周期性发热外，少数患者还可出现以急腹症如腹痛、腹泻为首发表现。腹痛主见于左中上腹，性质为钝痛并间断刀割样疼痛，腹泻不规律、为黄色水样稀便，平均3～5次/d，伴恶心、呕吐、乏力及纳差等，部分患者还可出现血便、休克等重症疟疾表现。多见于恶性疟原虫及间日疟原虫。

### （二）荨麻疹样表现

除典型临床表现外，少数患者还可出现全身淡红色丘疹，瘙痒，丘疹随热退而消失，且抗疟治疗后无复发。荨麻疹样表现可见于间日疟原虫。

### （三）急性肝炎样表现

少数间日原虫感染患者可出现发热、右上腹痛、食欲减退、恶心、尿黄、巩膜黄染及肝大等急性肝炎样表现，以上症状可随治疗而消失。

### （四）急性肺炎样表现

少数间日疟原虫患者以突发畏寒、发热、咳嗽、胸痛为首发症状，X线片表现为肺门片状阴影，及时抗疟处理后上述症状消失。

## 三、重症疟疾

当出现除典型临床表现外的严重并发症并需住院治疗的疟疾被称为重症疟疾。重症疟疾通常表现为以下一种或多种情况：意识障碍（脑疟疾）、虚弱、代谢性酸中毒、严重贫血、低血糖、急性肾功能衰竭、急性肺水肿、黄疸、大量出血、失代偿性休克（成人收缩压<80mmHg，儿童收缩压<70mmHg）以及高寄生虫血症。临床上五种疟原虫均可引起严重的疟疾并发症，但以恶性疟原虫、间日疟和诺氏疟原虫多见。重症疟疾最常见于5岁以下的儿童，而较年长的儿童和成人由于获得部分免疫则较少见。

### （一）脑疟疾

指在没有其他明显原因导致意识改变的情况下，外周血携带有疟原虫的患者出现无法治愈的意识障碍。脑疟疾是疟疾常见的严重临床类型，常见于儿童特别是幼儿及无免疫力的患者，以恶性疟原虫感染多见，偶见于间日疟原虫。恶性疟原虫在红细胞内增殖，使受感染的红细胞体积增大形成球形并黏附成团附于微血管内皮细胞上，引起微血管局部管腔变窄或者堵塞，使颅内相应部位细胞发生缺血缺氧变性坏死，再由微血管损伤、水肿、血脑屏障破坏以及免疫细胞激活导致炎症和氧化应激综合作用的结果。

1.临床表现

（1）神经系统

脑型疟患者均出现神经系统的症状、体征。常见的有昏迷、惊厥、去皮层僵直等。①昏迷：是脑型疟最明确的症状，100%出现，患者始感剧烈头痛、呕吐，继而谵妄、昏迷；此外约有70%的昏迷患者始于癫痫样发作，典型症状为对称性脑损伤，但一过性（数分钟至数小时）偏瘫亦不少见；少部分儿童在昏迷过程中出现持续性偏瘫，可在数天内恢复，但亦可能造成较长时间的肢体功能障碍；还可出现角膜反射减弱或消失，其中瞳孔对光反射迟钝或一侧异常往往是预后欠佳的先兆。②惊厥：约有80%的患儿可出现惊厥，成人约为20%，多发性的或持续性的惊厥常是预后险恶的预兆。③姿势异常：包括去直立性僵硬（伸肌姿势，四肢伸展）、去皮层僵直（伸肌姿势，手臂弯曲，双下肢伸展）和后凸。部分患儿可出现去皮层或去脑僵直状态，尤其是持续存在时，往往为预后不良的指征。④癫痫：表现为全身性或局灶性癫痫，常见于儿童，此时表现为非特异性的脑电图异常。

（2）呼吸系统

约有40%的患儿可出现一种或数种呼吸异常：①呼吸加深多见，且往往是代谢性酸中毒的指征。②过度换气常见于僵直状态的患儿。③换气降低常伴有眼球震颤和流涎，是隐匿性脑病变的最常见体征。④间歇性呼吸常伴有瞳孔对光的反射减弱甚至消失，往往表现持续性心输出量的剧减，是呼吸停止的危险信号，可能与脑疝形成后压迫呼吸循环中枢有关。

（3）视网膜

以眼底镜观察的视网膜病变包括：①出血、水肿（中央小凹及外周），约有70%的患儿出现此体征；出血可能与贫血有关，而水肿则与高原虫血症或低血糖有关；成人患者如出现视网膜大面积突发性出血往往预示病情恶化甚至引起死亡；②动脉搏动、静脉扩张和外周血管萎陷；③乳头水肿较为少见，可能与颅内压升高有关，往往为预后欠佳的指征。通常认为，视网膜病变是由缺氧或代谢紊乱造成的细胞功能障碍而非血管的阻塞所致。

（4）发热

患者大部分体温达39℃~40℃。但亦有体温正常甚至偏低者，往往伴重度贫血和高原虫血症，病情重、死亡率亦高。

2.预后

脑型疟的病情复杂、危重，预后主要取决于病情的轻重以及是否进行了及时、有效的治疗，对于年龄小、昏迷程度深、治疗迟、并发症多的患者，病死率较高，尤其对于合并呼吸衰竭、急性肾功能衰竭和深度黄疸者，预后不良。据统计，脑疟疾患者即使积极治疗，在成人和儿童中的死亡率仍高（分别约为20%和15%）。脑疟疾患者积极治疗后恢复相对较快，不少患者在昏迷后24h内恢复神志，绝大部分可在48h内清醒，且神经症状和体征完全可逆；但当患者昏迷超过48h且意识恢复缓慢，则神经系统的损伤难以完全复原，可能遗留部分神经后遗症，主要表现为：偏瘫（42%），语言障碍（28%），行为失常（24%），癫痫（24%）；其余为失明（8%），一般性抽搐（6%），且恢复健康的疟疾患者残留的部分后遗症通常在4个月内恢复。据报道，在某些情况下，特别是在儿童中，严重疟疾康复后的儿童存在语言障碍、运动障碍、认知障碍和癫痫。

### （二）呼吸窘迫综合征和代谢性酸中毒

呼吸窘迫综合征是重症疟疾仅次于脑型疟的第二个重要指征，预后不良。呼吸急促、听诊散在的啰音和回旋音是最早的预警。在重症疟疾患者中，大量患者存在呼吸窘迫综合征，这往往反映了代谢性酸中毒的存在。呼吸窘迫综合征中突出的肋间肌收缩和呼吸加深是代谢性酸中毒敏感和特异的关键表征。绝大部分重症疟疾患者的呼吸窘迫综合征是由代谢性酸中毒所致，但亦不应忽视可能存在的其他原因。其中最重要的可能是由于长期严重贫血造成的充血性心力衰竭或缺铁造成的心肌病，此时如疟疾急性发作，则亦可能出现呼吸窘迫综合征。此外，在适当补液后，呼吸窘迫依然如故，则应考虑可能同时存在下呼吸道感染。

### （三）溶血性贫血

当机体由于反复发热以及疟原虫感染增殖可造成大量红细胞破坏，当大量红细胞短期被破坏后会出现疟疾相关性血管内溶血性贫血，表现为不同程度的腰痛、酱油色尿、黄疸、贫血和肝脾大等，甚至可能出现直立性低血压（收缩压90～100mmHg）。世卫组织将血红蛋白水平为5g/dL或红细胞比容为15%的情况下定义为严重的疟疾性贫血。黄疸多见于成年人。脾大常见于发作第二周后，也可能出现在急性发作期间，在疟疾高流行地区患者脾大可至脐或脐以下，伴腹胀、左腹痛，甚至脾周炎或脾梗死等相关临床表现，部分患者还伴有无压痛性肝肿大，临床又称为疟疾高反应脾肿大综合征（Hyper-Reactive Malaria Splenomegaly，HMS），在传播强烈的地区脾大患者约占50%～75%。HMS还可能与继发性脾功能亢进有关，表现为正细胞性贫血、网织红细胞增多、白细胞减少和血小板减少。若不及时治疗可致恶病质状态，增加细菌易感性导致混合性感染。

### （四）急性肾衰

急性肾功能衰竭是严重疟疾的诊断条件之一，也是恶性疟疾的另一个并发症，成人比儿童更常见。临床上将其定义为成人24h尿量<400ml，儿童24h尿量<12ml/kg，血清肌酐超过265μmol/（l>3.0mg/dL）。在多器官受累的情况下，受试者入院时可能出现急性肾功能衰竭，严重疟疾恢复阶段也可出现急性肾衰竭，但前者预后较差。少尿是急性肾功能衰竭的主要特征，但疟疾患者也可出现尿量正常或增加。对于少尿患者血尿素氮和血清肌酐水平升高，通常表现为高钾血症、高磷血症、低钙血症和代谢性酸中毒。

### （五）溶血性尿毒素综合征/黑尿热

当反复溶血性贫血引起大量血红蛋白尿导致急性肾小管坏死而发生急性肾功能衰竭，临床表现为红木色尿，称为溶血性尿毒素综合征，也称黑尿热。服用抗氧化药物或食物的G-6PD缺乏症患者、服用奎宁或青蒿素衍生物后患有急性疟疾的G-6PD缺乏症患者也可出现黑尿热，此类患者通常预后良好，无并发症。只有少数受试者可能因急性肾小管坏死而发生急性肾功能衰竭。当溶血性贫血未予以及时诊治或给药无效或药效不佳时，特别是对于恶性疟疾，寄生虫负担往往继续增加，可出现疾病发展形成潜在致命的严重疟疾，可能需要几天时间，也可能在几个小时内发生。

### （六）出血

疟疾患者还常见血小板减少，有时伴轻度白细胞减少。通过检查血片，可以观察到从早环到成熟裂殖体的所有无性寄生虫的发育形式，而配子体通常在大约一周后出现。

严重血小板减少可致鼻腔、牙龈或静脉穿刺部位的反复或长期出血，呕血或黑便。

### （七）混合感染

疟疾流行地区的居民经常同时接触几种病原体，可能出现疟原虫与细菌、病毒、其他寄生虫或其他疟疾物种共同感染，又称混合性感染。在非洲，常见的混合性感染细菌病原体是肠道沙门氏菌（34%的血清型伤寒和58%的非伤寒沙门氏菌）、肺炎链球菌、流感嗜血杆菌和大肠杆菌。与单一感染相比，同时发病可能产生更严重或更多的后遗症，也有出现一种感染可以预防另一种感染的可能，但这种混合疟疾物种相互作用的机制尚不清楚。临床表现为败血症、肺炎、脑膜炎及侵袭性细菌感染等。此外，重症疟疾还可出现低血糖、高原虫血症或循环衰竭等临床表现和并发症，须注意甄别和适当处理。当重症疟疾发生下列情况相关的感染：导管相关感染、长期昏迷、脑疟疾、吸入性肺炎或感染性褥疮，可能导致非伤寒沙门氏菌相关菌血症，致疾病进一步恶化。

## 四、不同疟原虫感染的临床表现

疟疾临床表现因不同疟原虫在不同的宿主不同的时期表现出异质性。恶性疟原虫可侵入所有年龄的红细胞，同时不表现出任何宿主细胞的限制，在红细胞内繁殖周期较短，血液中疟原虫密度很高，可使20%以上的外周血红细胞受感染，因此贫血和其他临床症状较另几种疟原虫重。诺氏疟原虫与恶性疟原虫相似，可侵袭不同发育阶段的红细胞，且红细胞增殖周期较其他人体疟原虫较短，但其临床表现相对较轻。研究表明间日疟和卵形疟主要侵犯网织红细胞，成熟红细胞受感染率较低，三日疟仅感染较衰老的红细胞，血液中疟原虫密度较低，故临床症状相较其他疾病轻。

### （一）恶性疟原虫

**1. 潜伏期**

7～12d，在感染大量恶性疟原虫子孢子时，潜伏期趋短。

**2. 发作与发作周期**

（1）发作

初期常见发冷，寒颤可不明显，且热型欠规则，发热数天后热型趋规律。发热时间较长，皮肤干燥、潮红，结膜充血，似重症流行性感冒，常伴不规则出汗。在发热不明显或低热时，出汗往往呈持续性；发热呈周期性时，出汗较多。时可见高热患者出汗反而不明显者。

（2）发作周期

一般为36～48h。由于恶性疟原虫红内期发育不同步，因而发作周期不似其他3种疟疾具有规律性，在间歇期，患者的体温可不恢复正常，呈稽留型或双峰型。

**3. 分型**

（1）脑型

多见于无免疫力而又未及时治疗者。临床上分为嗜睡、昏睡和昏迷3级。昏迷又有深、浅之分。此症变化快，或一开始即进入深度昏迷状态，或始终处于嗜睡状态而无昏迷直至死亡。病情一时缓解后可能再度昏迷甚至死亡。恢复健康后残留的一些后遗症通常在4个月内恢复。脑型疟抢救的成功率与严重程度有关，殊难比较。年龄越小，昏迷程度越深，治疗越迟，并发症也越多，病死率越高。凡合并呼吸衰竭、急性肾功能衰竭和深度黄疸者，预后不良。

（2）超高热型

以起病较急，体温迅速上升至41℃以上并持续不退为特征。病人皮肤绯红、干燥，呼吸迫促，烦躁不安、出现谵妄，并迅速转入深度昏迷。脑型疟亦可在病程中转为超高热型引发死亡。

（3）厥冷型

病人软弱无力，皮肤湿冷、苍白或轻度发绀，可有阵发性上腹剧痛，常伴有顽固性呕吐或水样便，很快虚脱直至昏迷，多因循环衰竭而死亡。发病原因与肾上腺机能障碍有关。

（4）胃肠型

有明显的腹痛、腹泻和里急后重感。初为水样便，后见血液、黏液、上皮细胞和坏死组织。伴弛张型高热，易误诊为急性痢疾、肠胃炎或阑尾炎。症状持续存在，可出现脉搏细速、血压下降，皮肤厥冷，有冷汗，很像厥冷型。该型患者往往出现少尿或无尿，终因尿毒症而死亡。本型是重症疟疾中预后较好、病死率较低的一型。

**4. 预后**

疟原虫感染红细胞可黏附于微血管内，使局部血流阻塞，造成多器官损害。对于婴幼儿或无免疫力人群，如未及时治疗或治疗不当易发展为重症疟疾，甚至脑型疟而死亡；但对于反复感染的流行区居民或经适当治疗的患者，预后一般均理想。

## （二）间日疟原虫

**1. 潜伏期**

根据所感染的间日疟原虫株的不同，潜伏期长短不一。目前认为，间日疟的潜伏期可分为3种类型：Ⅰ型，潜伏期短，为12~30d，以溪桑株为代表，在氯喹控制急性发作后，随之出现潜隐期甚短的频繁复发，近期或远期复发界限不清，主要分布于热带地区，如东南亚诸国；Ⅱ型，潜伏期短，为12~30d，以朝鲜株和伊丽莎白株为代表，在急性发作控制后无频繁复发，近期复发和远期复发界限清晰，初发后3个月内出现近期复发者约占8%，初发后8~10个月出现远期复发者约占90%；Ⅲ型，潜伏期长，为6~9个月，以北欧株为代表，在延迟出现的初发后，可出现短潜隐期的数次复发，在经过较长的潜隐期后可再次复发。有研究者认为中国3种类型间日疟均存在。

### 2.发作与发作周期

主要表现为隔日发作一次的寒战、高热、大汗继而退热，还可出现严重贫血、呼吸窘迫和包括急性肾损伤在内的多器官疾病，婴儿特别易受累。初次发作的患者仅感轻微发冷，发热亦不明显，但在其后的发作可出现寒战、高热等典型症状。发作多见于中午前后，少有夜间发作者。根据患者发作的体温曲线，间日疟的热型大抵可分为2种：间日热型和每日热型转为间日热型，且下次发作时间往往比前一次提前1~2h。

### 3.伴随症状

儿童严重间日疟的主要表现为严重贫血，成人间日疟严重贫血较少见，但严重贫血相比呼吸窘迫的发生与高病死率相关；部分间日疟患者可出现休克，这通常与多器官功能障碍或合并感染有关；间日疟患者还可出现荨麻疹样、急性肝炎、急性肺炎等特殊临床症状；间日疟患者神经系统表现不太常见。研究表明间日疟与G-6P-D缺乏症有着广泛的重叠，不幸的是，唯一被许可用于根治和预防复发间日疟的药物伯氨喹可引发G-6P-D缺乏症患者出现严重的溶血性贫血。因此间日疟的致命性和多药耐药性成为目前最为棘手的问题。大量研究表明，G-6P-D缺乏症、血红蛋白病如镰状细胞性贫血、地中海贫血及卵型红细胞增多症对恶性疟疾和间日疟疾有保护作用。

### 4.预后

经适当治疗后，预后颇佳。与恶性疟原虫相比间日疟不会引起严重疾病，因此间日疟原虫又被称为良性间日疟原虫，但严重时也可造成严重疟疾引发死亡，还可增加儿童贫血及血小板减少的风险，且高达80%感染间日疟原虫的儿童在治疗后6周内复发，但复发的病情一般较轻，发作持续的时间亦短。

## （三）三日疟原虫及卵形疟原虫

三日疟原虫和卵形疟原虫所致疟疾较不常见。在西非和中非的森林和潮湿的草原地区三日疟的发病率可达15%~40%，卵形疟原虫的发病率为4%~10%。三日疟原虫感染是起病最温和、病程最长的一种疟疾，发病隐匿，因在红细胞内裂体增殖需72h，发热（通常发生在傍晚）、寒战、乏力等表现每3d发作1次，故称三日疟。三日疟及卵形疟在10岁以下儿童中较为多见，因临床症状较轻，故易漏诊、误诊，病情迁延可导致蛋白尿、肾损伤及肾病综合征，表现为典型的水肿、腹水、大量蛋白尿、低蛋白血症和高脂血症，若不及时诊治3~5年内可出现病情进展性恶化和肾功能衰竭。三日疟原虫引起的慢性感染可以持续数年，且在初次接触疟原虫后的数十年内发生再燃。卵形疟原虫不仅可再燃还可复发。研究表明三日疟原虫和卵形疟原虫与其他疟原虫感染之间存在正相关作用，临床上与恶性疟原虫联合感染较常见，且其对恶性疟原虫和非恶性疟原虫疾病有缓解作用。

### （四）诺氏疟原虫

诺氏疟原虫是马来西亚和东南亚地区疟疾的一个新病因。研究表明诺氏疟原虫疟疾是马来西亚地区最常见的儿童疟疾，儿童诺氏疟原虫疟疾的常见症状是轻度到中度的贫血和血小板减少症，绝大多数诺氏疟原虫感染后不会出现严重并发症，极少数患者死于急性肺损伤导致缺氧血症引起的呼吸窘迫，尽管诺氏疟原虫可存在于大脑、心脏和肾脏，但其神经症状罕见，严重疟疾性贫血也较少见。有数据表明诺氏疟原虫感染后发展为重症疟疾的病例占10%，死亡病例占1%～2%。但当诺氏疟原虫长期增殖、播散所形成的高疟原虫血症可直接导致机体出现上述症状及休克、高胆红素血症等严重并发症。

## 五、特殊患者的疟疾表现

#### 1.先天性疟疾

正常胎盘屏障完整，母体血液中的疟原虫无法通过胎盘。因多种原因造成胎盘损伤或在胎儿通过产道时皮肤受损，母体血沾染胎儿伤口等可造成先天性感染。对于没有免疫力的母亲和出生在低传播地区的婴儿在出生后2～6周内更容易患上先天性疟疾，主要表现为热型欠规则的发热、嗜睡、厌食、呕吐、腹泻及吸吮反射明显减低，部分还可表现为肝脾肿大、易怒、黄疸、严重贫血、癫痫发作和呼吸窘迫，伴有低血糖、乳酸中毒及败血症等症状。

#### 2.产后疟疾

世卫组织将产后疟疾的流行病学定义为从出生到产后6周，有研究表明产后疟疾相关死亡可由脑疟疾、肾功能衰竭、肝功能损害、严重贫血、低血糖、产后出血失控或急性呼吸窘迫综合征所致。考虑到疟疾对母亲和胎儿的有害影响，使用有效的药物充分治疗疟疾感染，即使是暂时性和没有症状的疟疾，也是极其重要的。

#### 3.输血性疟疾和输血后疟疾

由输入疟疾患者或带虫者的全血或血制品造成受血者罹患疟疾者称为输血性疟疾。由于进入血液的疟原虫红内期直接进行裂体增殖至发热阈值，即疟疾发作，因而输血性疟疾并无传统意义上的潜伏期，需与输血后疟疾相鉴别，后者指接受输血后发生的疟疾，疟原虫可能是从蚊虫叮咬或输血中获得的。输血性疟疾以发热为主，兼有寒战和出汗，症状较为典型。自输血接种至疟疾初发，恶性疟为10.5±4.9d，间日疟为16.6±8.2d。而输血后疟疾的潜伏期为7～10d，中国主要为间日疟，临床表现与蚊传疟疾相同。

#### 4.妊娠期疟疾

由于妊娠过程中血内类固醇激素水平升高等因素，孕妇的免疫力下降，往往使孕妇从原来的带虫状态发展为疟疾发作，特别是青少年妊娠和有较少早孕史的妊娠期女性的（≤2次）疟疾易感性明显增加。与疟疾感染直接或间接有关的产妇死亡百分比大约在

1%~23%，成为疟疾流行地区主要公共卫生问题之一。妊娠期疟疾大多数是由间日疟原虫引起的，主要临床表现为症状严重的疟疾，伴严重贫血、低血糖、流产、早产及早产相关低体重儿等，且恶性疟原虫比间日疟原虫更易引起孕妇贫血症状；在疟疾传播率低、不稳定的地区，或在没有免疫力的妇女中，常见的症状为癫痫发作、昏迷和呼吸窘迫。妊娠期疟疾还可增加如侵袭性细菌感染如非伤寒沙门氏菌病、HIV、丝虫病、血吸虫病、肠道蛔虫等其他病原体的风险，此外妊娠期疟疾患者高血压或先兆子痫的风险更高。

**5.儿童期疟疾**

5岁以下婴幼儿，起病多呈渐进型，主要表现为行为迟钝，间或不宁、厌食、呕吐；绝大部分患儿出现发热，但热型欠规则；畏寒多于寒战，约有半数患儿高热后出汗；在疟疾儿童中，超过60%的患者可见癫痫发作、脑干症状（瞳孔改变、共轭凝视障碍、角膜和眼-脑反射缺失、呼吸紊乱、角弓反张、去皮层和去大脑僵直、音调及反射异常）。由于免疫系统的发育尚未健全，免疫力低，因而病程较长，恶性疟易于发展成重症疟疾甚至脑型疟，多见于撒哈拉以南非洲地区的儿童，研究表明感染疟疾的儿童患者可出现视网膜血管脱色、棉絮斑、视网膜出血和乳头水肿等视网膜病变及词汇识记、语言表达等认知缺陷的获得性语言障碍，部分重症疟疾患儿伴轻度肾功能异常如血浆尿素和肌酐浓度升高，但少尿性急性肾损伤罕见，且儿童延迟性肺水肿和呼吸衰竭较成人均少见。且严重疟疾儿童更易出现细菌如肺炎链球菌和流感嗜血杆菌感染，临床表现为疟疾合并败血症、肺炎、脑膜炎，和其他侵袭性细菌感染之间有相当多的重叠表现。

# 第五章　疟疾的诊断及鉴别诊断

在疟疾的控制策略中，早期诊断是降低发病率和死亡率的关键措施之一。世界卫生组织的疟疾诊断标准考虑了疾病病理的两个关键方面：发热和寄生虫血症。确实，及时准确地诊断对于预防由于疟原虫而引起的大规模发病和死亡，遏制滥用抗疟药，促进对非疟疾发热的适当管理及监测已实施的抗疟疾干预措施的影响至关重要。由于受到全球疟疾的影响，人们做出了巨大的努力来开发更好的疟疾诊断工具，用于控制疟疾的发展。

本章介绍了目前疟疾病例的诊断依据、原则、标准、不同检验方法及与其他疾病的鉴别诊断。疟疾的体征和症状是非特异性的，临床上诊断疟疾主要是基于发热史。没有任何迹象或症状的组合能可靠地区分疟疾与其他发热原因；仅基于临床特征的诊断具有非常低的特异性，因此可能导致过度治疗。必须始终仔细考虑其他可能的发热原因及是否需要替代或额外治疗。疟疾诊断的重点应该是确定真正患有疟疾的人，指导其合理使用抗疟药物。一直以来，疟疾的诊断方法包括基于临床和显微镜的方法及各种基于条带的免疫层析技术，但疟疾的诊断因为以下事实而变得很复杂：由于部分人群对疟疾的免疫能力会导致无症状感染，在有症状（发热）患者中，现有的疟疾诊断测试无法将疟疾与其他原因引起的发热区分开来。

临床诊断是根据患者的体征和症状，由训练有素的医护人员进行常规诊断疟疾的方式。但其具有局限性，主要因为临床表现多种多样，包括发热、头痛、寒战、厌食、身体瘙痒、腹痛、腹泻、恶心、呕吐、贫血、心律失常、全身乏力、抽搐和昏迷等。这些体征和症状与其他疾病，包括各种病毒和细菌感染有相当大的重叠性。因此，建议临床诊断只限于在资源有限的国家的高危传播地区，那里可能没有实验室诊断，为了提高诊断水平，特别是只经过最低限度培训的医护人员对重症疟疾的诊断水平，建立了临床诊断思路，目的是提高临床诊断方法的敏感性；然而，这种高度敏感往往是弱特异性的诊断，从而很可能导致过度诊断，过度使用抗疟药物，并可能导致出现耐药性，影响非疟疾发热患者的护理质量。临床诊断的另一个局限性是无法发现无症状的疟疾病例，这些病例往往不主动寻求医疗保健，从而成为疟疾的重要人类宿主，因此需要使用专门的诊断工具来确保发现疟疾。

## 一、诊断依据

### （一）病史与流行病学资料（参见流行病学）

在疟疾流行地区，任何发热或体温≥37.5℃且无其他明显原因的患者均应怀疑疟疾。在疟疾传播稳定的地区（或在季节性疟疾的高传播期），手掌苍白或血红蛋白浓度<8g/dL的儿童也应怀疑其患有疟疾。非流行地区的卫生工作者应接受培训，需询问发热病人发病期间是否到过疟疾流行区住宿、停留，是否有被蚊叮咬史，或近期是否有输血史。同时注意既往有过疟疾病史的患者当出现不明原因发热时，应考虑有再燃或者复发可能。

### （二）临床表现

（1）典型的临床表现呈周期性或间歇发作性寒战、高热、大量出汗，多次发作后可出现寄生和未寄生红细胞的清除致脾脏肿大，进而导致贫血及血管内溶血和促红细胞生成素异常，同时并发肝脏肿大。高热时常伴头痛、全身肌肉关节酸痛和明显的乏力，但无毒血症表现，恶心、呕吐较常见。

（2）具有上述症状，但热型和发作周期不规律。

（3）重症患者可出现昏迷、重度贫血、急性肾功能衰竭、肺水肿、急性呼吸窘迫综合征、低血糖症、循环衰竭或休克、代谢性酸中毒等。

### （三）试验性治疗

应用抗疟药物后，若3d内体温下降，症状得到控制可拟诊断为疟疾，但下结论时宜审慎，需要考虑到所使用药物耐药性的情况。

### （四）实验室检查

（1）显微镜下血涂片可查找到疟原虫。

（2）快速诊断检测（RDT）胶体金法提示疟原虫抗原阳性。

（3）特异性DNA的聚合酶链反应（PCR）检测疟原虫阳性。

## 二、诊断原则

根据流行病学史、临床表现以及实验室检查结果，予以诊断。在所有情况下，均应通过寄生虫学检查确认可疑疟疾。寄生虫学诊断的结果应在患者就诊的短时间内（<2h）内提供。在无法进行寄生虫学诊断的情况下，提供抗疟疾治疗的决定必须基于疾病是疟疾的可能性。

### 三、诊断标准

1. 无症状感染者

符合下列一项可诊断：

（1）无临床表现，同时符合实验室检查（1）；

（2）无临床表现，同时符合实验室检查（2）；

（3）无临床表现，同时符合实验室检查（3）。

2. 临床疑似病例

符合下列一项可诊断：

（1）有流行病学史，同时符合临床表现（1）；

（2）有流行病学史，同时符合临床表现（2）；

（3）有流行病学史，同时符合临床表现（3）。

3. 临床确诊病例

符合下列一项可诊断：

（1）临床诊断病例，同时符合实验室检查（1）；

（2）临床诊断病例，同时符合实验室检查（2）；

（3）临床诊断病例，同时符合实验室检查（3）。

4. 重症病例

临床确诊病例，符合下列一项可诊断：

意识障碍：成人的 Glasgow 昏迷评分<11 或儿童的 Blantyre 昏迷评分<3。

虚脱：全身无力，患者无法在没有帮助的情况下坐着、站立或行走。

多发性抽搐：24h 内发作 2 次以上。

酸中毒：血浆碳酸氢盐水平<15mmol/L 或静脉血浆乳酸水平≥5mmol/L。

低血糖：血糖或血浆葡萄糖<2.2mmol/L（<40mg/dL）。

严重疟疾贫血：<12 岁儿童，血红蛋白浓度≤5g/dL 或血细胞比容≤15%；成人，血红蛋白浓度≤7g/dL 或血细胞比容<20%，疟原虫计数>10 000/μL。

肾功能不全：血浆或血清肌酐>265μmol/L（3mg/dL）或尿素>20mmol/L。

黄疸：血浆或血清胆红素>50μmol/L（3mg/dL），疟原虫计数>100 000/μL。

肺水肿：经放射学证实或血氧饱和度<92%，呼吸频率>30 次/min，经常在听诊时闻及捻发音。

大量出血：鼻腔、牙龈或静脉穿刺部位的反复或长期出血，呕血或黑便。

休克：代偿性休克定义为毛细血管充盈≥3s 或腿部（中肢至近肢）温度梯度升高，但无低血压。失代偿性休克定义为儿童收缩压<70mmHg 或成人收缩压<80mmHg，并有灌注受损的表现（外周温度低或毛细血管充盈时间延长）。

高寄生虫血症：恶性疟原虫寄生虫血症>10%。

## 四、实验室检测

及时准确地诊断疟疾是有效管理疾病的一部分。所有疑似疟疾的患者均应在通过显微镜检查或血液样本的快速诊断检查（RDT）测试确认诊断的基础上接受治疗。对疟疾流行地区的正确诊断对于易感人群（例如年幼的儿童和非免疫人群）尤其重要，在这些人群中，恶性疟疾可能迅速致命。检测手段的高特异性将减少抗疟药的不必要治疗，并可鉴别所有环境中因其他原因导致的发热。目前，用于疟疾诊断的实验室检测包括一般性检查、病原学检查、免疫学检测和分子生物学检测等3类。根据不同的目的，选用合适的方法，以达到最佳的检测效果。所有疑似疟疾病例均应进行寄生虫检查以确认诊断。要求显微镜和RDT检查都应有质量保证计划的支持。

### （一）血常规

红细胞、血红蛋白及血小板在多次发作过程中可呈进行性降低，网织红细胞可增加。白细胞计数高低不一，在初次发作时白细胞和中性粒细胞偶可增高，但多次发作后可转至正常或者降低，单核细胞百分比可增高。部分病例的白细胞计数可增高。

### （二）肝功能

红细胞大量破坏时胆红素生成速度增加，远超过肝细胞摄入、结合、排泄，血清总胆红素增高，其中以非结合胆红素为主，占80%以上。此时血清结合胆红素也有可能增加，但其百分比与正常血清相似，一般在3~7d可恢复正常。部分病例的血转氨酶增高，在恢复期血清白蛋白可能降低而球蛋白可能增高，约半数以上病人γ-球蛋白可能增高。

### （三）肾功能

部分病例可有蛋白尿、红细胞和白细胞管型、尿胆红素阴性、尿胆原阳性，以上情况在恶性疟疾中出现机会较多，同时伴肾功能损害。

### （四）血涂片检查

检出疟疾的病原体——疟原虫，是明确诊断的最直接证据。目前两种类型的血液涂片常用于疟疾诊断：①厚血膜法，这是一种寄生虫浓缩方法，通常用于估计感染量，尤其是在低寄生虫密度（<16 000寄生虫/μl）的患者中；②薄血膜法，红细胞被固定以保持细胞形态，通常用于鉴定寄生虫种类并更准确地确定重度感染者的感染负荷（>16 000寄生虫/μl）。厚血膜涂片和薄血膜涂片之间的区别在于每个载玻片上斑点的血液量及涂片的制备过程，由于具有操作简便、敏感、价廉、能够鉴别虫种等优点，其广泛用于疟疾的病原学诊断已近一个世纪，且仍是目前最常用的方法之一。

1.血片制作

（1）载玻片

玻片使用前应清洗。新玻片应先浸入有液态洗涤剂的清水中10～20min，然后用干净棉巾逐个擦拭，再用清水冲洗干净，晾干，最后用干净、柔软的棉巾将玻片擦亮。已用过的玻片应先浸泡于洗涤剂溶液中1～2d，或浸泡于煮沸的5%肥皂水中1～2h，再移到新配置的洗涤剂溶液中1～2h，逐个擦去玻片上旧的血膜痕迹，用清水漂洗干净，再将玻片擦干擦亮。洗净的玻片每10～20张用白纸包好放入塑料袋内，保存于干燥环境中备用。

（2）采血针

使用一次性采血针。

（3）玻片盒

为防止污染和苍蝇吸食血膜，新制作的血膜应放在玻片盒中，厚血膜放置时要保持水平，直到充分干燥。

（4）75%乙醇棉球

用于采血前后的消毒。

（5）记号笔

用于玻片上书写号码。

（6）采血部位及取血方法

采血部位选择耳垂较为合适，也可在手指末端采血，婴儿可从拇趾或足跟取血。先用75%乙醇棉球消毒取血部位后，用一次性采血针迅速刺入取血部位1～2mm深，然后用左手大拇指、食指和右手中指协同挤出血滴。

（7）涂制血膜

取玻片2张，1张作载片，1张作推片（具有光滑边缘）。用右手拇指和食指夹持推片侧缘中部，用推片的左下角刮取血液4～5μL，再用该端中部刮取血液1.0～1.5μL。将左下角的血滴涂于载玻片的中央偏左，由里向外划圈涂成直径0.8～1cm的圆形厚血膜。厚血膜的厚度以一个油镜视野内可见到5～10个白细胞为宜。用干棉球抹净角上的血渍，然后将推片下缘平抵载玻片的中线，当血液在载玻片与推片之间向两侧扩展至约2cm宽时，使两张玻片保持250°～35°角，从右向左迅速向前推成舌状薄血膜，厚度应以红细胞之间互相接触而不相互重叠为佳。

（8）厚、薄血膜的位置

根据需要，每张载玻片上可做1个薄血膜、或1个厚血膜和1个薄血膜、或1个薄血膜和2个厚血膜、或2个薄血膜和2个厚血膜，或1张载片上制作多个厚血膜等。

（9）染色前血膜的保存

血膜制成后，立即将受检者号码写在玻片上，血膜朝下插入直竖的标本盒内，让血膜自然干燥1h后才能染色。血膜放置时间夏天不宜超过48h，冬天不宜超过72h，否则厚血膜会自然固定而不能溶血，影响镜检。不能及时染色的血膜，可先用甲醇固定薄血膜，将厚血膜溶血，晾干后包好，放入干燥器中，置于冰箱内保存。临用时，将干燥器放置于室温中1~2h后取出血片。

### 2.血膜的染色

目前常用的血膜染剂有吉氏和瑞氏两种。吉氏染剂不仅适用于厚血膜和批量血膜的染色，而且效果稳定，染色时间和染液浓度对染色结果影响较小，染色后的血膜保存时间较长，同时吉氏染剂能长期保存而不变质，染色技术也易掌握，被推荐使用。瑞氏染色法因操作简便，常用于个别血片染色。除瑞氏染色法外，薄血膜在染色前需通过浸入无水甲醇中固定几秒钟，然后风干以消除水伪影；而厚血膜在染色前必须溶血，但新制作的厚血膜也可直接染色。

在疟疾流行地区，无论是浓血还是薄血涂片显微镜检查，推荐的且使用最广泛的染色剂是吉姆萨染剂（Giemsa），它由亚甲基蓝和曙红组成。在pH7.2时，亚甲基蓝组将寄生虫的细胞质染成蓝色，而曙红组将核染成红色。Giemsa技术在疟疾诊断中的广泛应用可以归因于其简单性、低成本和在可变温度条件下的染料稳定性。

（1）吉氏染色法

成批染色时，将血膜朝一个方向插入染色缸中，或每对玻片血膜朝外，背靠背插入染色缸中，倒入新配的2%吉氏染液（2ml吉氏原液同98ml蒸馏水缓冲液混匀），浸没厚、薄血膜，染色30min后，向染色缸中注入缓冲液或自来水，直到溢出，清除染液表面上的浮渣，将染色缸中残余的染液倒出，加入新水，反复冲洗2~3次，取出玻片，将血膜朝下插在晾片板上干燥。

单张血膜染色可取蒸馏水或缓冲液1ml加入吉氏染液1滴，混合均匀后，滴在厚、薄血膜上，染色20~30min，然后水洗、晾干。

染薄血膜时，染液浓度可稍高，时间稍长一些；而染厚血膜时，则染液浓度可稍低，时间稍短一些。当同一张玻片上厚血膜与薄血膜同时染色时，应按照厚血膜的染色方法操作，以免厚血膜过染而镜检困难。

（2）瑞氏染色法

在薄血膜上滴加6~7滴瑞氏染液，轻轻摇动玻片，使染液在血膜上展开30s，加蒸馏水或缓冲液10~12滴，摇动玻片，使染液与水充分混合，并将染液引到厚血膜上，使厚薄血膜同时染色5min，然后用蒸馏水或缓冲液将血膜冲洗干净，晾干后检查。

（3）重新染色法

褪色或染色效果不佳时，可先用二甲苯反复洗去血膜上的油迹，再用75%酒精滴在厚、薄血膜上，用水反复冲洗数次，直至厚血膜不见蓝色为止。取1ml蒸馏水加入1滴吉氏染液，混匀后滴在厚、薄血膜上，染色1~4h（根据血片存放时间而定）。清水冲洗2~3min，加1~2滴75%酒精于血膜上，1~2s后用水冲洗，待干。

### 3. 影响血膜染色质量的因素

血片染色的好坏除与玻片的清洁程度、血膜制作的质量和染色技术等有关外，还与下列因素有关：

（1）染剂和溶剂的质量

染料、甲醇和甘油如不纯，则常使配成的染液偏酸或偏碱，影响染色效果。因此，必须用纯的甲醇和中性甘油，配制时所用器具必须干净无水。新配制的染液应先试染，以酸碱度最适宜的水稀释，观察染色是否理想，否则需重新制备染液。

（2）染液的新旧

新配制的染液，一般染色力较弱，且常呈碱性。染液放置时间稍长，染色力会逐渐增加，故应在染色前1～2周先将染液制备好。存放染液的瓶子应密封，以免影响染液质量。

（3）染液的稀释浓度

染液浓度高，着色快，各种细胞着色深，薛氏点、茂氏点等粗大显著；染液浓度低，着色慢，但各种细胞内部结构着色均匀、清晰，如环状体、子孢子及疟色素等颜色分明，但薛氏点、茂氏点不够清楚。染液稀释后，一般在30min内使用，时间太长也会影响染色效果。

（4）染色时间

染色时间长，染色效果好，反之则差。染色时间长短与温度有关，温度高着色快，故染色时间可适当缩短；温度低染色慢，则时间可适当延长。所以染色时间长短要随着染液的质量、新旧、浓度及温度而决定。

（5）稀释和冲洗用水

为使厚、薄血膜着色好，应使稀释的染液呈中性或稍偏碱性，故应用pH7.0～7.2的水稀释。当染色太蓝时，可用pH较低的缓冲液冲洗；如染色太红时，则用pH较高的缓冲液冲洗；如染色太深，可延长冲洗时间，予以校正。

（6）冲洗方法

染色后不要直接将染液倒掉，应将玻片连同染液一起放在水中漂洗，或沿玻片及染色缸边缘加水使染液表层溢出，并轻轻冲洗，以免染液色素颗粒污染血膜。

### 4. 疟原虫计数

（1）半定量计数

根据厚血膜每个视野中所观察到疟原虫的平均数可粗略地估计出疟原虫密度。这种方法简便，缺点是计数的疟原虫数受血膜厚度影响，在流行病学上不宜用作定量分析。

国内常用此方法将密度分为6级：全厚血膜查见疟原虫数在10个以内，记录实际数字；全厚血膜查见疟原虫数在10个以上，但平均每个视野不到1个，记录"少"；100个视野中查见的疟原虫数平均每个视野1～5个，记录"＋"；100个视野中查见的疟原虫数平均每个视野6～10个，记录"＋＋"；100个视野中查见的疟原虫数平均每个视野11~100个，记录"+++"；100个视野中查见的疟原虫数平均每个视野100个以上，记录"++++"。

（2）厚血膜的疟原虫计数

在制作厚血膜的同时，计数每微升血中白细胞数。然后镜检厚血膜，计数每个视野中的疟原虫数和白细胞数，疟原虫密度较高时，计数100~200个白细胞即可，密度很低时，计数1000个。用下式算出疟原虫密度：

疟原虫数÷白细胞数×每微升血中白细胞数=疟原虫数/μl血

如果无法进行白细胞计数，则以8000个白细胞/μl血计算。

（3）薄血膜的疟原虫计数

在涂制薄血膜的同时，计数每μl血液中的红细胞数，也可按男性$50×10^6$个/μl血、女性$45×10^6$个/μl血计算。薄血膜的疟原虫计数法适用于疟原虫密度很高时（每微升血中疟原虫数>16 000个）。镜检薄血膜，计算出红细胞的疟原虫感染率，然后按下式算出疟原虫密度：

红细胞疟原虫感染率×红细胞数/μl血 = 疟原虫数/μl血

如果疟原虫密度较高，检查1000个红细胞即可，但疟原虫密度低时，则应检查更多的红细胞。可按公式$N=45.5×（I-P）÷P$确定需检查的红细胞数。式中N为需要检查的红细胞数，P为10 000红细胞中的疟原虫数，I为血样单位（以10 000个红细胞计算），45.5为常数。此外，血膜不同区域视野中的红细胞疟原虫感染率有较大差别，通常血膜后端和边缘部的疟原虫密度常比前半部或中央部高，所以，镜检时不宜只检查一个角落，应顺玻片的横轴检查。镜检时，应当记录下所观察到的各种疟原虫，不要笼统地记作混合感染。

5.薄血膜中疟原虫形态

薄血膜涂制均匀时疟原虫着色良好，结构清晰，便于观察形态和鉴别虫种。薄血膜上各期的红内期疟原虫的形态见表5-1。

表5-1　薄血膜4种疟原虫形态（吉氏染剂染色）

| | | 间日疟原虫 | 恶性疟原虫 | 三日疟原虫 | 卵形疟原虫 |
|---|---|---|---|---|---|
| 被寄生红细胞 | 大小 | 胀大 | 正常 | 正常或缩小 | 正常或稍胀大卵圆形或边缘呈伞矢状 |
| | 形状 | 褪色 | 正常或稍紫 | 正常 | 褪色 |
| | 颜色 | 薛氏点,红色 | 茂氏点,红色 | 齐氏点淡红色 | 薛氏点 |
| | 斑点 | 细小数多 | 粗大数少 | 微细 | 粗大数多 |
| 早期滋养体（环状体） | 大小 | 较大，约占红细胞直径的1/3 | 较小，约占红细胞直径的1/6 | 中等 | 中等 |
| | 核 | 1个 | 1或2个 | 无 | 1个 |
| | 胞质 | 较薄 | 纤细 | 较粗厚 | 较粗厚 |
| | 色素 | 无 | 无 | 偶见细小褐色颗粒 | 无 |

续表

| | | 间日疟原虫 | 恶性疟原虫 | 三日疟原虫 | 卵形疟原虫 |
|---|---|---|---|---|---|
| 大滋养体 | 大小 | 较大 | 较小 | 较小 | 较小 |
| | 核 | 1个 | 1或2个 | 1个 | 1个 |
| | 胞质 | 阿米巴样,常含空泡 | 圆形,空泡不显著 | 带状,空泡不显著 | 圆形,空泡不显著 |
| | 色素 | 黄褐色,细小,杆状,散在分布 | 黄褐色,细小,结成团块后,呈黑褐色 | 深褐色,粗大,沿边缘分布 | 棕黄色,较粗大 |
| 未成熟裂殖体 | 大小 | 较大 | 较小 | 较小 | 较小 |
| | 核 | 2个以上 | 2个以上 | 2个以上 | 2个以上 |
| | 胞质 | 圆形或不规则,空泡消失 | 圆形,空泡消失 | 圆形,空泡消失 | 圆形或卵圆形,空泡消失 |
| | 色素 | 黄褐色,分布不匀 | 黑褐色团块状 | 深褐色,分布不匀 | 棕黄色,分布不匀 |
| 成熟裂殖体 | 大小 | 大于正常红细胞 | 小于正常红细胞 | 小于正常红细胞 | 小于正常红细胞 |
| | 裂殖子 | 12~24个,常为16~18个 | 8~32个,常为8~18个 | 6~12个,常为8个 | 6~12个,常为8个 |
| | 色素 | 排列不规则,较大黄褐色,常聚集一侧 | 排列不规则,较小黑褐色团块 | 排列如菊花状,较大深褐色,常聚集中央 | 排列不规则,较大棕黄色,聚集中央或一侧 |
| 雌配子体 | 大小 | 大于正常红细胞 | 较大 | 小于正常红细胞 | 小于正常红细胞 |
| | 形状 | 圆形 | 新月形,两端尖锐 | 圆形 | 圆形 |
| | 核 | 1个,较小,致密,深红色,位于一侧 | 1个,较小,深红色,位于中央 | 1个,较小,深红色,位于一侧 | 1个,较小,深红色,位于一侧 |
| | 胞质 | 深蓝色 | 深蓝色 | 深蓝色 | 深蓝色 |
| | 色素 | 黄褐色,均匀分布 | 黑褐色,紧密分布于核周围 | 深褐色,均匀分布 | 棕黄色,分布 |
| 雄配子体 | 大小 | 大于正常红细胞 | 较大 | 小于正常红细胞 | 小于正常红细胞 |
| | 形状 | 圆形 | 腊肠形,两端钝圆 | 圆形 | 圆形 |
| | 核 | 1个,较大,疏松,淡红色,位于中央浅 | 1个,较大,淡红色,位于中央 | 1个,较大,淡红色,位于中央 | 1个,较大,淡红色,位于中央 |
| | 胞质 | 蓝色 | 浅蓝色或淡红色 | 浅蓝色 | 浅蓝色 |
| | 色素 | 黄褐色,均匀分布 | 黑褐色,松散分布于核周围 | 深褐色,均匀分布 | 棕黄色,分布 |

有时大滋养体与即将要成熟的雌配子体形态相似,对两者的鉴别见表5-2。

表5-2 晚期大滋养体与即将成熟雌配子体形态鉴别

| | 雌配子体 | 大滋养体 |
|---|---|---|
| 大小 | 几乎充满被寄生的红细胞 | 不超过被寄生的红细胞的3/4 |
| 核 | 1个,较大且致密,周围有不染色带 | 1个,带状,周围无明显的不染色带 |
| 胞质 | 边缘清楚,不含空泡 | 边缘不整齐,多有空泡 |
| 疟色素 | 颗粒较多、较粗,均匀分布 | 颗粒较少、较细,分布不均匀 |

**6.厚血膜中疟原虫形态**

厚血膜由于用血量多,细胞重叠,干燥缓慢,以致虫体皱缩,空泡消失,胞质变形,加之红细胞被溶解,所以虫种和虫体的鉴别比薄血膜困难。

厚血膜中4种疟原虫形态鉴别要点见表5-3。

表5-3　厚血膜中4种疟原虫形态鉴别（吉氏染色）

| | 间日疟原虫 | 恶性疟原虫 | 三日疟原虫 | 卵形疟原虫 |
|---|---|---|---|---|
| 早期滋养体（环状体） | 较大。核1个，较大，胞浆较厚。常呈"！"或"，"形 | 较小。核1~2个，较小，胞浆纤细。常呈"！""飞鸟""V"和"断环"形 | 中等。核1个，较大，胞浆粗厚。常呈"环状"或"鸟眼"形 | 大小与间日疟原虫相似，胞质致密，核较大 |
| 大滋养体 | 较大。呈阿米巴样，形状不规则。核位于胞质中或外边，胞质常缩成圆形或断裂成数块。色素分布不匀 | 较小。常呈圆形，色素细小或结成1~2个团块 | 中等。常呈圆形，色素粗大 | 大小与间日疟原虫相似，胞质呈深蓝色，核较大 |
| 裂殖体 | 较大。裂殖子12~24个。裂殖子较大 | 较小。裂殖子8~26个。裂殖子较小 | 较小。6~12个。裂殖子大于间日疟原虫裂殖体 | 大小与间日疟原虫相似，裂殖子6~14个，核较大 |
| 配子体 | 较大。圆形，色素粗大。雌配子体较大，核小，胞质深蓝色，雄配子体较小，核大，胞浆浅蓝色 | 雌配子体新月形，雄配子体腊肠形 | 与间日疟原虫相似，但较小。色素较粗大 | 卵圆形，大小与间日疟原虫相似，雌配子体核致密，偏于一侧，雄配子体核疏松 |
| 色素 | 黄褐色，细小。杆状，或结成粗大颗粒。分布不匀 | 黄褐色，颗粒细小，结成团块后呈黑褐色。配子体色素粗大，分布于核周围 | 有时小滋养体可见色素。深褐色较粗大。沿边分布 | 色素颗粒较大，呈深棕色，分布弥散 |
| 被寄生红细胞 | 常见红细胞"影子"和薛氏点 | 可见红细胞"影子"和茂氏点 | 可见红细胞"影子" | 小滋养体时即可见薛氏点 |
| 其他 | 常可查到各阶段的疟原虫 | 仅见早期滋养体和/或配子体。一般不见大滋养体和裂殖体 | 常可查到各阶段疟原虫 | 常可查到各阶段疟原虫 |

**7.杂质与疟原虫的鉴别**

由于染液和玻片可能受到杂质及染液酸碱度的影响等，常易与疟原虫混淆，应注意鉴别。

（1）疑似疟色素血膜上的染料残渣及灰尘，有时误判断为疟色素，可依据其颗粒大小、色泽及分布范围加以区别。转动显微镜的微调时，可见它浮于红细胞之上，与原虫不在一个平面上。

（2）疑似疟原虫核细菌尤其是球菌或白细胞破裂后散出的颗粒，皆为红色小点，与疟原虫的核相似，最易混淆。但球菌形体较大，边缘光滑，常见多个聚集一处，分布较广。嗜中性和嗜酸性粒细胞的颗粒，着色较淡，边缘整齐，附近常有白细胞的碎屑。

（3）疑似疟原虫胞质网织红细胞残留物和白细胞残留物通常为蓝色，与疟原虫的胞质相似，如与某些红点巧合在一起，易误认为疟原虫。鉴别时如形同大滋养体，可依据疟色素的特点加以区别；如形状似小滋养体，可依据虫体大小、折光是否均匀以及核与胞质是否在一个平面上予以区别。

在几乎所有症状性疟疾病例中，由合格的显微镜专家检查厚、薄血膜都会发现疟原虫。

然而，显微镜诊断有若干缺点，包括以下情况：检测外周血膜中的寄生虫可能不是确定病因的确凿证据。此外，染色和载玻片的读取过程是劳动密集型的、费时的并且需要大量的专业知识。该方法的诊断效果与观察者有重大关系，在由非专业显微镜专家执行时可能缺乏灵敏度。对于疟疾流行地区，其估计的敏感度极限是专家级显微镜学家为 $5\sim10$ 个寄生虫$/\mu l$ 全血，普通显微镜学家为 $50\sim100$ 个寄生虫$/\mu l$ 全血，而大多数显微镜学家的敏感性下限较低。低寄生虫病（<200 个寄生虫$/\mu l$ 全血）的患者，显微镜诊断错误最常见，寄生虫密度>20 000 个寄生虫$/\mu l$ 错误也很常见。通常，对疟疾进行显微镜诊断需要对医学实验室技术人员进行持续培训，以最大程度地减少误诊并改善病例管理，尤其是对非疟疾发热病人。

其次，需要强调的是如果表现出与重症疟疾相适应的患者初始血膜检查阴性，则应每隔 $6\sim12h$ 检查一系列血膜，厚血膜片检验所得阳性率比薄血膜片高 $2\sim3$ 倍。或进行激发试验：皮下注射肾上腺素 0.5mg（成人），每隔 15min 做血膜片检验 1 次，共 $2\sim3$ 次，可提高疟原虫的检出率。如果没有质量保证的疟疾显微镜检查，应使用疟疾胶体金法快速诊断（RDT）检查（最好是检测 PfHRP2 的检查）。用于检测 PfHRP2 的 RDT 检查对于未完成抗疟疾治疗且血膜为阴性的患者可能有用。如果患者接受了最低剂量的青蒿素衍生物治疗，则有更大的可能。如果载玻片检查和 RDT 结果均为阴性，则疟疾极不可能，因此应寻找其他疾病原因。随着几种基于计算机的自动化技术的出现，预期将克服上述一些缺陷，以改善疟疾的诊断质量，特别是在资源有限的环境中。

### （五）免疫学检测（抗原抗体测定）

疟疾的免疫学检测包括检测抗体和检测抗原两种方法。前者主要对于疟疾回顾性诊断、献血员检查、流行病学调查、防治效果考核、追踪疟疾流行病学方面具有的潜在价值，但不适用于病例管理，因为在疟原虫廓清后的相当长时间内，抗疟原虫抗体在患者外周血中依然存在，因而不能单纯根据检出抗体而确诊为疟疾现症患者，它们不能可靠地区分过去和当前的感染，并且在最近发作的血液阶段感染中可能无法检测到抗体。后者检测患者血样或其他样品中的疟原虫抗原则有助于确诊疟疾。目前以酶联免疫吸附试验 ELISA 和 RDT 方法提供的抗体检测可以准确证明感染了疟疾。

基于检测体液中的疟原虫特异抗原或抗体的免疫学方法在疟疾诊断中的关键作用取决于测试形式，免疫学诊断分析可以提供感染者过去接触疟原虫的信息（抗体检测）或揭示正在进行的感染（抗体和抗原检测分析）。在已测试用于疟疾诊断的常规免疫学方法中，基于间接免疫荧光测定（IFA）和酶联免疫吸附测定（ELISA）的方法受到了最大的关注。对于基于 IFA 的方法，是将寄生的红细胞用作捕获抗原，从而可以通过流式细胞术或荧光显微镜技术检测特定的抗体抗原反应。鉴于对高级技术知识、劳动强度和运营成本的需求，此类技术的使用仅限于参考实验室设置。基于 ELISA 的方法则依赖于使用寄生虫提取物、异源表达的单个抗原或肽抗原来进行抗体检测，或使用靶标特异性抗体（单克隆或多克隆抗体）来检测患者血液中循环的寄生虫抗原。这种方法的主要局限性是劳动强度大、周转时间长和缺乏标准化试剂故此方法主要在专门的诊断实验室使用或用于研究目的。但是，鉴于ELISA方法具有中等通量的潜力，它在基于人群的研究中作为初步筛选测定非常有用，并且通常表现出很高的灵敏度，每1 000 000个红细胞能检测到1～10个寄生虫。

**1.疟原虫抗体的检测**

有不少免疫学方法可检出抗疟原虫抗体，目前用得较多的是间接免疫荧光测定IFA。

该法是将待检细胞首先用未标记的抗体处理，使之与特异的抗原形成复合物，然后再加入荧光标记的抗免疫球蛋白抗体进行检测，即可检测出特异抗体在细胞中的存在部位，具有荧光增强效应。由于体外培养恶性疟原虫获得成功，为IFA所用的抗原片提供了丰富的抗原来源。由于目前尚不能连续在体外培养间日疟原虫，因而在对间日疟患者进行IFA时，常用异种抗原替代间日疟原虫抗原以检测抗间日疟原虫抗体，最常用者为食蟹猴疟原虫抗原。抗原与待测血清结合后，具有较好的敏感性、特异性和重复性，但有一定主观性，标本无法保存，需荧光显微镜，且只有高滴度IFA才适用于无症状带虫者的确定和临床诊断。

疟疾患者在经适当治疗、外周血中原虫被廓清后，抗疟原虫抗体仍可在患者体内存留相当长时间。治愈后1个月，有95%的患者仍可检出抗体；即使在治愈后15个月，尚有约1/5的患者可检出抗体。

**2.疟原虫抗原的检测**

由于检测疟原虫抗体的方法不能确诊疟疾现症患者，多年来，不少学者致力于研究疟原虫抗原的免疫诊断技术。

**（1）ELISA双抗体夹心法**

为检测疟原虫抗原常用的方法。以单克隆抗体或多克隆抗体包被微量反应板，捕获待检样品中的相应抗原，继而用标记酶的单克隆抗体或多克隆抗体与结合于反应板抗体上的相应抗原再次结合，经显色后即可读取结果。20世纪80年代中期，在恶性疟患者的血清中发现了富组氨酸蛋白-Ⅱ（histidine-richprotein-Ⅱ，HRP-Ⅱ）并制备了相应的单克隆抗体。由于HRP-Ⅱ为分泌性抗原，可直接采用全血作为待测样品，省却了破碎红细胞等步骤，因而以检出HRP-Ⅱ进行恶性疟诊断的研究得以大大发展。

以IgM类抗HRP-Ⅱ单克隆抗体作为包被微量反应板的捕获抗体，用酶标记IgG类抗HRP-Ⅱ单克隆抗体加以对恶性疟患者的血样进行ELISA检测，灵敏度达0.000 2%疟原虫血症，接近镜检法的灵敏度；与其他疟原虫无交叉反应，且可同时进行数百份血样的批量检测。该方法敏感性好、特异性强、稳定性高，由其衍生出的斑点ELISA（Dot-ELISA）生物素-亲和素ELISA（ABC-ELISA）酶联金黄色葡萄球菌A蛋白ELISA等一系列方法也具有良好的应用前景。通过基因工程技术合成针对不同抗原的多个表位的融合抗体应用于ELISA后有望建立高特异性、高敏感性的新一代检测试剂盒。

（2）基于检测 HRP-Ⅱ 抗原的快速诊断方法（RDT）

现有的基于信息通信技术的疟疾诊断方法是以各种量测尺形式在色谱试纸条上使用可溶性和固定化抗体，检测感染全血中的寄生虫特异性蛋白，也称为快速诊断试验。该色谱试纸条可商购获得，可根据分析物的抗原表现出不同程度的灵敏度和特异性潜力。目前 RDT 靶向的疟疾抗原包括富含组氨酸的蛋白-Ⅱ（HRP-Ⅱ）、乳酸脱氢酶（LDH）和醛缩酶。HRP-Ⅱ 被证明是检测恶性疟原虫感染的一个高度敏感和特异性的标志物，由于恶性疟原虫在环状体形成的最初数小时内，即可同步化的在体外培养基上的清液中检出 HRP-Ⅱ。HRP-Ⅱ 为水溶性，存在于整个无性血液期，亦可在配子体形成早期出现，在恶性疟患者的血浆、尿液及感染红细胞中均可检出，因此是在当前最有针对性的恶性疟原虫抗原的 RDTs。

RDT 具有与光学显微镜检查相当的灵敏度，并具有不需要对使用者进行广泛培训的优点，这些测试在资源短缺的环境中可以提供快速诊断，因此可以大大改善疟疾控制。然而，HRP-Ⅱ 抗原具有较长的半衰期，并且在成功清除血液寄生虫后的几周内抗体在外周血液中持续存在。在中高危传播区域，尤其是假阳性测试可能经常导致医者向健康个体提供抗疟疾治疗，或者使人们错误地认为抗疟药物是无效的，这一点尤其令人关注。另一方面，LDH 寿命短，经常与 HRP-Ⅱ 并行测试以确认是否为主动感染，现有的基于 LDH 的 RDT 设计用于检测所有五种人类疟疾物种（全疟原虫）或特定物种（PfLDH 或 PvLDH）。由于 RDT 的快速性（<10min 的检测时间）以及在护理期可即时获得结果，因此，在没有可靠的显微镜检查条件下，世界卫生组织（WHO）积极推荐将 RDT 用于疟疾的临床诊断。

当前 RDTs 的主要局限性：①是缺乏灵敏度（检测限>100 个寄生虫/μl 全血），尤其是在低密度的寄生虫病患者中，因此需要使用更敏感的寄生虫学或分子方法；②大部分 MRDT 试剂盒主要针对恶性疟和间日疟的诊断，因此不能明确鉴别诊断三日疟、卵形疟及未知疟原虫；③一些恶性疟原虫的变异株，测试假阴性可能由于循环寄生虫菌株中靶蛋白序列的缺失或由于游离抗原使固定抗体位点饱和而引起的高抗原患者中所谓的"钩"或"前带"效应而发生，可防止所需抗原-金标记的抗体复合物在测试带上结合并浓缩；④Lee 等报道中提出主要是因为 HRP-Ⅱ 存在基因多态性，影响了 RDT 的检测结果；⑤当疟疾患者治愈后外周血中 PfHRP2 的持续存在，配子体期的疟原虫继续分泌 PLDH，或者抗体与非疟疾抗原的交叉反应性（包括与宿主类风湿因子的反应）可能导致 RDT 呈假阳性；⑥不能进行寄生虫定量检测。因而，必要时尚需进行厚血膜镜检以明确诊断。已报道通过 WHO-FIND 合作系统审查的假阳性和假阴性结果，已经出现了与 RDT 相关的更多并发症。然而，在大多数疟疾流行地区，检测 PfHRP2 的 RDT 对于常规临床病例管理都是有效的。但当 PfHRP2 缺失率大于 PfHRP2 区域中检测 RDT 使用率的 10% 时，不建议使用。

目前尚在用的有 ParaSightTM-F 诊断试剂盒。该试剂盒的基本原理类似 ELISA 双抗体夹心法。以鼠抗HRP-IIIgG1类单克隆抗体及对照HRP-II抗原以线状和虚线状包被于条形硝酸纤维素膜上，并以玻璃纤维与塑料制成夹板状薄形纸片dipstick，浸于已溶解的红细胞中，之后加入含有硫代罗丹明B标记的兔抗HRP-II多克隆抗体的类脂质指示剂显色。如为恶性疟患者血样，则在条形纸片上方出现粉红色线状条带，反之为阴性。如试剂质量无误，操作正确，则无论是阴性或是阳性反应，均应在此条带上部出现粉红色虚线状条带，为质控对照。dipstick法的操作颇为简单，检测单份血样仅需数分钟，非专业人员亦可在数小时内完成培训。整个试剂盒在常温下可保存约1年，并可保持活性不变。在原虫密度>60个原虫/μl血时，敏感性达96.5%~100%；11~60个原虫/μl血时，为70%~80%；≤10个原虫/μl血时，为11%~67%。

在进行dipstick法检测时，须注意到HRP-II在血样中存留的时间问题。这一问题在ELISA法检测HRP-II时已发现。在患者临床症状消失和外周血中原虫也已清除后的第19d仍可检出HRP-II。原因可能是抗疟药治疗不彻底、血液中仍残存疟原虫、或是抗原抗体复合物的存在。

此外，尚有免疫色谱试验（immunochromatographic test，ICT）及基于检测疟原虫乳酸脱氢酶（lactate dehydrogenase，LDH）的OptiMAL快速诊断方法等，可按相关说明书进行操作。在目前条件下，对于发现传染源、检出患者，由于镜检法的敏感性、特异性和灵敏度均高，因而尽管该法耗时费力，但在镜检员力量充沛的地区仍不可或缺。在经济条件许可的情况下亦可采用快速诊断方法，如ParaSightTM-F、ICT和OptiMAL等试剂盒。但由于前两种基于检出HPR-II的诊断方法即使是在患者外周血中原虫被清除后的约20d内尚可出现阳性结果，其间对于确诊现症病人或考核疗效可能引起困惑。而基于检测疟原虫LDH的OptiMAL诊断方法，由于LDH仅由活虫产生，因而在患者外周血原虫被清除后尚呈阳性反应的时间不超过10d，故基于检测HRP-II的方法更优。经WHO验证的RDT可以高特异性检测出50~1000个寄生虫μL，但许多缺乏敏感性，特别是与基于PCR的方法相比。检测低水平的寄生虫血症的能力对于预测临床复发非常重要，因为寄生虫血症在48h的周期内可以增加20倍。这些数据基于健康志愿者（对照人类感染模型）的测量，是在已知数量或寄生虫的确定时间点被感染，并且通过定量PCR监测无症状寄生虫繁殖直至个体接受救援治疗。

（六）PCR

核酸扩增技术是检测疟原虫最准确、最灵敏的方法。PCR是一种体外DNA扩增技术，在经典PCR方法的基础上现已有了较大的发展，按反应系统中引物的数量、功能、PCR产物的检测方法等大抵可分为套式（nested）PCR、复合（multiplex）PCR、半套式复合（seminested multiplex，SnM）PCR、PCR-ELISA等不同形式。PCR是基于DNA聚合酶及一对序列特异性引物从提取的寄生虫的DNA中扩增目标DNA序列，这种方法涉及到模板变性、底层退火和延伸3个步骤，与自然状态下细胞内DNA的复制、扩增过程十分相似。在理论上，只要在反应系统中存在一个分子的模板DNA，在数小时内通过数十次循环的连续反应即可使模板DNA得以成百万倍地扩增，从而使原本无法被检测的病原体DNA在反应完成后得以检出。从患者血样中抽提疟原虫DNA，加入适当引物等试剂，经PCR扩增后，进行溴化乙锭染色的琼脂糖凝胶电泳，在紫外光下观察结果，出现疟原虫DNA特异条带者为阳性。PCR检测特异性强，敏感性优于镜检，血液中的灵敏度达4.4个原虫/μl，但假阳性率一般约为2%。

在高危流行地区（全年传播疾病），通常儿童和成人是寄生虫的无症状携带人群。在这些个体中，免疫系统在"拉锯战"中将寄生虫维持在均衡水平。然而，无症状携带者的寄生虫血症可能非常高，据报道，无症状感染的孕妇每微升血液中的寄生虫含量高达50 000个（范围：80~55 400个/μl）。在临床研究上，可以使用基于PCR的方法监测无症状携带者的寄生虫血症，该方法可以检测每微升至少22个寄生虫。然而，在低资源环境中检测低水平寄生虫血症需要先进的技术，这种方法可以准确诊断疟疾。

等温核酸扩增技术，如NASBA和LAMP，是非常有前景的疟疾诊断方法，因为它们不需要昂贵的和功率密集型的热循环仪，而且速度快（NASBA约1h，LAMP约30min），能够检测到全血中至少1个寄生虫的感染。NASBA是一种核酸扩增方法，类似于用逆转录病毒复制的方式扩增RNA，使它能够在比传统PCR方法更短的时间内产生可检测的RNA产品数量。一般来说，NASBA是一种定量技术，可以在1h内产生结果，它是高度敏感和具体的。然而，费用十分昂贵的，且为劳动密集型，易受到频繁的实验室污染和假阳性扩增的影响，故在现有的疟疾诊断分子检测中，LAMP在现场适用性、成本效益、诊断性能和快速性方面最具吸引力。LAMP是基于DNA链置换聚合酶，即NotablyBst DNA聚合酶，在等温条件（65℃）下用高灵敏度和特异度扩增目标DNA。

目前，尽管与金标准——显微镜相比，PCR技术因其高度的敏感性、特异性及对虫种的鉴别力，正在逐渐取代镜检法成为疟疾诊断的金标准，但由于受到对电力和昂贵设备的绝对需求、劳动强度大、周转时间长（2~4h）及对常见实验室污染的敏感性等因素的限制。因此，基于PCR的技术的使用仅限于参考实验室设置及用于研究目的，在疟疾的临床诊断中未发挥太大作用。

## 五、鉴别诊断

约有1/3以上临床表现不甚典型的患者，需与以发热为主要症状的其他患者相鉴别，以免贻误治疗或忽视了可能与疟疾并存的其他疾病。

### （一）急性上呼吸道感染

由病毒引起的急性上呼吸道感染，包括感冒、咽炎等综合征。在疟疾流行区，门诊急性上呼吸道感染的患儿有可能被误诊为疟疾。鉴别要点：急性上呼吸道感染发病季节和明显的突发性和群体性；发热伴咳嗽、鼻塞和流涕等上呼吸道感染症状；多次血涂片镜检疟原虫阴性。

### （二）急性血吸虫病

本病可有间歇热或弛张热、肝脾肿大，在疟疾流行区易与疟疾混淆。但急性血吸虫病的病人在发病前有大面积疫水接触史，疫水接触部位常出现皮疹，血象中白细胞总数增加和嗜酸性粒细胞显著增多，大便孵化常为阳性，这些都有助于帮助鉴别。

### （三）伤寒、副伤寒

部分恶性疟疾病例容易误诊为伤寒。但根据伤寒的稽留热型、玫瑰糠疹、特殊中毒症状、血白细胞减少及肥达氏反应，在血、骨髓、尿、粪便培养便可鉴别。

附红细胞体简称附红体，寄生于人或动物红细胞表面、血浆及骨髓等处，以发热、贫血、黄疸等为主要临床表现。由于其症状与疟疾相似，且血检时附红体易与疟原虫混淆，应注意鉴别。

### （四）黑热病

由于被白蛉叮咬而感染杜氏利什曼原虫引起。常伴有长期不规则发热，热型也与疟疾相似，约有1/3~1/2的病例呈现双峰热、淋巴结肿大、肝脾肿大、贫血、皮肤色素沉着（故有黑热病之称）等。骨髓或者肿大淋巴结穿刺检查可见利杜体，皮肤型可于皮损处直接涂片活检，便可确诊。

### （五）登革热

起病急骤，临床表现复杂多样，有高热、头痛、眼球痛、肌肉与关节疼痛、淋巴结肿大、出疹等症状，一般在发热4~5d时出现斑疹，分布于躯干、面部和四肢，随体温下降皮疹消失。血液中特异性IgM抗体阳性。恢复期血液IgG抗体比急性期高4倍以上。疟原虫实验室检测阴性。

### （六）乙型脑炎、流行性脑脊髓膜炎

乙型脑炎、流行性脑脊髓膜炎均有中枢神经系统症状，与脑型疟疾症状和体征相似。乙型脑炎抗体（特异性IgM）检测阳性，疟原虫实验室检测阴性，脑脊髓膜炎脑的脊液检测有脑膜炎双球菌可以区别。

### （七）败血症

有寒战、高热、出汗等症状，热型多为弛张热，无周期性，白细胞总数升高伴中性粒细胞增多，血培养可见致病菌，有原发病灶和皮肤脓肿等症状。疟原虫实验室检测

阴性。

## （八）急腹症

在恶性疟患者或间日疟患者中，因腹腔神经丛受累所致腹痛并不少见。此类患者常以腹痛为主诉而就诊，易与阑尾炎、胆囊炎、胃穿孔等急腹症混淆。鉴别要点：疟疾血涂片镜检疟原虫阳性，白细胞正常或偏低；以抗疟药假定性治疗后腹痛消失。对于多次血检阴性或虽检出疟原虫但抗疟药治疗后腹痛仍不见减轻者，宜进一步进行外科学检查。

此外，尚需与急性粟粒性结核、回归热、艾滋病（AIDS）、钩端螺旋体病、阿米巴肝脓肿、病毒性肝炎、丝虫病等加以鉴别。

疟疾诊断包括两个层面的含义：一是对于个案，对于零星病人的诊断，目的是明确诊断、提供治疗；二是借以进行较大规模或大规模的疟疾流行病学调查，目的是发现传染源、了解某地疟疾的流行趋势，为制订防治策略提供必要的资料。

寄生虫学诊断的结果应在出现患者的短时间内（<2h）内提供。在无法进行寄生虫学诊断的环境中，提供抗疟疾治疗的决定必须基于疾病是疟疾的可能性。未来的诊断应该解决两个主要问题，首先，新的诊断测试在理想情况下是非侵入性的，不需要血液样本。已经试验了许多方法，包括唾液或尿液中的寄生虫抗原检测，检测呼吸中的特定挥发性化学物质，直接非侵入性测量皮肤血管中富含铁的血红蛋白。此外，在怀疑患有重症疟疾的人及其他高危人群中，例如HIV携带者/患者，寄生虫学诊断不应延迟并应立即开始抗疟疾治疗。

# 第六章　疟疾防治主要药物

## 一、引言

疟疾是由疟原虫引起的全球最为流行的虫媒传染病之一，可严重威胁患者的生命安全，阻碍社会经济发展，与艾滋病、结核病一起被世界卫生组织（WHO）列为严重危害人类健康和生命安全的三大全球性公共卫生问题。2017年全球共报告2.19亿疟疾病例，造成43.5万例死亡，其中大多数死亡病例发生在非洲5岁以下的儿童中。鉴于疟疾严重的破坏性和波及的广泛性，世界各国都对疟疾防治给予了极大的重视和支持。

中国自2010年起开始实施消除疟疾行动计划，目标为到2020年全国范围内消除疟疾，即至少连续3年无本地传播。为实现这一宏伟目标，中国疟疾专家团队在多年防控经验的基础上提出了"线索追踪，清点拔源"的消除疟疾总体策略及"1-3-7"传染源管理、监测与相应工作模式，其中及时规范治疗疟疾病人是传染源管理的关键环节。

在缺乏临床有效疫苗的情况下，疟疾的预防和治疗关键在于药物治疗。目前临床使用的抗疟疾药物主要包括喹啉类药物、叶酸拮抗剂、青蒿素类药物和抗微生物药物等4类。近50年来鲜有抗疟疾新药上市，加之部分国家和地区存在抗疟疾药物的不规范使用，使得疟原虫已对现有药物产生了严重的耐药性。因此，亟需开发具有全新作用机制、高效、耐受性良好和毒副作用小的抗疟疾新药。

## 二、主要抗疟疾药物

目前，绝大多数抗疟疾药物作用于引起临床病症的无性红细胞内期，而肝细胞内期由于病症尚未显现一般不作为抗疟药的作用阶段。目前，尚无药物对所有的疟原虫均有效，为了更高效地治疗疟疾，可采用联合疗法。抗疟疾药物的选择及给药剂量取决于感染部位、所感染的疟原虫类别和病症的严重程度。

### （一）喹啉类抗疟药

在喹啉类抗疟药中，4-氨基喹啉类抗疟药和8-氨基喹啉类抗疟药在治疗疟疾方面均显现出较好的效果。4-氨基喹啉类抗疟药对处于红细胞内期的疟原虫具有明显的杀灭作用，8-氨基喹啉类抗疟药用于治疗继发性红细胞外期的疟疾有显著的疗效。

1.奎宁

奎宁俗称金鸡纳霜，源于印第安人用来解热退烧的金鸡纳树皮。19世纪初期，法国药师首次从金鸡纳树皮中分离提取出具有抗疟活性的奎宁单体。在一些西方国家，奎宁曾是治疗疟疾唯一的有效药物，拯救了无数疟疾患者的生命。直至1911年，疟原虫对奎宁产生了耐药性，奎宁的药效大打折扣，失去了原有的治疗效果。且奎宁具有金鸡纳反应毒性，这种毒性主要表现为恶心、呕吐、听力和视力减弱等。

（1）治疗适应证

奎宁经胃肠外给药用于治疗重症疟疾。口服奎宁用于治疗无并发症的疟疾，尤其用于妊娠前3个月，或在无法迅速获得基于青蒿素的复方制剂（Artemisinin-based combination therapies，ACTs）时用作替代治疗。

（2）结构和作用机理

1854年，德国化学家斯特雷克推导出奎宁的分子式为$C_{20}H_{24}N_2O_2$；Rabe于1907年阐明了它的立体化学结构，如图6-1所示：奎宁分子中含有1个喹啉环，属于4-甲氧基喹啉类衍生物。它是4种抗疟金鸡纳生物碱之一，是奎尼丁的L-立体异构体。研究表明，奎宁主要作用于红细胞内期的疟原虫，能通过多种途径杀灭红内期各种疟原虫的裂殖体，有效控制症状。其作用机制是：药物通过积聚在疟原虫消化液泡中与血红素形成聚合物，从而抑制血红素聚合酶的活性，血红素无法从溶酶体转移到细胞质，致使有细胞毒性的血红素积聚在疟原虫体内，并攻击膜系统，导致疟原虫裂解死亡。

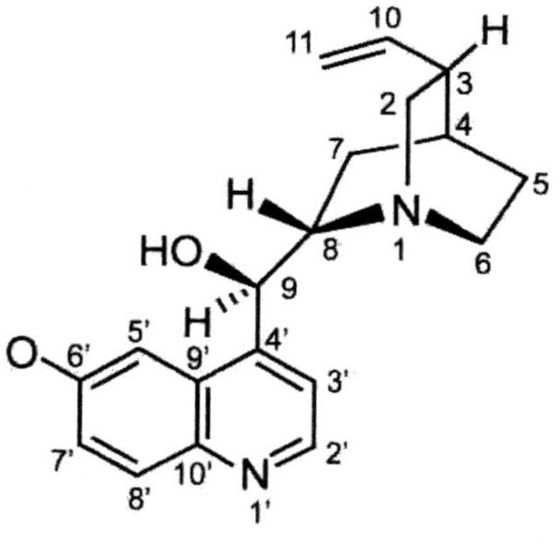

图6-1　奎宁的化学结构

（3）药代动力学

奎宁的药代动力学参数见表6-1。奎宁经口服和胃肠外给药后被迅速吸收。它广泛分布于全身，可在脑脊液、母乳和胎盘中检测到。奎宁主要通过CYP3A4、CYP2C9、CYP1A2和CYP2D6等酶进行广泛的生物转化，在肝内转化为多种代谢物。奎宁既是CYP2D6酶的底物又是其抑制剂。初始代谢物3-羟基奎宁约占母体化合物抗疟活性的10%。药物的20%是以原型由肾脏排泄，少量可出现在胆汁和唾液中。

表6-1　奎宁的药代动力学参数

| 参数 | 奎宁 |
| --- | --- |
| Cmax(μg/mL) | 5.27～17.9 |
| AUC(μg.h/mL) | 9.20～449 |
| Tmax(h) | 1.0～5.9 |
| Elimination T (h) | 3.21～26 |
| CL[mL/(min·kg)] | 0.22～4.99 |
| Vd(L/kg) | 0.45～4.24 |

　　疟疾感染会显著改变奎宁的药代动力学。随着疾病严重程度的增加，奎宁的全身清除率成比例降低，导致重症疟疾患者血浆的奎宁水平升高。因此，除非患者开始康复，否则奎宁会通过标准的维持剂量（每8h，10mg/kg体重）累计。在急性肾功能损伤的患者中，奎宁清除率是由疾病的严重程度和肝功能决定的。此外，奎宁主要是与血浆中的急性期蛋白α1-酸性糖蛋白结合，从健康人群中约80%增加到疟疾患者中约90%。

　　与未怀孕的患者相比，孕妇对奎宁的暴露量通常更低，清除速度更快。2岁以下的儿童中奎宁的浓度稍高。营养不良患儿中奎宁的清除率明显降低，半衰期明显延长，但最大浓度明显低于对照组。肥胖患者中奎宁的药代动力学（包括基于理想体重的总清除率）没有显著变化。因此，奎宁在这些患者中的维持剂量应基于理想体重而不是总体重。老年患者中奎宁的清除率显著降低，构成潜在的药物蓄积和毒性风险。

　　（4）不良反应

　　由于奎宁的治疗指数狭窄，因此经常会产生不良反应。给予治疗剂量后常见的副作用被称为"金鸡纳中毒"。轻度不良反应有耳鸣、轻微的听力障碍、头痛、恶心、头晕、烦躁不安和视力障碍。高音听力障碍通常是浓度依赖性和可逆的。较严重的反应包括眩晕、呕吐、腹痛、腹泻、明显的听觉丧失和视觉症状（包括视力丧失）。奎宁的一个重要副作用是高胰岛素血症性低血糖，这在幼儿、孕妇和老年患者中尤为常见。虽然心脏毒性作用比奎尼丁低得多，但奎宁仍可引起QTc间期延长（通常约10%）。如果给药过快（如静脉注射），可能会发生低血压和心脏骤停。因此，静脉给药的输注量不应超过每小时5mg/kg体重。静脉注射可能导致静脉血栓形成，而疼痛、坏死和脓肿的形成可能与肌肉注射有关。此外，有报告指出奎宁可引起过敏反应，包括荨麻疹、支气管痉挛、皮肤潮红、发热、抗体介导的血小板减少、溶血性贫血和溶血性尿毒症。但其引起肝脏损伤和精神病的发生率极低。

　　奎宁已被用作堕胎药，但没有证据表明它会导致流产、早产或胎儿畸形。因此，奎宁在怀孕的前三个月仍可使用。由于7d的治疗疗程和低耐受性会导致其依从性差，可能影响其疗效，并且高胰岛素血症性低血糖的发生率很高，但它仍可在孕中期和孕晚期安全使用。

　　过量使用奎宁可能引起眼毒性（包括直接视网膜毒性引起的失明）和心脏毒性，这可能是致命的。心脏毒性作用包括传导障碍、心绞痛和低血压，甚至导致心脏骤停。治疗上主要是支持性治疗，尤其要注意维持血压、血糖和肾功能，及任何类型心律失常的治疗。

（5）禁忌证

奎宁禁用于已知对奎宁或任何金鸡纳生物碱过敏的患者。

（6）注意事项

尽管很少有证据表明奎宁对疟疾患者具有心脏毒性，但对患有心律失常或心脏病的患者使用该药时仍应谨慎。奎宁代谢物可能导致葡萄糖-6-磷酸脱氢酶（glucose 6-phosphatedehydrogenase，G-6-PD）缺乏症患者发生氧化性溶血。在治疗患有肾脏或肝脏疾病的患者时也要注意，因为该药物可能会发生蓄积。

2.氯喹

在第一次世界大战中，珍珠港遭到袭击中断了奎宁的供应，这使得美国和同盟国面临的不仅仅是枪林弹雨，还要面临更大的威胁——无法治愈疟疾，由此引发了大规模的国家资助筛查项目以寻找奎宁的替代药物。1934年，德国安德撒博士通过对奎宁进行结构改造，合成了一个结构简化但药效依然显著的奎宁替代物——氯喹。氯喹是一种廉价、高效、作用持久的抗疟药，其治疗效果强于奎宁。20世纪40年代起逐渐成为奎宁的替代品，并受到广泛的应用，成为当时疟疾治疗中首选的抗疟药。但仅仅经过了十几年的时间，亚洲和南美洲均报道出现了恶性疟原虫对氯喹产生耐药性的现象。因此，氯喹不再用于治疗恶性疟疾。但在某些疟疾肆虐的地区，氯喹仍对间日疟有一定的治疗效果。

（1）治疗适应证

氯喹用于治疗由间日疟原虫、三日疟原虫、卵形疟原虫和诺氏疟原虫引起的无并发症的疟疾。氯喹不再被推荐用于预防恶性疟疾（中美洲部分地区除外），但可用于预防间日疟原虫的感染。

（2）结构和作用机理

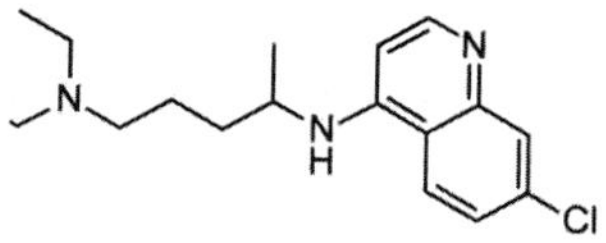

图6-2　氯喹的化学结构

氯喹是一种4-氨基喹啉类化合物，其化学结构如图6-2所示。氯喹同样作用于红细胞内期的疟原虫，其能有效地控制疟疾症状发作。作用机制是：疟原虫在红细胞内主要通过摄取宿主细胞内的血红蛋白（Hb）作为氨基酸等营养物质的主要来源，但Hb降解会产生有毒物质，即血红素的氧化产物——高铁原卟啉Ⅸ（FP），疟原虫可以通过过氧化或谷胱甘肽介导的途径将血红素转换成疟色素和亚铁血红素从而降解血红素，消除其毒性。氯喹可以抑制疟原虫的食物液泡中血红素的解毒过程，导致疟原虫体内聚集大量有毒的FP，破坏和溶解疟原虫的细胞膜，最终引起疟原虫裂解。

恶性疟原虫氯喹抗性转运蛋白（plasmodium falciparum chloroquine resistance transporter，pfcrt）的基因突变是氯喹产生耐药性的主要原因。有研究显示：pfcrt基因序列中第76位氨基酸的转变使得氯喹从虫体的食物液泡中的排出量增加，导致药物的浓度下降，低于恶性疟原虫的敏感度，从而阻止氯喹与血红素受体结合，由此产生耐药性。除了pfcrt突变外，恶性疟原虫多药耐药基因1（plasmodium falciparum multidrug resistance 1，pfmdr1）是疟原虫产生耐药性的另一个关键介质。它可以导致P-糖蛋白同系物的表达发生改变，与氯喹耐药性的出现有一定联系。

（3）药代动力学

氯喹的药代动力学参数见表6-2。口服氯喹后可迅速并几乎完全被胃肠道吸收。血浆蛋白结合率约为55%。氯喹广泛分布于人体组织和体液，包括胎盘和母乳。它在肝脏中被CYP2C8酶和CYP3A4酶所代谢，主要生成具有类似抗疟活性的一氯二甲基喹。氯喹从体内缓慢排出，其中约55%通过肾脏排出。

表6-2 氯喹和去乙基氯喹的药代动力学参数

| 参数 | 氯喹 | 去乙基氯喹 |
| --- | --- | --- |
| Cmax(ng/mL) | 283~1430 | 89~220 |
| Tmax(h) | 2.7~6.9 | - |
| AUC(μg.h/mL) | 8.2~140 | 23.1~64.3 |
| Elimination T1/2(h) | 108~291 | 175~290 |
| Cl/f[L/(h·kg)] | 0.23~0.80 | 0.1~0.16 |
| Vd/f(L/kg) | 31.8~262 | 12.6 |

（4）不良反应

氯喹在治疗剂量下通常耐受性良好。大剂量氯喹治疗类风湿性关节炎发生不良反应的概率高于低剂量氯喹。瘙痒是一种常见的副作用，在皮肤较黑的人中更为严重。其他不常见的副作用包括头痛、肝炎、肝酶升高、各种皮疹和肠胃不适，如恶心、呕吐和腹泻。进食时服用氯喹有助预防肠胃不适。氯喹可导致心电图QRS波群和QT间期轻微增宽，但在治疗剂量范围内其与传导障碍或心律失常并无相关性。更罕见的是中枢神经系统毒性，包括可能会发生的抽搐和精神变化。长期使用（连续5年作为预防用药）可能导致眼部疾病，包括角膜病变和视网膜病变。其他不常见的副作用包括肌病、听力减退、光敏感性和脱发。血液疾病，如再生障碍性贫血等，则是罕见的。

急性过量服用是非常危险的，患者可能在几个小时内死亡。病人可能会由头晕、昏昏欲睡、头痛及肠胃不适，发展为突发性视力丧失、抽搐、低钾血症、低血压及心律不齐。服药过量的病人需要重症监护。

孕妇使用氯喹治疗或预防间日疟、卵形疟、三日疟的所有剂量均是安全的。研究表明，怀孕期间氯喹的浓度较低，特别是在妊娠中后期，但仍应密切监测孕妇对治疗的反应。

（5）禁忌证

氯喹禁用于对氯喹或任何氨基喹啉类化合物过敏的患者。

（6）注意事项

谨慎用于银屑病、神经系统疾病（如癫痫）、视网膜或胃肠道疾病患者，因为氯喹可能会加重这些潜在疾病。对于视网膜、视力障碍或肝脏受损的患者，也应谨慎使用该药物。

### 3.伯氨喹

1950年，美国合成了以伯氨喹为代表的8-氨基喹啉类抗疟药，此类药物主要用于治疗继发性红细胞外期的疟疾症状、根治间日疟和控制疟疾传播，是当时唯一被批准用于预防复发、中断传播的有效药物。

（1）治疗适应证

伯氨喹可用于根治间日疟或卵形疟，并对广泛暴露于间日疟或卵形疟的人群进行预防性抗复发治疗（终末预防）。可减少恶性疟的传播，并消灭恶性疟原虫。在对青蒿素产生耐药性的疟疾流行区，伯氨喹可作为对所有类型疟疾进行初级预防的主要药物。

除进行初级预防外，伯氨喹可与有效的血中裂殖体杀灭剂ACTs或氯喹联合使用，用于间日疟或卵形疟的治疗。

（2）结构和作用机理

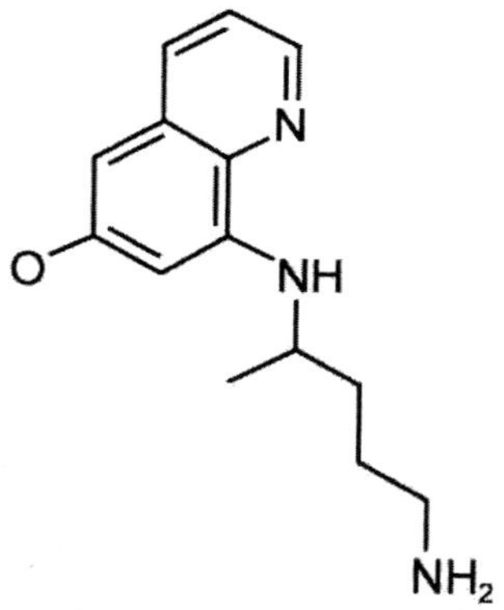

图6-3　伯氨喹的化学结构

伯氨喹是一种8-氨基喹啉类化合物，其化学结构如图6-3所示，对体外红细胞形式（次生子）和疟原虫有性阶段（配子细胞）具有高度活性。它对血液中的间日疟原虫无性生殖阶段的活性较弱，对静止期的恶性疟原虫几乎没有活性。尽管恶性疟原虫配子细胞的清除需要几天时间，但配子细胞却可在数小时内被杀灭。伯氨喹对卵囊和子孢子形成的影响（从而影响治疗后感染的继续传播）先于对配子细胞运输的影响。

伯氨喹的抗疟机制与其氧化产物有关，但其确切作用机制尚不完全清楚，目前认为其反应性的中间产物扰乱了疟原虫线粒体的代谢过程，并干扰了疟原虫体内的电子传递。伯氨喹在肝脏代谢中的代谢产物产生有毒的细胞内氧化物质，而母体化合物本身相对不活跃。疟原虫需要在肝脏中获取外源性嘌呤以合成嘧啶，也必须摄取充足的戊糖作为合成核酸的原料。伯氨喹在体内的代谢物喹啉醌衍生物（5，6-苯醌）是较强的氧化物。这些氧化产物可以抑制肝细胞内还原型辅酶Ⅱ（NADPH）的还原，阻碍磷酸戊糖途径，干扰肝的糖代谢。肝组织受到影响不能提供虫体所需的营养物质，从而影响疟原虫的生长和繁殖导致其死亡。伯氨喹还能将疟原虫红细胞内的还原型谷胱甘肽（GSH）转变为氧化型谷胱甘肽（GSSG），影响其蛋白质代谢。

（3）药代动力学

伯氨喹的药代动力学参数见表6-3。伯氨喹可被胃肠道迅速吸收，在1～4h达到峰值浓度，生物利用度约为96%。伯氨喹主要通过两种途径进行生物转化：一是通过单胺氧化酶转化为不活跃的主要代谢产物羧酸伯氨喹，而后相对缓慢地被清除；二是通过肝脏中的CYP2C19、CYP2D6和CYP3A4等酶产生具有抗疟效应和溶血毒性的活性中间体，降低肝内CYP2D6酶活性的遗传多态性会降低伯氨喹的生物活性，并可能导致治疗失败。伯氨喹在体内分布广泛，血浆中约75%的伯氨喹与蛋白质结合，并在红细胞中浓度增高。伯氨喹可以穿过胎盘，但尚不确定母乳中是否大量存在。

伯氨喹和羧酸伯氨喹主要通过胆道排泄，可在给药后24h内发现于粪便中。伯氨喹也可以药物原型从尿液中排出。关于性别对伯氨喹代谢的影响，研究显示了相互矛盾的结果。一些研究认为，增加伯氨喹的暴露量会对妇女产生更大的副作用；而另一些研究则认为没有性别方面的影响。鉴于这些研究中的样本量相对较少，应谨慎解释研究结果。对于肾功能严重受损和终末期肾功能不全的患者，单次15mg的口服剂量对药代动力学改变不显著。

表6-3 伯氨喹和羧酸伯氨喹的药代动力学参数

| 参数 | 伯氨喹 | 羧酸伯氨喹 |
| --- | --- | --- |
| Cmax(ng/mL) | 65～295 | 343～2409 |
| Tmax(h) | 1.8～4.0 | 4～8 |
| Elimination T(h) | 3.5～8.0 | 15.7～16.9 |
| AUC(ng.h/mL) | 443～1978 | 3831～47 085 |
| Cl/f[L/(h·kg)] | 0.31～1.19 | — |
| Vd/f(L/Kg) | 2.92～7.94 | — |

（4）不良反应

伯氨喹一般耐受性较好，但可能引发与剂量有关的肠胃不适，包括腹痛、恶心及呕吐，与食物一起服用可提高耐受性，高血压和心律不齐的报道则很少。重要的是，伯氨喹对G-6-PD活性较低的患者有溶血性贫血的风险，因此被称为"G-6-PD缺陷"。溶血程度与剂量、暴露时间和G-6-PD的缺乏程度成正比。白细胞减少症、正铁血红蛋白血症伴发紫绀和粒细胞减少症也可能发生。由于伯氨喹在体内代谢快，一旦停药溶血症状就可以停止。如果用药后出现红色、黑色的尿液或贫血症状，则应停用伯氨喹。

（5）禁忌证

伯氨喹禁用于已知对伯氨喹或相关化合物过敏的患者，及严重G-6-PD缺乏症或严重烟酰胺腺嘌呤二核苷酸（NADH）血红蛋白还原酶缺乏症的患者。伯氨喹可穿过胎盘，可能导致患G-6-PD缺乏症的胎儿溶血。因此，除非已知婴儿的G-6-PD状况，否则不建议在怀孕或哺乳期间使用。由于缺乏安全性数据，不建议6个月以下的婴儿使用伯氨喹。

（6）注意事项

G-6-PD缺乏症的不同变异与不同的溶血风险明显相关。非洲A型变异严重程度较轻，而地中海型变异（主要在南欧、中东和中亚地区）严重程度较为严峻。单剂量0.25mg/kg体重作为杀配子细胞剂，被认为不会给具有这些变异的人群带来明显的溶血风险。因此，在此单剂量给药之前无需检测G-6-PD状况。然而，根治所需的治疗方案可能会导致G-6-PD缺乏症患者出现严重的、偶发的、危及生命的溶血。因此，在根治治疗方案执行之前建议检测G-6-PD状况。然而，检测尚未被广泛采用，个人决定是否采用根治性方案取决于对溶血性毒性的潜在风险和预防复发的益处的评估。该项评估必须基于对患者种族群体中G-6-PD缺乏症的患病率和严重程度及该地区间日疟复发风险和影响的了解。此外，还建议谨慎治疗与粒细胞减少症风险增加有关的全身性疾病，如类风湿性关节炎和系统性红斑狼疮。

## （二）抗叶酸类抗疟药

疟原虫不能直接利用宿主环境中的叶酸和四氢叶酸，必须依靠蝶啶等小分子物质的从头合成过程。科学家们根据生化代谢的拮抗作用，利用二氢叶酸还原酶抑制剂来阻碍四氢叶酸的合成，从而达到抗疟的效果。

二氢叶酸还原酶抑制剂的代表药物为1952年合成的乙胺嘧啶，又称息疟定，该药可抑制疟原虫的生长繁殖，阻断其传播，是预防疟疾的理想药物。临床上常将乙胺嘧啶与磺胺多辛联合使用。

### 1.治疗适应证

磺胺多辛-乙胺嘧啶（SP）适用于对中度至高度疟疾传播地区、第一次和第二次妊娠孕妇及婴儿疟疾患者进行间歇预防性治疗。季节性疟疾高发地区，SP与阿莫地喹联合用于儿童季节性疟疾的化学预防。在SP治疗仍有效的少数地区，可与青蒿琥酯联合用于急性无并发症的疟疾的治疗。

2.结构和作用机理

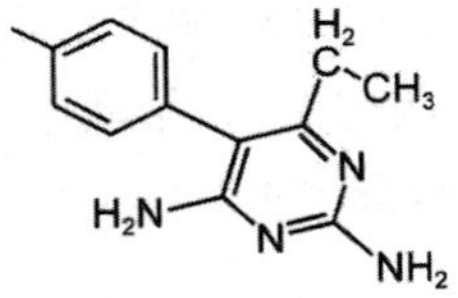

图6-4 乙胺嘧啶的化学结构

磺胺多辛是一种磺酰胺类抗菌剂，可抑制二氢蝶呤合成酶的活性，从而通过细菌和原生动物合成叶酸。磺胺多辛主要对无性寄生虫的后期发育有抑制作用。乙胺嘧啶的分子式为$C_{12}H_{13}ClN_4$，母体结构中存在一个嘧啶环，属于嘧啶类衍生物，其化学结构如图6-4所示。据测定，乙胺嘧啶与疟原虫体内的二氢叶酸还原酶的亲合力是宿主二氢叶酸还原酶亲和力的100～1000倍，从而可以选择性地抑制疟原虫体内的二氢叶酸还原酶，进而抑制四氢叶酸的合成。四氢叶酸是一种辅酶，在嘧啶合成过程中有着不可替代的作用。四氢叶酸的缺乏影响了"胸苷酸合成环路"的正常运行，导致脱氧胸苷酸水平下降和DNA合成减少，阻碍疟原虫增殖从而发挥抗疟作用。而人体含有叶酸还原酶，可以直接利用食物中的叶酸，将其转变成二氢叶酸参与叶酸代谢，因此不受该类药物影响。

3.药代动力学

磺胺多辛和乙胺嘧啶的药代动力学参数见表6-4。口服给药后，磺胺多辛和乙胺嘧啶很容易在胃肠道被吸收。两种药物的血浆蛋白结合率约为90%。磺胺多辛通常具有（但不总是）比乙胺嘧啶更长的清除半衰期。乙胺嘧啶的分布体积比磺胺多辛大，具体集中在肾脏、肺脏、肝脏和脾脏。与磺胺多辛类似，乙胺嘧啶可穿过胎盘屏障并进入母乳。磺胺多辛主要在肝脏代谢，要经过不同程度的乙酰化、羟化和葡萄糖醛酸化，乙胺嘧啶与磺胺多辛一样，也在肝脏中代谢，主要通过肾脏排泄。据报道，磺胺多辛的肾脏清除率随pH的变化而变化。尿液pH从7.5降低到5.5可使其肾脏清除率降低2倍。

表6-4 磺胺多辛和乙胺嘧啶的药代动力学参数

| 参数 | 磺胺多辛 | 乙胺嘧啶 |
|---|---|---|
| Cmax | 57.9～217.8μg/mL | 86～860ng/mL |
| Tmax(h) | 3.7～63 | 2.4～41.1 |
| Elimination T1/2 | 4.1～10.9days | 60～450h |
| AUC | 15.9～66.3μg.h/mL | 21 787～106 065ng.h/mL |
| Vd | 263～660mL/kg | 2.32～7.20L/kg |
| Cl/f | 13.9～71.1mL/(d·kg) | 335～1776mL/(h·kg) |
| Day-7concentration | 30.9～84.2μg/mL | 56.8～143.1ng/mL |

4.不良反应

在推荐剂量下SP通常耐受性良好。报告的不良反应主要是与磺胺类药物有关的副作用，包括胃肠道不适、头痛、头晕及皮肤反应，例如光敏性、皮疹、瘙痒、荨麻疹及轻度脱发。此外，亦可引起致死性的皮肤反应，例如多形性红斑、史蒂文斯-约翰逊综合征和中毒性表皮坏死松解症。也有白细胞减少症、血小板减少症、巨幼细胞性贫血、溶血性贫血（可能与G-6-PD缺乏症有关）、结晶尿、血尿、少尿和肝炎也有报道。曾有个案报道，涉及血清疾病、变异性心包炎和类似嗜酸性粒细胞性或变异性肺泡炎的肺浸润性疾病。

**5. 禁忌证**

SP单独或与阿莫地喹或青蒿琥酯联合使用时，禁用于：

①已知对乙胺嘧啶、磺胺类药物及有关化合物过敏的患者；

②叶酸缺乏症导致巨幼细胞性贫血的患者；

③出生后两个月内的婴儿或早产儿（由于其酶系统发育不成熟）；

④接受复方新诺明预防机会性感染的HIV感染者。

**6. 注意事项**

如果发生皮疹、血细胞减少、细菌或真菌严重感染，应停止使用SP。警惕对恶病质患者和肾功能、肝功能衰竭患者重复使用SP，因为这些患者体内存在药物蓄积。

## 三、青蒿素类抗疟药

氯喹曾是20世纪最具有发展前景的抗疟药，科学家曾认为氯喹可以彻底消灭疟疾，但其耐药性在广泛使用不到20年后就被发现且蔓延迅速。疟原虫的耐药性使得奎宁、氯喹等传统抗疟药的疗效显著下降，导致恶性疟原虫临床治疗的失败，成千上万的疟疾患者面临严重的生命威胁，给世界各国带来极大的恐慌。因此，科学家们急需寻找新型抗疟药。青蒿素系列抗疟药的出现，为这一世界难题带来了新的解决方案。

**1. 青蒿素**

20世纪60年代，美国为寻求与前苏联的均势介入越南战争。中国为支援越南，提供了大量物资上的支持，其中就包括了抗疟药物的开发。1967年，中国政府开展了规模庞大的以启动日期命名的"523任务"，目的是疟疾防治药物的研究，试图合成和筛选出新药，以用于治疗抗氯喹疟原虫株和恶性疟，从而拉开了中国研制抗疟新药的序幕。1969年，屠呦呦及其科研组在筛选了古文献中记录的5000多种传统抗疟药物后，发现青蒿可以抗疟这一重要信息，随后屠呦呦受医籍《肘后备急方》的启示，采用沸点较低的有机溶剂乙醚提取，终于在1972年从青蒿叶子中提取分离出具有抗疟活性的青蒿素，成为新中国成立后研制的第一个化学药品，被国际社会誉为抗疟药研究史上的"里程碑"。

通过化学和物理的分析结果表明，青蒿素是一种倍半萜内酯过氧化物，其分子式为$C_{15}H_{22}O_5$，分子结构中存在一个特殊的过氧桥基团，其化学结构如图6-5所示，后被证实该过氧桥基团是抗疟的活性中心。

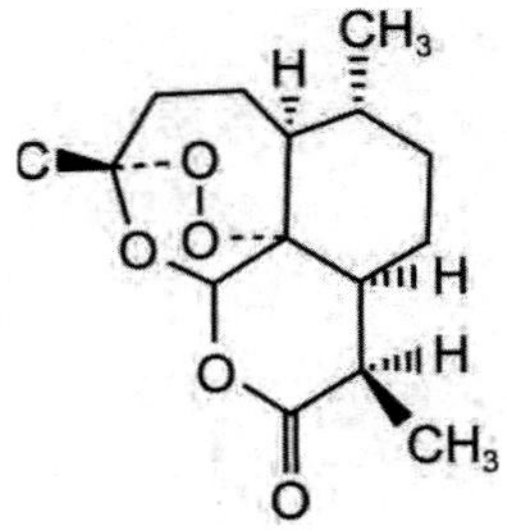

图6-5　青蒿素的化学结构

经研究发现青蒿素类化合物的抗疟作用属于氧化性机制：疟原虫体内的亚铁血红素或游离的二价铁原子激活青蒿素，在这种激活状态下，分子内的过氧桥断裂，生成相应的氧自由基，再经过1,5氢迁移或分子断裂重排转化为活性更强的碳自由基。碳自由基发挥活性中间体的作用，对细胞脂质体和液泡膜极具破坏性；也可以烷基化血红素，或者与疟原虫蛋白质作用，抑制疟原虫蛋白活性导致氧化应激和细胞损伤从而发挥抗疟作用。

青蒿素对疟原虫各个生命阶段都是致命的，且作用迅速、高效、安全低毒，是目前临床治疗疟疾中应用最为广泛的一种药物。但在2008年，有报告表明耐青蒿素的恶性疟原虫已经在柬埔寨出现；到了2014年，对青蒿素产生耐药性的恶性疟原虫已经在东南亚流行；2015年初，青蒿素耐药性已出现在中国南海。近年来，非洲地区也出现了当地特有的耐青蒿素疟原虫株，其耐药性可能与抗性基因的基因突变有关。种种迹象显示，疟原虫已经对青蒿素产生了耐药性。

### 2.双氢青蒿素

因为青蒿素的水溶性小，口服吸收差，利用度不高，因此需要对其进行结构修饰以提高药物活性。1978年，研究人员用催化加氢的方法，利用硼氢化钠将青蒿素还原成双氢青蒿素，其化学结构如图6-6所示，青蒿素分子中唯一的羰基被还原成羟基，但分子结构中过氧桥基团不发生变化，因此仍具有抗疟活性。这一发现给科学家们带来了灵感：将其他化学基团共价连接到羟基上形成不同的青蒿素衍生物，之后开发出的衍生物，如蒿甲醚、青蒿琥酯等青蒿素类药物均以双氢青蒿素为前体合成。

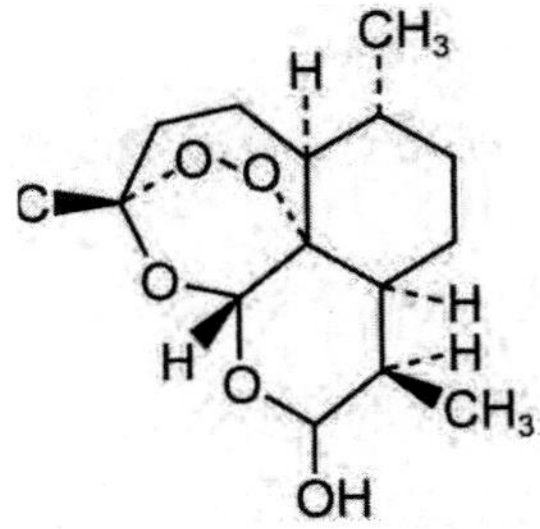

图6-6　双氢青蒿素的化学结构

双氢青蒿素主要干扰疟原虫的表膜-线粒体功能，对疟原虫红内期有强大且快速的杀灭作用。其可通过影响疟原虫红内期的超微结构，使其膜系结构发生变化，阻断疟原虫摄取营养，当疟原虫损失大量胞浆和营养物质而又得不到补充时即很快死亡，故能迅速控制临床发作及症状，对于抗氯喹和抗哌喹的恶性疟同样具有疗效。

### 3.蒿甲醚

蒿甲醚是双氢青蒿素的甲基醚衍生物，具有较好的脂溶性，故可将其溶于植物油中制成针剂。在抗疟实验中发现蒿甲醚具有很强的抗疟功效，抗疟效果是青蒿素的6倍之高；且脂溶性大，化学性质较为稳定，因此将其作为开发对象。

（1）治疗适应证

①肌肉注射蒿甲醚是在无法获得注射用青蒿琥酯的情况下治疗重症疟疾的一种替代方法。虽然蒿甲醚在治疗成人重症疟疾方面优于奎宁，但其吸收效果不可预测，这可能会影响病情较重的病人的治疗反应。

②成人或儿童中如果没有注射用青蒿琥酯或直肠用青蒿琥酯时，蒿甲醚是重症疟疾转诊前治疗的一种替代药物。

③蒿甲醚和苯芴醇一起口服，用于治疗由恶性疟原虫、间日疟原虫、卵形疟原虫、三日疟原虫或诺氏疟原虫引起的无并发症的疟疾。

### 2.结构和作用机理

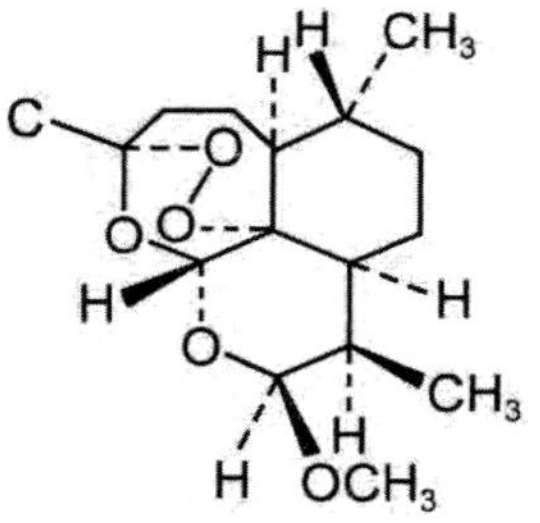

图6-7　蒿甲醚的化学结构

蒿甲醚是在双氢青蒿素的羟基上共价连接了一个甲基，其化学结构如图6-7所示。它的代谢产物活性比双氢青蒿素弱2~3倍，比青蒿琥酯的活性稍低。和其他青蒿素衍生物一样，蒿甲醚对于血中处于不同阶段的疟原虫均具有广泛的特异性，从环状体期到早期裂殖体。它还减少了配子细胞的携带，限制了疟疾的传播。但由于广泛的临床应用，疟原虫对蒿甲醚的敏感度正逐渐降低，复发率明显升高，给疟疾治疗带来了严峻的挑战。

（3）药代动力学

蒿甲醚肌肉注射用于治疗重症疟疾时的药代动力学参数见表6-5。蒿甲醚是一种不溶于水的脂溶性化合物，因此可以作为油基肌肉注射或口服给药。治疗重症疟疾经肌肉注射后，蒿甲醚被缓慢而不规律地吸收，约有95%与血浆蛋白结合。它主要通过CYP3A4，少部分通过CYP2B6、CYP2C9和CYP2C19等酶转变成双氢青蒿素。虽然在口服后双氢青蒿素起到了大部分抗疟作用，但治疗重症恶性疟疾时肌肉注射后蒿甲醚母体化合物的浓度占主导地位。蒿甲醚和双氢青蒿素均在给药后7h内被清除。

表6-5　蒿甲醚及其活性代谢产物双氢青蒿素的药代动力学参数

| 参数 | 蒿甲醚 | 双氢青蒿素 |
|---|---|---|
| Cmax（ng/mL） | 171～540 | 15～405 |
| Tmax（h） | 1.5～10.0 | 1.3～7.4 |
| Elimination T1/2（h） | 5.7～7.0 | 5.1 |
| AUC（μg.h/mL） | 0.81～5.8 | 0.19～5.04 |
| Vd（L/kg） | 3.5～8.6 | 2.05 |
| CL〔（L/（h·kg）〕 | 0.44～1.38 | 7.16～8.99 |
| Ka/h | 0.031～0.044 | — |

（4）不良反应

口服或肌肉注射蒿甲醚后的耐受性通常良好。它与其他青蒿素衍生物有类似的副作用，包括过敏反应（风险估计为1/3000）、轻度胃肠道紊乱、头晕、网织红细胞减少、中性粒细胞减少和肝酶活性升高。虽然在大多数研究中没有发现心电图异常，但是有报告显示心动过缓和QT间期轻度延长。虽然实验动物方面的研究显示了注射蒿甲醚后的神经毒性，但在人类的临床、神经生理学和病理学研究中并没有类似的发现。

（5）禁忌证

蒿甲醚禁用于已知对任何青蒿素衍生物过敏的患者。

（6）注意事项

研究人员发现，脑膜炎患者的脑脊液中蒿甲醚的浓度明显增加，因此建议在治疗有脑膜炎症状的患者时要谨慎。与没有肾损伤的患者相比，急性肾损伤患者体内蒿甲醚的最大浓度更高，暴露量更高，分布体积更低，清除半衰期更长。

**4. 青蒿琥酯**

青蒿琥酯是双氢青蒿素的酯类衍生物，分子结构中以一个琥珀酸分子的单酯形式连接在羟基上，其钠盐是一种水溶性药物，可将其制成粉针剂，也可以在使用前将其溶解在水中配制成水溶液以便使用于静脉注射，这两种方法都克服了青蒿素溶解性差的缺点。

（1）治疗适应证

①青蒿琥酯静脉注射或肌肉注射可用于重症疟疾的初期治疗。

②青蒿琥酯经直肠给药用于重症疟疾的转诊前治疗。

③青蒿琥酯-阿莫地喹、青蒿琥酯-甲氟喹或青蒿琥酯加磺胺多辛-乙胺嘧啶（SP）用于急性无并发症的恶性疟、间日疟、卵形疟、诺氏疟或三日疟的治疗。

（2）结构和作用机理

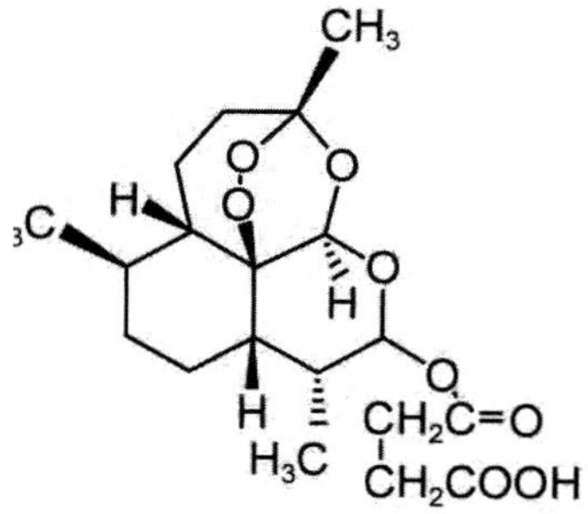

图6-8　青蒿琥酯的化学结构

　　青蒿琥酯是双氢青蒿素的半琥珀酸衍生物，通过还原倍半萜内酯环内过氧化物青蒿素而获得，其化学结构如图6-8所示。在体内，青蒿琥酯迅速转化为其活性代谢物双氢青蒿素。青蒿琥酯的作用机制尚不明确，但可能涉及阳离子介导的活性中间体的生成和过氧化物桥的还原。

　　尽管青蒿琥酯对成熟期V型配子细胞仅具有部分活性，但它同其他青蒿素衍生物一样可杀死所有红细胞阶段的疟原虫，包括环状体期和早期裂殖体及能引起持续传播的配子细胞，但其对红细胞外型、子孢子、肝裂殖体和裂殖子无活性。青蒿琥酯比其他青蒿素衍生物具有更强的水溶性，因此可以静脉注射，也可以口服、肌肉注射或经直肠给药。

（3）药代动力学

　　静脉注射、肌肉注射、直肠给药和口服青蒿琥酯的药代动力学参数见表6-6。青蒿琥酯被血浆酯酶（可能是CYP2A6酶的作用）迅速吸收，并被生物转化为其活性代谢物双氢青蒿素。口服青蒿琥酯其所有抗疟活性几乎都来自双氢青蒿素，静脉注射青蒿琥酯的抗疟作用更为显著。青蒿琥酯的峰值浓度在静脉注射或肌肉注射后几分钟内即可达到，此后迅速消失。双氢青蒿素的血浆蛋白结合率约为93%。双氢青蒿素通过葡萄糖醛酸化在肠道和肝脏中代谢，然后通过尿液排出。

表6-6　青蒿琥酯及其活性代谢产物双氢青蒿素（DHA）的药代动力学参数

| 参数 | 静脉注射 | | 肌肉注射 | | 直肠给药 | | 口服 | |
|---|---|---|---|---|---|---|---|---|
| | 青蒿琥酯 | DHA | 青蒿琥酯 | DHA | 青蒿琥酯 | DHA | 青蒿琥酯 | DHA |
| Cmax (ng/mL) | 1140~29 644 | 340~3007 | 660~2192 | 62.5~1584 | 90~894 | 180~1279 | 34~451 | 900~2043 |
| Tmax (min) | 2 | 9~17.4 | 8 | 1.4~40.5 | 42~54 | 12~138 | 30~84 | 54~120 |
| AUC (μg·h/mL) | 505~2051 | 1107~2559 | 855 | 1496 | 692 | 2402~2786 | 0.113~0.419 | 1.217~3.745 |
| Elimination T1/2(min) | 9~25.2 | 20.7~95.4 | 11.5~48.2 | 32~52.7 | 51 | 18-81 | 54 | 48~150 |

续表

| 参数 | 静脉注射 | | 肌肉注射 | | 直肠给药 | | 口服 | |
|------|---------|-----|---------|-----|---------|-----|------|-----|
| | 青蒿琥酯 | DHA | 青蒿琥酯 | DHA | 青蒿琥酯 | DHA | 青蒿琥酯 | DHA |
| Cl/f (L/kg) | 1.27～3.12 | 0.73～2.16 | 2.7～4.26 | 1.08～1.21 | 5.9 | 1.5～2.64 | 0.61～15.4 | 0.63～1.66 |
| Vd/f (L/kg) | 0.08～0.24 | 0.75～2.22 | 0.44～2.16 | 0.77～1.79 | 2.06 | 0.6～2.8 | 0.63～3.35 | 1.45～3.00 |

（4）不良反应

青蒿琥酯通常耐受性良好，在重症疟疾治疗中的安全性高于奎宁。它与其他青蒿素衍生物有类似的副作用，包括过敏反应（风险估计为1/3000）、胃肠道功能紊乱、咳嗽、皮疹、关节痛、头晕和迟发性溶血。临床上最严重的不良反应之一是溶血，已有治疗后数周发生溶血的报道。在柬埔寨，研究人员发现呈剂量依赖性的中性粒细胞减少：口服6mg/kg体重的青蒿琥酯7d后，中性粒细胞计数明显低于服用2mg/kg体重或4mg/kg体重的患者。尚未在治疗剂量的临床研究中观察到动物模型中的其他不良反应，如肝毒性和神经毒性。虽然使用高剂量青蒿素衍生物时，理论上有值得注意的心动过缓和QTc间期延长，但青蒿琥酯并未见此类报道。

没有证据表明青蒿素衍生物对人类有致畸作用，虽然可能存在的致畸风险限制了青蒿素衍生物在早期妊娠患者中用于治疗无并发症的疟疾，但仍建议使用青蒿琥酯治疗患有重症疟疾的孕妇，因为其可能挽救孕妇的生命。目前青蒿琥酯已成功、安全地用于中晚期妊娠患者的治疗。

（5）禁忌证

青蒿琥酯禁用于已知对青蒿琥酯或青蒿素衍生物过敏的患者。

（6）注意事项

由于青蒿琥酯和双氢青蒿素在儿童重症疟疾中的血浆浓度较低，故密切监测其治疗反应是非常重要的。虽然未广泛研究青蒿琥酯在肾损害或肝损害患者中的应用尚，但现有的药代动力学参数并未表明青蒿琥酯对肝损害患者或肾损害患者有毒性。尽管如此，治疗这些病人时仍然需要谨慎。

对于无并发症的疟疾，青蒿琥酯的目标剂量为每日4mg/kg体重，每日剂量范围为2～10mg/kg体重。静脉注射或肌肉注射相同剂量青蒿琥酯（2.4mg/kg体重）后，体重<25kg的重症疟疾患儿的青蒿琥酯及其活性代谢物双氢青蒿素浓度要低于大龄儿童和成年人，这是由于低龄儿童的药物清除率要高于大龄儿童，这可能会增加治疗失败的风险，在重症疟疾中可能是致命的。多个研究模型证实，5岁以下幼童（<25kg）的剂量应稍高于3mg/kg，这仍在药品生产商给予的治疗范围内，并不会引起安全问题。

**5.青蒿素类药物耐药性可能机制**

青蒿素类药物是目前临床用于治疗疟疾最有效的药物之一，因此被大量、广泛的应用，致使恶性疟原虫对此类药物的敏感度逐渐下降，耐药性日益增强。

恶性疟原虫耐药性与乙胺嘧啶、氯喹与特定的pfdhfr和pfcrt基因突变相关，因此可以假设疟原虫对青蒿素类药物产生耐药性也是在一定药物压力下相对应的基因表达发生转变，从而致使药物作用靶标蛋白表达量变化。2012年，通过比较非洲耐青蒿素疟原虫株和柬埔寨的临床疟原虫株的全基因组序列，结合耐药和敏感的寄生虫的候选基因研究，发现PF3D7-1343700 kelch 螺旋体基因（K13）的突变在青蒿素耐药性方面起到决定性作用。随后的临床研究表明，疟原虫清除率的降低与K13螺旋体区域的单点突变之间有很强的关联性。

### 6.青蒿素的合成方法

目前，药用青蒿素主要来源于天然黄花蒿中有效活性成分的提取，但其有提取量少、耗时较长等缺点。同时，大量采集自然资源必定会对生态环境造成一定破坏。因此，利用化学方法合成青蒿素可以有效解决青蒿素供应不足的问题。

迄今为止，青蒿素的合成方法包括全合成和半合成两类。全合成路线的起始物主要有薄荷酮、香茅醛、柠檬烯等物质，而半合成主要是以黄花蒿中成分含量较高的青蒿酸为原料进行。1982年，Schmil和Hofheinz以异胡薄荷醇为原料首次实现了青蒿素的全合成。1986年，周维善以香茅醛为原料，完成了青蒿素的全合成。这是最早报道的两个全合成路线，虽然目标产物的收率较低，但这些合成工作为之后青蒿素及其衍生物的合成奠定了牢固的基础。

1989年，Ye等以青蒿酸为原料首次合成了青蒿素，产率在40%左右，具有一定的工业化价值。2012年，上海交通大学的张万斌教授及其团队研发出一种常规的化学半合成方法用于高效合成青蒿素，其合成路线简单，无需复杂的合成条件，而且收率较高，有利于青蒿素的规模化生产。

## 四、抗微生物类抗疟药

### 1.克林霉素

克林霉素是林可霉素的半合成衍生物，对多种微生物如厌氧菌、革兰阳性菌、疟原虫、弓形虫、巴贝虫和肺囊虫等都具有良好的活性。本品对寄生虫的清除时间为4～6d，退热时间为3～5d，故起效较慢。该品可单独使用，但需每日给药2次，且需持续用药≥5d。该品的安全性良好，副作用轻至中度，且为一过性。有研究显示，克林霉素可能会导致与艰难梭菌有关的腹泻病，但并不常见。主要副作用有恶心、呕吐、阴道瘙痒、阴道溢液、烧心、胃疼和关节疼痛等。克林霉素与奎宁由于对恶性疟疾具有良好的疗效、作用机制迥异、安全性良好（儿童和孕妇均可使用）且互补性强（奎宁起效快，而克林霉素起效较慢）等优点，目前克林霉素与奎宁联合疗法已被批准用于疟疾的治疗。该联合疗法可将疗程缩短至3d，简化了无并发症的疟疾的治疗方案，极大地改善了患者的依从性。

（1）治疗适应证

克林霉素联合青蒿琥酯或奎宁可用于治疗重症或无并发症的疟疾。

（2）结构和作用机理

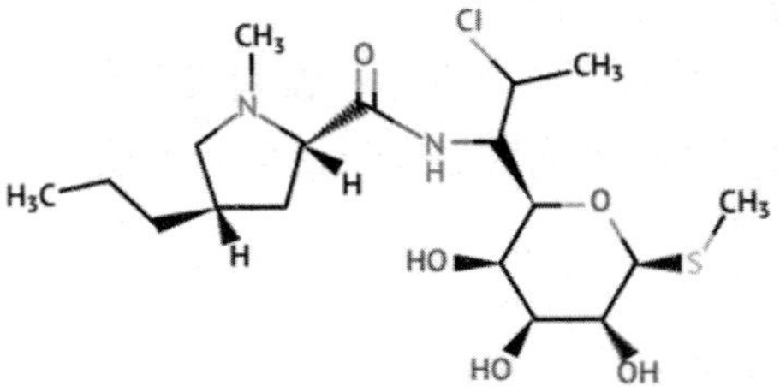

图6-9 克林霉素的化学结构

克林霉素是林可霉素衍生的林可酰胺类抗生素，其化学结构如图6-9所示。克林霉素的抗疟作用机制包括通过结合50S核糖体亚单位，抑制微生物蛋白质合成，并干扰肽链的起始。

（3）药代动力学

克林霉素的药代动力学参数见表6-7。克林霉素经口服给药后迅速被人体吸收，口服生物利用度约为90%。它广泛分布于体液和组织中，包括骨骼，但在脑脊液中的水平微乎其微。克林霉素也可通过胎盘，出现在母乳中。约90%的克林霉素结合在血浆蛋白上，并积累在白细胞、巨噬细胞和胆汁中。新生儿和肾损害患儿中的克林霉素半衰期变长，清除率降低。克林霉素在肝脏中被CYP3A4酶代谢成活性物质——去甲基、亚砜代谢产物和一些非活性代谢产物。约10%的剂量以活性药物或代谢物的形式从尿液排出，约4%以粪便的形式排出，其余则以非活性代谢物的形式排出。克林霉素的排泄非常缓慢，需要数天。虽然肾功能明显减低的患者其克林霉素的清除率略有下降，但剂量调整并不是必要的。透析并不能有效地将克林霉素从体内清除。

表6-7 克林霉素的药代动力学参数

| 参数 | 克林霉素 |
| --- | --- |
| Cmax(ng/mL) | 2.5 ~ 14 |
| Tmax(h) | 0.75 ~ 3.0 |
| AUC(µg.h/mL) | 24.63 ~ 26.87 |
| Elimination Telimination(h) | 1.9 ~ 3.57 |
| Cl/f(L/h) | 10.0 ~ 26.52 |
| Vd/f(L) | 49.1 ~ 132.6 |
| Ka | 0.967 |

（4）不良反应

克林霉素经口服给药后通常耐受性良好。它的主要缺点是可能引起抗生素相关性腹泻，导致艰难梭菌过度生长及伪膜性结肠炎。其他不良反应包括恶心、呕吐、腹痛、痉挛、皮疹或瘙痒症。高剂量克林霉素可能导致口中有金属味。克林霉素很少发生过敏反应、血液紊乱（白细胞减少、粒细胞缺乏症、嗜酸性粒细胞增多症、低血小板计数等）、多形性红斑、多发性关节炎、黄疸、肝酶升高和肝毒。某些含有苯甲醇的肠外配方，可能导致新生儿出现致命的"喘息综合征"。

在实验动物克林霉素生殖毒性的研究中，没有发现生育能力受损或胎毒性的证据。虽然人类在怀孕期间使用克林霉素的数据有限，但目前认为在怀孕期间使用克林霉素是安全的。

（5）禁忌证

克林霉素禁用于已知对克林霉素或林可霉素过敏的患者。

（6）注意事项

胃肠道疾病患者应谨慎使用克林霉素，因其发生伪膜性结肠炎的风险可能较高。同时建议对重症老年患者谨慎使用克林霉素，老年患者可能比年轻患者更容易发生腹泻。克林霉素在新生儿体内清除半衰期延长，意味着其血药浓度可能明显高于大龄儿童。因此，当给新生儿使用克林霉素时应密切监测其脏器功能，特别是早产儿。在中度至重度肝病患者中克林霉素清除率降低，因此可能需要调整剂量（增加剂量间隔）。

与健康志愿者相比，HIV/AIDS患者克林霉素的生物利用度更高，血清蛋白结合率更高，血浆药物清除率更低，稳态分布体积更小。虽然尚未发现这些研究结果的临床意义，但建议对此类患者进行密切监测。

2.多西环素

多西环素是一种从土霉素衍生出来的广谱抗生素，与四环素的抗菌谱相同，是一种对疟疾部分有效的预防药物。

（1）治疗适应证

多西环素用于预防疟疾。它也可与奎宁或青蒿琥酯联合治疗，用于重症疟疾的后续治疗，或用于无并发症的恶性疟的治疗。

（2）结构和作用机理

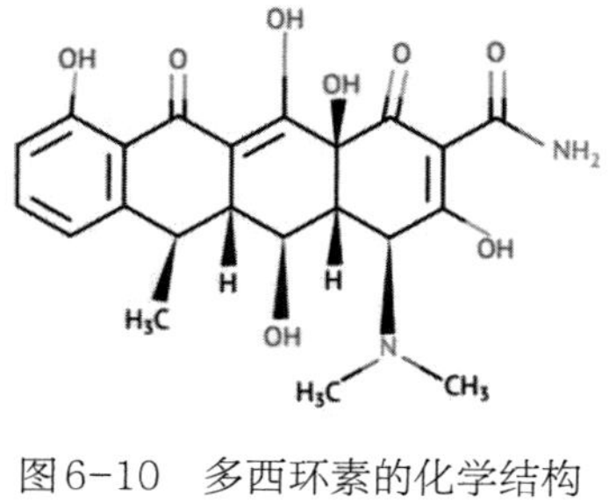

图6-10 多西环素的化学结构

多西环素具有与四环素相似的作用，其化学结构如图6-10所示。由于四环素的半衰期较长、吸收较为可靠，及在肾功能不全患者中的安全性较佳，因此常被使用。多西环素是一种缓慢作用的抗疟药物，通过破坏疟原虫顶体的正常功能来抑制蛋白质合成。

（3）药代动力学

多西环素的药代动力学参数见表6-8。多西环素具有高度亲脂性，口服给药后几乎迅速被完全吸收。虽然已知摄入食物会影响人体对四环素类抗生素的吸收，但多西环素的吸收则没有明显改变。由于牛奶可显著降低多西环素的吸收和峰值血浆浓度，因此不应该与牛奶或其他乳制品一起使用。

多西环素广泛分布于体液和组织中，包括骨髓、母乳、肝脏和脾脏，且能穿过胎盘。大约90%的多西环素与血浆蛋白结合。与其他四环素类抗生素一样，多西环素通过肠-肝循环而减缓清除。其排泄主要通过肠黏膜的螯合作用，小部分通过肾脏排出。多西环素的清除半衰期不受肾功能损害、肾衰竭或血液透析的影响。因此，对于肾功能受损的患者，无需调整剂量。在营养不良的患者中，多西环素清除率增加，总暴露量减少，但血浆浓度仍在治疗范围内，因此，无需必要调整剂量。

表6-8 多西环素的药代动力学参数

| 参数 | 多西环素 |
| --- | --- |
| Cmax（ng/mL） | 3.06 ~ 6.90 |
| Tmax（h） | 1.5 ~ 6.0 |
| AUC（$\mu$g.h/mL） | 39.0 ~ 108.4 |
| Elimination T1/2（h） | 8.8 ~ 22.4 |
| Cl/f〔mL/（h·kg）〕 | 29.5 ~ 112.0 |
| Vd/f（L/kg） | 0.75 ~ 1.83 |
| Ka/h | 0.26 ~ 1.03 |

（4）不良反应

多西环素的副作用与其他四环素类抗生素相似。常见胃肠道反应，如恶心、呕吐和腹泻，特别是高剂量使用时可刺激胃肠黏膜。如果出现肠胃不适，可在进食时口服多西环素。口干、舌炎、口腔炎、吞咽困难和食道溃疡等不良反应也有报道。口服多西环素时饮用一整杯水可减少食道刺激的发生率。四环素类抗生素（包括多西环素），可使牙齿变色，导致幼儿牙釉质发育不全。四环素可沉积在乳牙、恒牙的形成过程中，及其骨骼和指甲的钙化区，干扰胎儿和幼儿的骨骼生长。

其他报道的副作用包括小肠结肠炎、肛门生殖器炎性病变、念珠菌性阴道炎、皮肤反应（如斑丘疹和红斑疹）、剥脱性皮炎和光敏感性。应该警告患者服用多西环素时避免过度暴露在阳光下。过敏反应，如荨麻疹、血管性水肿、过敏反应、过敏性紫癜、心包炎和系统性红斑狼疮恶化也可能发生。罕见的严重副作用，包括成年人的良性颅内压升高和血液学异常，如溶血性贫血、血小板减少症、中性粒细胞减少症和嗜酸性粒细胞增多症。长期静脉注射多西环素可发生血栓性静脉炎。

（5）禁忌证

多西环素禁用于已知对四环素类抗生素过敏的个体。孕妇和8岁以下儿童禁用。在怀孕期间使用多西环素可导致胎儿出现致命的肝坏死。此外，多西环素穿过胎盘可导致胎儿牙齿变色和骨骼生长迟缓，故牙齿仍在发育中的8岁以下儿童不宜使用多西环素。

（6）注意事项

对于患有胃肠疾病如结肠炎的患者，应谨慎使用多西环素，因为可能增加患伪膜性结肠炎的风险。已确诊的系统性红斑狼疮患者使用多西环素时同样需谨慎，因为可能会使其病情恶化。

## 五、抗疟药物的相互作用（表6-9）

表6-9　主要抗疟药物的相互作用

| 抗疟药物 | 明确的相互作用 | 潜在的相互作用 |
|---|---|---|
| 奎宁 | 合用西咪替丁、酮康唑，可使血浆浓度升高<br>合用尼维拉平、利福平、利托那韦，可使血浆浓度降低<br>可提高地高辛血药浓度 | 奥美拉唑、硝苯地平、曲安霉素和红霉素可抑制奎宁代谢，从而导致奎宁积聚；抗心律失常药物（如氟卡尼和胺碘酮）可延长QTc间期；抗组胺药（如特非那定）和抗精神病药物（如甲硫哒嗪）可能引起室性心律失常 |
| 氯喹 | 与扑热息痛合用，可使血浆浓度升高<br>与西咪替丁合用，可减慢新陈代谢，并减少吸收<br>与抗酸剂和高岭土合用，可减少吸收<br>可降低氨苄青霉素和吡喹酮的生物利用度<br>可减弱甲状腺素的治疗效果<br>可使环孢素的血浆浓度升高<br>可降低甲氨蝶呤的血浆浓度<br>可减轻对人类二倍体狂犬病疫苗初级免疫的抗体应答 | 合用甲氟喹，可使抽搐加重<br>合用甲硝唑可使肌张力障碍急性发作的风险增加<br>可减弱抗癫痫药物的治疗效果 |
| 伯氨喹 | 与羟甲基唑与奎宁合用，可使血浆浓度升高<br>与双氢青蒿素-哌喹、青蒿琥酯-吡咯烷和氯喹合用，可使血浆浓度升高 | 骨髓抑制剂的不良血液学效应<br>强效的CYP2D6抑制剂或诱导剂可能会降低疗效；抑制酒精代谢，导致酒精蓄积 |
| 磺胺多辛-乙胺嘧啶 | 与大剂量叶酸（≥5mg）合用时可降低疗效<br>由于增加严重的皮肤反应，应避免同时使用甲氧苄啶或甲氧苄啶+磺胺甲噁唑 | 增强骨髓抑制剂如甲氨蝶呤、柔红霉素和阿糖胞苷的血液毒性<br>增强劳拉西泮的肝毒性作用<br>可能减少高岭土的吸收；可能取代奎宁、苯妥英钠和华法林结合血浆蛋白，增加毒性反应 |
| 双氢青蒿素 | 当青蒿琥酯、蒿甲醚与利托那韦一起使用时，可使血浆浓度降低 | 可能导致CYP1A2活性轻度降低 |
| 蒿甲醚 | 与酮康唑合用，可使血浆浓度升高；<br>与达鲁那韦+利托那韦、洛匹那韦+利托那韦、奈韦拉平、依法韦伦、伊曲韦林和利福平合用，可使血浆浓度降低 | CYP3A4抑制剂和诱导剂的主要作用是改变蒿甲醚和双氢青蒿素的比例，尽管可能不会对抗疟药物的活性产生很大影响，但仍应慎用 |
| 青蒿琥酯 | 与奈韦拉平合用，可使血浆浓度升高 | |

续表

| 抗疟药物 | 明确的相互作用 | 潜在的相互作用 |
|---|---|---|
| 克林霉素 | 延迟铝盐和高岭土的吸收；<br>延长神经肌肉阻滞剂的作用，可能导致肺换气不足 | 合用大环内酯类和氯霉素可能增加拮抗和交叉耐药性；<br>可能增加拮抗副交感神经药物（如新斯的明）的治疗效果 |
| 多西环素 | 可使抗酸剂、次水杨酸铋、质子泵抑制剂和口服铁制剂吸收减少；<br>通过肝酶诱导剂，如抗癫痫药卡马西平、苯妥英钠、苯巴比妥、利福平和饮酒增强新陈代谢 | 可增强口服抗凝剂的作用；<br>可能会降低口服避孕药的作用 |

## 六、抗疟药选用原则

为指导各级各地卫生医疗机构合理规范使用抗疟药，2016年5月20日原国家卫生与计划生育委员会发布了《抗疟药使用规范》（WS/T485-2016）（以下称《规范》）的卫生行业标准，对抗疟药的使用原则、药物选择及用药方案进行了规定。《规范》要求抗疟药的选择和使用应遵循安全、有效、合理、规范的原则，应根据疟原虫种类及其对抗疟药的敏感性和患者的临床症状与体征合理选择药物，并应严格掌握剂量、疗程和给药途径，以保证治疗和预防效果并延缓抗药性的产生。

### （一）恶性疟

可选用ACTs或磷酸咯萘啶。需要说明的是：非重症恶性疟患者应选用口服ACTs而非青蒿素类注射液，推荐用于治疗无并发症的恶性疟患者的几种ACTs为：a.双氢青蒿素+哌喹；b.青蒿琥酯+阿莫地喹；c.青蒿素+哌喹；d.蒿甲醚+鲁米芬；e.青蒿琥酯+甲氟喹；f.青蒿琥酯+磺胺多辛-乙胺嘧啶（SP）。《规范》中列出的ACTs是目前在中国已经注册的产品。此外，WHO建议消除疟疾国家在使用ACTs治疗恶性疟的同时加服一次单剂量的磷酸伯氨喹，以杀灭配子体并阻断其传播，但《规范》中并未有此要求，因为中国目前除云南边境偶尔出现恶性疟传播病例外其他地区不具备传播条件。

### （二）间日疟和卵形疟

可选用磷酸氯喹、磷酸哌喹、ACTs或磷酸咯萘啶，并加用磷酸伯氨喹。目前，间日疟和卵形疟对氯喹仍敏感，但抗药性正在增加。WHO推荐：

（1）对氯喹敏感地区的间日疟和卵形疟患者，使用氯喹或ACTs治疗（怀孕前3个月的孕妇除外）；

（2）对氯喹耐药地区的间日疟和卵形疟患者，使用ACTs治疗（怀孕前3个月的孕妇除外）；

（3）对怀孕前3个月且对氯喹耐药地区的间日疟和卵形疟患者，使用奎宁治疗，中国推荐采用"氯-伯8日疗法"，值得强调的是：因为间日疟原虫和卵形疟原虫存在肝内期休眠子，而磷酸伯氨喹是能够清除肝内期休眠子和杀灭配子体的唯一有效药物，所以无论选择哪种药物都必须与磷酸伯氨喹共同使用以清除体内疟原虫，防止疟疾复发。

### （三）三日疟

可选用磷酸氯喹、磷酸哌喹、ACTs或磷酸咯萘啶。近年中国三日疟输入性病例占比不低，但由于中国三日疟本地感染病例很少且局限在少数地区，故临床医疗机构对三日疟的药物选择和使用缺乏经验。

### （四）多种疟原虫混合感染

多种疟原虫混合感染在疟疾流行地区很常见。总的原则是根据混合感染的虫种有针对性地选择药物，如恶性疟原虫与间日疟原虫或卵形疟原虫混合感染时，应选用针对恶性疟的药物 ACTs 或磷酸咯萘啶，加上针对间日疟或卵形疟的药物磷酸伯氨喹；如恶性疟原虫与三日疟原虫混合感染时，则仅选用针对恶性疟的治疗药物即可。

### （五）重症疟疾

可选用青蒿素类注射液或磷酸咯萘啶注射液。需要指出的是：治疗重症疟疾患者属于临床抢救，除病因（抗疟）治疗外，临床救治措施尤为重要。抗疟治疗药物应选用最快速起效的注射液，中国市面上有青蒿琥酯注射液和蒿甲醚注射液两种，WHO 目前推荐青蒿琥酯注射液为首选，理由是该药的给药途径是静脉推注，且体内代谢较快，可达到快速起效的抢救目的。

### （六）休止期根治用药

间日疟或卵形疟由于存在于肝内休眠子，易出现复发，中国一般在非传播季节（休止期）单用磷酸伯氨喹抗复发治疗。

## 四、抗疟药使用方案

### （一）恶性疟的抗疟药使用方案

1.青蒿素类复方（ACTs）方案

（1）双氢青蒿素磷酸哌喹片

①成人用药方案

A.剂量

双氢青蒿素磷酸哌喹片总剂量8片，每片含双氢青蒿素40mg、磷酸哌喹（哌喹基质）171.4mg。

B.用法

双氢青蒿素磷酸哌喹片首剂口服2片，8h、24h、32h各口服2片。

②儿童用药方案

表6-10 双氢青蒿素磷酸哌喹片儿童剂量

| 年龄 | 首剂（片） | 8h（片） | 24h（片） | 32h（片） |
|---|---|---|---|---|
| 7~10岁 | 1 | 1 | 1 | 1 |
| 11~15岁 | 1.5 | 1.5 | 1.5 | 1.5 |

双氢青蒿素磷酸哌喹片根据患儿的年龄参考表6-10的剂量，按首剂、8h、24h、32h分别口服。

③注意事项

A.对该药品中任何一种药物成分过敏者，妊娠三个月以内的孕妇，及严重肝肾疾病、血液病（如白细胞减少、血细胞减少等）等患者禁用。

B.肝肾功能不全者慎用。

C.本药品中磷酸哌喹的半衰期较长，半个月内不要重复服用。

（2）青蒿琥酯阿莫地喹片

①成人用药方案

A.剂量

青蒿琥酯阿莫地喹片总剂量6片，每片含青蒿琥酯100mg、阿莫地喹基质270mg。

B.用法

青蒿琥酯阿莫地喹片每日1次，每次口服2片，连服3d。

②儿童用药方案

表6-11 青蒿琥酯阿莫地喹片儿童剂量

| 年龄 | 第1日（片） | 第2日（片） | 第3日（片） |
|---|---|---|---|
| 2~11个月 | 1/4 | 1/4 | 1/4 |
| 1~5岁 | 1/2 | 1/2 | 1/2 |
| 6~13岁 | 1 | 1 | 1 |

青蒿琥酯阿莫地喹片根据患儿的年龄参考表6-11的剂量，按第1d、第2d、第3d分别口服。

③注意事项

A.对阿莫地喹过敏的患者禁用。

B.14岁以上儿童按成人剂量服用。

（3）青蒿素哌喹片

①成人用药方案

A.剂量

青蒿素哌喹片总剂量4片，每片含青蒿素62.5mg、哌喹基质375mg。

B.用法

青蒿素哌喹片每日1次，每次口服2片，连服2d。

②儿童用药方案

表6-12　青蒿素哌喹片儿童剂量

| 年龄 | 第1日（片） | 第2日（片） |
| --- | --- | --- |
| 2~3岁 | 1/2 | 1/2 |
| 4~6岁 | 3/4 | 3/4 |
| 7~10岁 | 1 | 1 |
| 11~15岁 | 1+1/2 | 1+1/2 |

青蒿素哌喹片根据患儿的年龄和表6-12的剂量，按第1d和第2d分别口服。

③注意事项

A.对本药品中任何一种药物成分过敏者，妊娠三个月以内的孕妇，及严重肝肾疾病、血液病（如白细胞减少、血细胞减少等）等患者禁用。

B.肝肾功能不全者慎用。

C.本药品中哌喹的半衰期较长，半个月内不要重复服用。

**1.咯萘啶3日方案**

①成人用药方案

A.剂量

磷酸咯萘啶（咯萘啶基质）总剂量1200mg（12片），每片含咯萘啶基质100mg。

B.用法

磷酸咯萘啶第1d口服2次，每次300mg（3片），间隔4~6h；第2d和第3d各口服1次，每次300mg（3片）。

②儿童用药方案

A.剂量

磷酸咯萘啶总剂量按咯萘啶基质24mg/kg体重计算。

B.用法

磷酸咯萘啶第1d口服2次，每次6mg/kg体重，间隔4~6h；第2d和第3d各口服1次，每次6mg/kg体重。

③注意事项

严重心、肝、肾脏病患者慎用。

（二）间日疟和卵形疟的抗疟药使用方案

1.磷酸氯喹加磷酸伯氨喹8日方案

①成人用药方案

A.剂量

磷酸氯喹（氯喹基质）总剂量1200mg（8片），每片含氯喹基质150mg。

磷酸伯氨喹（伯氨喹基质）总剂量180mg（24片），每片含伯氨喹基质7.5mg。

B.用法

磷酸氯喹第1d600mg（4片）顿服，或分2次口服，每次300mg（2片）；第2d和第3d各口服1次，每次300mg（2片）。

从服用磷酸氯喹的第1d起，同时口服磷酸伯氨喹，每日1次，每次22.5mg（3片），连服8d。

②儿童用药方案

A.剂量

15岁及以下儿童，磷酸氯喹总剂量按氯喹基质20mg/kg体重计算。

1～15岁儿童，磷酸伯氨喹总剂量按伯氨喹基质3mg/kg体重计算。

B.用法

磷酸氯喹第1d10mg/kg体重顿服，或分2次口服，每次5mg/kg体重；第2d和第3d各口服1次，每次5mg/kg体重。

从服用磷酸氯喹的第1d起，同时口服磷酸伯氨喹，每日1次，每次0.375mg/kg体重，连服8d。

③注意事项

A.有溶血史者或其直系亲属中有溶血史者禁用磷酸伯氨喹。

B.孕妇禁用磷酸伯氨喹。

C.1岁及以下儿童不推荐使用磷酸伯氨喹。

D.G-6-PD缺乏地区的人群，应在医务人员的监护下服用磷酸伯氨喹。

2.磷酸哌喹加磷酸伯氨喹8日方案

①成人用药方案

A.剂量

磷酸哌喹（哌喹基质）总剂量1200mg（8片），每片含哌喹基质150mg。

磷酸伯氨喹（伯氨喹基质）总剂量180mg（24片），每片含伯氨喹基质7.5mg。

B.用法

磷酸哌喹第1d600mg（4片）顿服，或分2次口服，每次300mg（2片）；第2d和第3d各口服1次，每次300mg（2片）。

从服用磷酸哌喹的第1d起，同时口服磷酸伯氨喹，每日1次，每次22.5mg（3

片），连服8d。

②儿童用药方案

A.剂量

15岁及以下儿童，磷酸哌喹总剂量按哌喹基质20mg/kg体重计算。

1～15岁儿童，磷酸伯氨喹总剂量按伯氨喹基质3mg/kg体重计算。

B.用法

磷酸哌喹第1d10mg/kg体重顿服，或分2次口服，每次5mg/kg体重；第2d和第3d各口服1次，每次5mg/kg体重。

从服用磷酸哌喹的第1d起，同时口服磷酸伯氨喹，每日1次，每次0.375mg/kg体重，连服8d。

③注意事项

A.有溶血史者或其直系亲属中有溶血史者禁用磷酸伯氨喹。

B.孕妇禁用磷酸伯氨喹。

C.1岁及以下儿童不推荐使用磷酸伯氨喹。

D.G-6-PD缺乏地区的人群，应在医务人员的监护下服用磷酸伯氨喹。

3.青蒿素类复方（ACTs）加伯氨喹8日方案

（1）双氢青蒿素磷酸哌喹片加磷酸伯氨喹

①成人用药方案

A.剂量

双氢青蒿素磷酸哌喹片总剂量8片，每片含双氢青蒿素40mg、磷酸哌喹（哌喹基质）171.4mg。

磷酸伯氨喹（伯氨喹基质）总剂量180mg（24片），每片含伯氨喹基质7.5mg。

B.用法

双氢青蒿素磷酸哌喹片首剂口服2片；8h、24h、32h各口服2片。从服用双氢青蒿素磷酸哌喹片的第1日起，同时口服磷酸伯氨喹，每日1次，每次22.5mg（3片），连服8d。

②儿童用药方案

双氢青蒿素磷酸哌喹片根据患儿的年龄和表6-10剂量，按首剂、8h、24h、32h分别口服。

从服用双氢青蒿素磷酸哌喹片的第1d起，同时口服磷酸伯氨喹。4～10岁儿童每日1次，每次7.5mg（1片），连服8d；11～15岁儿童每日1次，每次15mg（2片），连服8d。

③注意事项

A.对本药品中任何一种药物成分过敏者、妊娠三个月以内的孕妇、严重肝肾疾病及血液病（如白细胞减少、血细胞减少等）等患者禁用。

B.肝肾功能不全者慎用。

C.本药品中磷酸哌喹的半衰期较长，半个月内不要重复服用。

D.有溶血史者或其直系亲属中有溶血史者禁用磷酸伯氨喹。

E.孕妇禁用磷酸伯氨喹。

F.1岁及以下儿童不推荐使用磷酸伯氨喹。

G.G-6-PD缺乏地区的人群，应在医务人员的监护下服用磷酸伯氨喹。

（2）青蒿琥酯阿莫地喹片加磷酸伯氨喹

①成人用药方案

A.剂量

青蒿琥酯阿莫地喹片总剂量6片，每片含青蒿琥酯100mg、阿莫地喹基质270mg。

磷酸伯氨喹（伯氨喹基质）总剂量180mg（24片，每片含伯氨喹基质7.5mg）。

B.用法

青蒿琥酯阿莫地喹片每日1次，每次口服2片，连服3d。

从服用青蒿琥酯阿莫地喹片的第1d起，同时口服磷酸伯氨喹，每日1次，每次22.5mg（3片），连服8d。

②儿童用药方案

青蒿琥酯阿莫地喹片根据患儿的年龄和表6-11剂量，按第1d、第2d、第3d分别口服。

从服用青蒿琥酯阿莫地喹片的第1d起，同时口服磷酸伯氨喹。4～10岁儿童每日1次，每次7.5mg（1片），连服8d；11～15岁儿童每日1次，每次15mg（2片），连服8d。

③注意事项

A.对阿莫地喹过敏的患者禁用。

B.14岁以上儿童按成人剂量服用。

C.有溶血史者或其直系亲属中有溶血史者禁用磷酸伯氨喹。

D.孕妇禁用磷酸伯氨喹。

E.1岁及以下儿童不推荐使用磷酸伯氨喹。

F.G-6-PD缺乏地区的人群，应在医务人员的监护下服用磷酸伯氨喹。

（3）青蒿素哌喹片加磷酸伯氨喹

①成人用药方案

A.剂量

青蒿素哌喹片总剂量4片，每片含青蒿素62.5mg、哌喹基质375mg。磷酸伯氨喹（伯氨喹基质）总剂量180mg（24片），每片含伯氨喹基质7.5mg。

B.用法

青蒿素哌喹片每日1次，每次口服2片，连服2d。

从服用青蒿素哌喹片的第1d起，同时口服磷酸伯氨喹，每日1次，每次22.5mg（3片），连服8d。

②儿童用药方案

青蒿素哌喹片根据患儿的年龄和表6-12剂量，按第1d和第2d分别口服。

从服用青蒿素哌喹片的第1d起，同时口服磷酸伯氨喹。4～10岁儿童每日1次，每次7.5mg（1片），连服8d；11～15岁儿童每日1次，每次15mg（2片），连服8d。

③注意事项

A.对该药品中任何一种药物成分过敏者、妊娠三个月以内的孕妇、严重肝肾疾病及血液病（如白细胞减少、血细胞减少等）等患者禁用。

B.肝肾功能不全者慎用。

C.本药品中哌喹的半衰期较长，半个月内不要重复服用。

D.有溶血史者或其直系亲属中有溶血史者禁用磷酸伯氨喹。

E.孕妇禁用磷酸伯氨喹。

F.1岁及以下儿童不推荐使用磷酸伯氨喹。

G.G-6-PD缺乏地区的人群，应在医务人员的监护下服用磷酸伯氨喹。

### 2.4 磷酸咯萘啶加磷酸伯氨喹8日方案

①成人用药方案

A.剂量

磷酸咯萘啶（咯萘啶基质）总剂量1200mg（12片），每片含咯萘啶基质100mg。

磷酸伯氨喹（伯氨喹基质）总剂量180mg（24片），每片含伯氨喹基质7.5mg。

B.用法

磷酸咯萘啶第1d口服2次，每次300mg（3片），间隔4～6h；第2d和第3d各口服1次，每次300mg（3片）。

从服用磷酸咯萘啶的第1d起，同时口服磷酸伯氨喹，每日1次，每次22.5mg（3片），连服8d。

②儿童用药方案

A.剂量

磷酸咯萘啶总剂量按咯萘啶基质24mg/kg体重计算。磷酸伯氨喹每片含伯氨喹基质7.5mg。

B.用法

磷酸咯萘啶第1d口服2次，每次6mg/kg体重，间隔4～6h；第2d和第3d各口服1次，每次6mg/kg体重。

从服用磷酸咯萘啶的第1d起，同时口服磷酸伯氨喹。4～10岁儿童每日1次，每次7.5mg（1片），连服8d；11～15岁儿童每日1次，每次15mg（2片），连服8d。

③注意事项

A.严重心、肝、肾脏病患者慎用。

B.有溶血史者或其直系亲属中有溶血史者禁用磷酸伯氨喹。

C.孕妇禁用磷酸伯氨喹。

D.1岁及以下儿童不推荐使用磷酸伯氨喹。

E.G-6-PD缺乏地区的人群，应在医务人员的监护下服用磷酸伯氨喹。

### 三、三日疟的抗疟药使用方案

1.**磷酸氯喹3日方案**

①成人用药方案

A.剂量

磷酸氯喹（氯喹基质）总剂量1200mg（8片），每片含氯喹基质150mg。

B.用法

磷酸氯喹第1d 600mg（4片）顿服，或分2次口服，每次300mg（2片）；第2d和第3d各口服1次，每次300mg（2片）。

②儿童用药方案

A.剂量

磷酸氯喹总剂量按氯喹基质20mg/kg体重计算。

B.用法

磷酸氯喹第1d 10mg/kg体重顿服，或分2次口服，每次5mg/kg体重；第2d和第3d各口服1次，每次5mg/kg体重。

2.**磷酸哌喹3日方案**

①成人用药方案

A.剂量

磷酸哌喹（哌喹基质）总剂量1200mg（8片），每片含哌喹基质150mg。

B.用法

磷酸哌喹第1d 600mg（4片）顿服或分2次口服，每次300mg（2片）；第2d和第3d各口服1次，每次300mg（2片）。

②儿童用药方案

A.剂量

磷酸哌喹总剂量按哌喹基质20mg/kg体重计算。

B.用法

磷酸哌喹第1d 10mg/kg体重顿服或分2次口服，每次5mg/kg体重；第2d和第3d各口服1次，每次5mg/kg体重。

3.青蒿素类复方（ACTs）方案

（1）双氢青蒿素磷酸哌喹片

①成人用药方案

A.剂量

双氢青蒿素磷酸哌喹片总剂量8片，每片含双氢青蒿素40mg、磷酸哌喹（哌喹基质）171.4mg。

B.用法

双氢青蒿素磷酸哌喹片首剂口服2片；8h、24h、32h各口服2片。

②儿童用药方案

双氢青蒿素磷酸哌喹片根据患儿的年龄和表6-10的剂量，按首剂、8h、24h、32h分别口服。

③注意事项

A.对该药品中任何一种药物成分过敏者、妊娠三个月以内的孕妇、严重肝肾疾病及血液病（如白细胞减少、血细胞减少等）等患者禁用。

B.肝肾功能不全者慎用。

C.本药品中磷酸哌喹的半衰期较长，半个月内不要重复服用。

（2）青蒿琥酯阿莫地喹片

①成人用药方案

A.剂量

青蒿琥酯阿莫地喹片总剂量6片，每片含青蒿琥酯100mg、阿莫地喹基质270mg。

B.用法

青蒿琥酯阿莫地喹片每日1次，每次口服2片，连服3d。

②儿童用药方案

青蒿琥酯阿莫地喹片根据患儿的年龄和表6-11的剂量，按第1d、第2d、第3d分别口服。

③注意事项

A.对阿莫地喹过敏的患者禁用。

B.14岁以上儿童按成人剂量服用。

（3）青蒿素哌喹片

①成人用药方案

A.剂量

青蒿素哌喹片总剂量4片，每片含青蒿素62.5mg、哌喹基质375mg。

B.用法

青蒿素哌喹片每日1次，每次口服2片，连服2d。

②儿童用药方案

青蒿素哌喹片根据患儿的年龄和表6-12的剂量，按第1d和第2d分别口服。

③注意事项

A.对本药品中任何一种药物成分过敏者，妊娠3个月以内的孕妇、严重肝肾疾病及血液病（如白细胞减少、血细胞减少等）等患者禁用。

B.肝肾功能不全者慎用。

C.本药品中哌喹的半衰期较长，半个月内不要重复服用。

**4.咯萘啶3日方案**

①成人用药方案

A.剂量

磷酸咯萘啶（咯萘啶基质）总剂量1200mg（12片，每片含咯萘啶基质100mg）。

B.用法

磷酸咯萘啶第1d口服2次，每次300mg（3片，间隔4～6h）；第2d和第3d各口服1次，每次300mg（3片）。

②儿童用药方案

A.剂量

磷酸咯萘啶总剂量按咯萘啶基质24mg/kg体重计算。

B.用法

磷酸咯萘啶第1d口服2次，每次6mg/kg体重，间隔4～6h；第2d和第3d各口服1次，每次6mg/kg体重。

③注意事项

严重心、肝、肾脏病患者慎用。

## 四、重症疟疾的抗疟药使用方案

**1.青蒿素类注射液**

（1）青蒿琥酯注射液

对于患有重症疟疾的成人和儿童（包括婴儿、妊娠期和哺乳期妇女）进行至少24h的静脉推注青蒿琥酯注射液，直到他们能够耐受口服药物。

①成人用药方案

静脉推注青蒿琥酯注射液首剂按2.4mg/kg体重计算剂量，12h和24h分别再次静脉推注1次，每剂2.4mg/kg体重；以后每日静脉推注1次，每剂2.4mg/kg体重。一旦患者接受了至少24h的胃肠外药物治疗，并且能够耐受口服治疗，即可给予3d的ACTs来完成治疗。

②儿童用药方案

体重＜20kg（每剂3mg/kg体重）的儿童应比年龄较大的儿童（每剂2.4mg/kg体

重）和成人接受更大剂量的青蒿琥酯。首剂、12h和24h分别静脉推注各1次，以后每日静脉推注1次。一旦患儿接受了至少24h的胃肠外药物治疗，并且能够耐受口服治疗，即可给予3d的ACTs来完成治疗。

③注意事项

A.配制青蒿琥酯静脉注射液时，需先将5%碳酸氢钠注射液2ml注入青蒿琥酯粉剂中，反复振摇2～3min，待溶解澄清后，再注入8ml 5%葡萄糖溶液或0.9%生理盐水溶液，混匀后静脉缓慢推注，静脉推注速度3～4ml/min。

B.青蒿琥酯注射液应即配即用，配制后的溶液如发生混浊，则不能使用。

（2）蒿甲醚注射液

肌肉注射蒿甲醚是在无法获得青蒿琥酯注射液的情况下治疗重症疟疾的一种替代方法。

①成人用药方案

肌肉注射蒿甲醚首剂按3.2mg/kg体重计算剂量；以后每日肌肉注射1次，每剂1.6mg/kg体重。一旦患者接受了至少3次的胃肠外药物治疗，并且能够耐受口服治疗，即可给予3d的ACTs来完成治疗。

②儿童用药方案

儿童首剂按3.2mg/kg体重计算剂量；以后每日肌肉注射1次，每剂1.6mg/kg体重。一旦患儿接受了至少3次的胃肠外药物治疗，并且能够耐受口服治疗，即可给予3d的ACTs来完成治疗。

③注意事项

药物遇冷如有凝固现象，可微温溶解后使用。

2.磷酸咯萘啶注射液

磷酸咯萘啶注射液静脉滴注或肌肉注射治疗，总剂量（咯萘啶基质）9.6mg/kg体重，分3d静脉滴注或肌肉注射。

①成人用药方案

A.静脉滴注

每日1次，每次磷酸咯萘啶（咯萘啶基质）160mg，连续3d。若患者病情严重（昏迷或疟原虫密度≥5%），首剂给药后6～8h可再次静脉滴注160mg，静脉滴注的总剂量不超过640mg。

B.肌肉注射

每日1次，每次160mg，连续3d。

②儿童用药方案

根据儿童实际体重，每次磷酸咯萘啶按咯萘啶基质3.2mg/kg体重计算用药剂量。静脉滴注或肌肉注射，每日1次，连续3d。

③注意事项

静脉滴注时，将160mg药液加入500ml 5%葡萄糖溶液或0.9%生理盐水溶液中混匀，静滴速度不超过60滴/min。

### （五）孕妇患疟疾的抗疟药物使用方案

1.孕妇患恶性疟

（1）妊娠3个月内的孕妇患恶性疟

①剂量

磷酸哌喹（哌喹基质）总剂量1500mg（10片，每片含哌喹基质150mg）。

②用法

第1d 600mg（4片）顿服，或分2次口服，每次300mg（2片）；第2d和第3d各口服1次，每次450mg（3片）。

（2）妊娠3个月以上的孕妇患恶性疟

双氢青蒿素磷酸哌喹片

①剂量

双氢青蒿素磷酸哌喹片总剂量8片，每片含双氢青蒿素40mg、磷酸哌喹（哌喹基质）171.4mg。

②用法

双氢青蒿素磷酸哌喹片首剂口服2片；8h、24h、32h各口服2片。

③注意事项

A.本药品中任何一种药物成分过敏者、严重肝肾疾病及血液病（如白细胞减少、血细胞减少等）等患者禁用。

B.肝肾功能不全者慎用。

C.本药品中磷酸哌喹的半衰期较长，半个月内不要重复服用。

青蒿琥酯阿莫地喹片

①剂量

青蒿琥酯阿莫地喹片总剂量6片，每片含青蒿琥酯100mg、阿莫地喹基质270mg。

②用法

青蒿琥酯阿莫地喹片每日1次，每次口服2片，连服3d。

③注意事项

对阿莫地喹过敏的患者禁用。

青蒿素哌喹片

①剂量

青蒿素哌喹片总剂量4片，每片含青蒿素62.5mg、哌喹基质375mg。

②用法

青蒿素哌喹片每日1次，每次口服2片，连服2d。

③注意事项

A.对本药品中任何一种药物成分过敏者、严重肝肾疾病及血液病（如白细胞减少、血细胞减少等）等患者禁用。

B.肝肾功能不全者慎用。

C.本药品中哌喹的半衰期较长，半个月内不要重复服用。

2.孕妇患间日疟、卵形疟或三日疟

（1）磷酸氯喹3日方案

①剂量

磷酸氯喹（氯喹基质）总剂量1200mg（8片），每片含氯喹基质150mg。

②用法

磷酸氯喹第1d600mg（4片）顿服，或分2次口服，每次300mg（2片）；第2d和第3d各口服1次，每次300mg（2片）。

（2）磷酸哌喹3日方案

①剂量

磷酸哌喹（哌喹基质）总剂量1200mg（8片），每片含哌喹基质150mg。

②用法

磷酸哌喹第1d600mg（4片）顿服，或分2次口服，每次300mg（2片）；第2d和第3d各口服1次，每次300mg（2片）。

## （六）休止期根治药物使用方案

（1）成人用药方案

①剂量

磷酸伯氨喹（伯氨喹基质）总剂量180mg（24片），每片含伯氨喹基质7.5mg。

②用法

每日口服1次，每次3片，连服8d。

（2）儿童用药方案

4~10岁儿童每日1次，每次7.5mg（1片），连服8d。11~15岁儿童每日1次，每次15mg（2片），连服8d。

（3）注意事项

A.有溶血史者或其直系亲属中有溶血史者禁用磷酸伯氨喹。

B.孕妇禁用磷酸伯氨喹。

C.1岁及以下儿童不推荐使用磷酸伯氨喹。

D.G-6-PD缺乏地区的人群，应在医务人员的监护下服用磷酸伯氨喹。

### 五、疟疾的预防用药

#### （一）概述

中国在2010年启动的"联合行动计划"背景下，疟疾防控工作取得了巨大成就。2019年6月，WHO宣布中国自2016年8月以来未发现1例本土感染的疟疾病例，即将有资格申请该组织的"无疟疾"认证。但近年来，随着"一带一路"倡议的启动，中国赴非洲等疟疾流行区援建、交流、投资、经商等人数逐年增加。因此，采取一定的预防措施非常必要。目前公认的预防疟疾的三大手段为控制蚊媒、采用理化措施避免叮咬和药物预防。

根据作用于疟原虫生命周期的不同阶段，药物预防可分为病因性预防和抑制性预防。病因性预防指杀灭刚刚侵入体内的子孢子或阻断肝细胞内期子孢子发育，防止红细胞受到疟原虫感染。目前常用的药物包括乙胺嘧啶、阿托伐醌-氯胍或伯氨喹等。抑制性预防指杀灭无性繁殖的红细胞内期疟原虫。目前常用的药物包括氯喹、哌喹等。病因性预防在离开流行区后继续服用1周即可停药，但离开间日疟或卵形疟流行区后，应继续服用病因性预防药物约2周，以彻底杀灭肝内释放的裂殖子。

#### （二）预防用药现状

预防用药的原则是安全、有效、依从性好、个体化，大规模使用时还应考虑到成本效益原则和保护药物敏感性的问题。对于疟疾高度流行区，目前主要的预防措施包括药浸蚊帐（insecticide-treated nets，ITNs）和室内滞留喷洒（indoor residual spraying，IRS），预防用药则主要针对高风险人群，包括妊娠期妇女、婴儿、5岁以下儿童、HIV感染者和艾滋病患者，及来自非流行区无免疫力的移民、流动人口和旅行者。

##### 1. 妊娠期妇女预防用药

为保护非洲撒哈拉沙漠以南疟疾中-高度流行地区的妊娠妇女及胎儿，WHO建议使用磺胺多辛-乙胺嘧啶进行"妊娠期间歇性预防性治疗（intermittent preventive treatment in pregnancy，IPTp）"。据估计，在2017年报告IPTp覆盖情况的33个非洲国家中，有22%符合条件的妊娠妇女接受了3剂以上的预防性治疗，而该指标在2015年和2010年分别仅为17%和0%。

Meta分析显示双氢青蒿素-哌喹能更好地减少母体和胎盘的疟原虫血症，有临床症状的疟疾发病率（即显性发病率）也明显更低，安全性更好。在乌干达开展的一项临床研究表明，对于磺胺类药物耐药地区，在减少胎盘疟原虫血症方面，与传统的磺胺多辛-乙胺嘧啶疗法相比，每月1次服用双氢青蒿素-哌喹具有显著优势。但基于药物成本和可及性原因，WHO仍建议生活在疟疾中-高度流行地区的首次或第2次妊娠的孕妇使用磺胺多辛-乙胺嘧啶，在妊娠中期每次产前检查时进行IPTp，每次用药间隔1个月，至少3次。临床研究表明，与使用2次磺胺多辛-乙胺嘧啶相比，给药3次以上可以明显减少低体质量新生儿的比例及母体疟原虫血症和胎盘疟原虫血症的比例。阿托伐醌-氯胍是另一个安全可选的预防方案，Meta分析提示使用此预防方案后发生流产、早产、死产和先天缺陷的概率与未服药组一致。

### 2．HIV感染者预防用药

WHO建议：HIV感染，CD4+T细胞计数≤350/μl或进入艾滋病期的孕妇，应使用甲氧苄啶+磺胺甲恶唑（trimethoprim+sulfamethoxazole）的复方制剂即磺胺甲基异恶唑（cotrimoxazole，CTX）来预防疟疾。对于CTX耐药者，使用甲氟喹可以获得更高的胎盘疟原虫血症清除率，但恶心、呕吐等不良反应的发生率也较高。也有研究表明，与单用双氢青蒿素-哌喹相比，加用CTX不能进一步减少HIV感染孕妇的胎盘疟原虫血症。而对于其他HIV感染的成年人，CTX可以显著降低疟疾相关的病死率。

### 3.婴幼儿预防用药

WHO自2012年开始建议，将季节性化学预防（seasonal malaria chemopreven-tion，SMC）作为针对撒哈拉沙漠以南非洲地区的疟疾控制战略。在流行季节，所有6岁以下儿童每月服用磺胺多辛-乙胺嘧啶和阿莫地喹。在西非地区展开的7项临床研究表明，该方案可以降低75%以上的疟疾发病率和重症发生率，显著降低了病死率。根据WHO的疟疾报告表明，2017年，SMC计划保护了非洲撒哈拉沙漠以南的萨赫勒地区12个国家的1570万名儿童。然而，由于缺乏资金及糟糕的公共卫生条件，仍有约1360万名本可受益于SMC计划的儿童未能得到治疗。

对非洲疟疾中-高度流行地区的1岁以内的婴儿，建议在第2轮或第3轮接种百白破疫苗和麻疹疫苗时，进行3剂磺胺多辛-乙胺嘧啶间歇性预防治疗，可以显著降低疟疾发病率、贫血发生率和全因住院率。

作为来自非疟疾流行区的旅行者，儿童用药需谨慎计算用量，有条件时应进行G-6-PD缺乏症的筛查。在不耐药的区域可选择氯喹和甲氟喹，在以间日疟感染为主的区域选择伯氨喹。

由于多西环素对牙齿和骨骼发育的影响，仅可用于8岁以上儿童；阿托伐醌-氯胍可用于1个月以上且体质量5kg以上的婴幼儿；甲氟喹可用于3个月以上婴幼儿。

### 4.旅行者用药

根据WHO建议，前往疟疾流行区的旅行者可以采取药物预防措施，抑制疟疾的血液感染期，以防罹患疟疾。对旅行者选择预防药物应考虑前往目的地的流行强度、疟原虫种类、是否存在耐药、旅行季节、住宿条件（是否为永久建筑物、是否用空调、是否使用蚊帐等）、户外活动时间、健康状况和既往病史及与当前服用的其他药物的相互作用等情况。旅行者发病的高危因素包括35岁以下、目的地为撒哈拉沙漠以南非洲地区、时间超过1个月、没有采取预防措施等。每年约有1.25亿人到疟疾流行区旅行，至少有

30 000人感染疟原虫，10 000例次发病，仅美国每年就有约2000例从疟疾流行区返回的旅行者发病，其中94%没有接受化学药物预防。

从成本-效益比的角度考虑，累计发病风险高于1.13%的情况下预防用药才适合。不同国家针对旅行目的地不同，采取的策略和具体用药也各不相同，目前尚无统一的专家共识。Shellvarajah等对19个欧美国家的110位旅行医学专家进行了问卷调查，发现对于健康成年旅客，91.67%的专家推荐使用阿托伐醌-氯胍，对于儿童和婴儿则有58.57%～68.09%的专家推荐使用甲氟喹。

### （三）预防用药存在问题

#### 1.耐药

全球各地主要流行的疟原虫种类不同，其中非洲地区主要流行恶性疟原虫，占疟疾病例总数的99.7%，东南亚地区占62.8%，东地中海地区占69.0%，西太平洋地区占71.9%。而美洲地区以间日疟原虫为主，占疟疾病例总数的74.1%。除巴拿马海峡以西的中北美和加勒比海地区外，对氯喹耐药的恶性疟原虫遍及全球，主要集中在撒哈拉沙漠以南非洲地区。对氯喹耐药的间日疟原虫局限在巴布亚新几内亚和印度尼西亚，对甲氟喹耐药的恶性疟原虫主要分布在东南亚，包括泰缅、泰柬边境，还分布于柬埔寨西部、缅甸东部靠近中缅边境地区、老缅边境及越南南部。因此，在上述地区，应避免使用包含氯喹和甲氟喹的预防用药方案。

近年来，ACTs是疟疾控制工作取得成功的关键因素，对保护青蒿素的有效性十分重要。2010—2017年进行的多项研究表明ACTs仍然有效，大湄公河次区域以外的总体有效率超过95%。在疫情最为严重的非洲，迄今尚无对青蒿素（部分）耐药性的报告。但4个大湄公河次区域国家已报告出现多药耐药，包括对青蒿素和对复方制剂中的其他成分耐药。青蒿素类耐药的定义为：采用青蒿琥酯单药治疗或ACTs后疟原虫的清除延迟，即部分耐药。鉴于青蒿素类口服药物的单药疗法是导致青蒿素类药物出现耐药的主要因素之一，WHO建议疟疾流行区国家采取有效措施，停止使用青蒿素类口服药物单药疗法，推广ACTs方案。越南国家森林公园对于护林员采用双氢青蒿素-哌喹+伯氨喹的预防方案取得了良好效果。在ACTs的选择中，还应考虑中南半岛部分地区甲氟喹耐药的问题。

在撒哈拉沙漠以南非洲地区，作为IPTp的主要药物，磺胺多辛-乙胺嘧啶的敏感性正在下降。同时，由于其抗叶酸的作用，增加了胎儿神经管畸形的风险，因此妊娠妇女需要补充叶酸，而这又降低了药物的抗疟作用。为减少不必要的药物暴露，降低耐药风险，孕期间歇筛查和治疗可能是更好的选择，但筛查试验灵敏性偏低，使该方案的应用受到了很大限制。

#### 2.依从性

无论是对于旅行者还是流行区居民，药物依从性都是影响预防效果的重要因素之一。影响依从性的因素包括对预防用药重要性的认知和药物的不良反应。对于欧美国家而言，祖先来自疟疾流行区而长期居住在欧美的第一、二代移民回原籍探亲者，由于来自疟疾流行区的获得性免疫已经减弱，因此感染风险较高。但这一部分人群往往认为其来自疟疾流行区而不需要服药，其他旅行者也经常因为受到当地居民疟疾发病率较低这一现象的影响而中断用药，事实上，旅行者的感染率和当地居民的发病率往往不相关。尼日利亚开展的一项调查显示，高达60.4%的妊娠妇女和45.8%的5岁以下儿童的母亲并不了解疟疾预防相关知识。而消化道反应、神经系统症状等药物不良反应，则是在多项疟疾预防用药的相关临床研究中，已充分知情同意的受试者中断用药的主要因素。

### （四）预防用药选用原则

可选用磷酸氯喹或磷酸哌喹。实际上目前尚无既安全有效、副作用小，又半衰期较长、能够预防感染的理想抗疟药物。尽管《规范》中未明确，但针对目前中国大量出境人员需预防疟疾的现状，由于境外感染绝大多数为恶性疟，建议携带ACTs及青蒿素类注射液，一旦感染发病可以进行假定性治疗或抢救。

### （五）预防服药使用方案

#### 1.恶性疟和间日疟混合流行地区

流行季节使用磷酸哌喹每月1次，每次口服磷酸哌喹（哌喹基质）600mg，临睡前服。连续服药不超过4个月，再次进行预防服药应间隔2～3个月。

#### 2.单一间日疟流行地区

流行季节磷酸氯喹每7～10d1次，每次口服磷酸氯喹（氯喹基质）300mg，临睡前服。

### （六）预防用药研究进展

他非诺喹是一种8-氨基喹啉类药物，2018年被美国FDA批准用于间日疟的治疗和疟疾预防，目前已经被美国CDC列入旅行者用药的推荐方案。其半衰期长达17d，对恶性疟和间日疟均有预防作用。加纳的一项随机对照试验显示，剂量为200mg/周的他非诺喹可以达到86%的保护率。加蓬开展的另一项随机对照试验中，所有受试者在基线均接受卤泛群（菲甲醇衍生物）治疗，随后服用11周他非诺喹或安慰剂，血涂片阳性率分别为0/84和14/82。一项泰国军队的对照研究显示，每月1次400mg剂量的他非诺喹对预防间日疟原虫感染的保护率为96%，而对恶性疟原虫可达100%。该药对疟原虫的全生命周期均有作用，可以杀灭肝细胞内期休眠子，能够预防间日疟的复发，主要的不良反应包括转氨酶升高、肾小球滤过率降低及消化道反应，与伯氨喹一样，该药不能用于G-6-PD缺乏症患者。

二氢乳清酸脱氢酶是一个新发现的治疗靶点。目前正在研究的以三唑并嘧啶为基团的二氢乳清酸脱氢酶选择性抑制剂 DSM265 主要针对恶性疟，其新一代制剂 DSM421 具有更好的可溶性和更慢的体内清除率，可以单剂每周服用 1 次用于恶性疟和间日疟的预防。JPC-3210 是一种新的 2-氨甲基苯酚类药物，体外和动物实验证实其对多耐药恶性疟原虫有效，细胞毒性低，蛋白结合率高达 97%，口服生物利用度高，半衰期长，是一种具有潜力的新药。

维生素 D 在天然免疫和获得性免疫中均起到重要作用。动物实验显示，口服补充维生素 D 可以通过减轻炎症反应、修复血脑屏障而明显改善脑型疟疾的症状，降低病死率。

杀灭配子体对于预防从人到蚊的传播过程非常重要。马里的一项临床研究表明，给无症状、血涂片可见配子体的恶性疟原虫血症患者加用单剂伯氨喹或 3d 亚甲蓝后，100% 的配子体被杀灭。

## 六、总结

时至今日，疟疾仍然是世界发病率和死亡率最高的传染病之一，严重威胁着人类健康，世界各国都对疟疾防治给予了极大的重视和支持。抗疟疾药物的使用在一定程度上抑制了疟疾的传播扩散，为抗疟事业作出了巨大贡献。但是日益突显的耐药性问题使得疟原虫对抗疟药的敏感性降低，导致疟原虫清除率下降，疟疾治疗失败率增加，现有抗疟药逐渐失去其治疗效果，疟疾难以被彻底消除。由此可见，疟疾的防治依旧是一个刻不容缓的全球性重大事件。人类仍需继续努力研发针对新靶标和新作用机制的抗疟疾药物，以期能够彻底消除疟疾，从根本上解决这一世界难题。

# 第七章 非复杂性疟疾的治疗

## 一、背景介绍

出现疟疾症状和寄生虫学检测试验阳性，但没有严重疟疾特征的患者被定义为非复杂性疟疾。临床上如果不能明确诊断为重症疟疾，都需要按照非复杂性疟疾治疗。

疟疾是世界上主要的公共卫生问题之一。撒哈拉以南非洲的疟疾感染严重，世界上大约90%的疟疾死亡病例发生在那里，每分钟非洲就有6人死于疟疾。疟疾也是发展中国家孕妇和儿童死亡的主要原因之一。及早诊断和及时使用有效的抗疟药物是控制疟疾的重要策略。然而，抗疟药物耐药性的出现是控制疟疾的挑战之一。20世纪90年代末，氯喹的治疗失败率超过85%。这使得1998年将一线抗疟药物改为磺胺嘧啶和乙胺嘧啶。然而，2003年在全球范围内进行的一项关于磺胺二甲嘧啶的研究，研究结果报告了72%的抗疟治疗失败率。因此，WHO于2004年推荐采用蒿甲醚-苯芴醇（AL）作为非复杂恶性疟的一线治疗药物。当时，AL的基线有效率为99.1%，治疗失败率低于1%。WHO建议一线抗疟疾药物的寄生虫学和临床治愈率须超过90%。在世界不同地区进行的许多研究表明，AL符合这一标准。然而，由于疟原虫的进化及对AL出现耐药，1999年，在泰国、日本、肯尼亚、桑给巴尔和柬埔寨已经出现了AL对疟原虫治疗失败的紧急状态。持续监测一线治疗药物的疗效非常重要，以确保有效药物的使用，并保持迄今在降低疟疾发病率和死亡率方面取得的进展。

疟疾传播率是由社区中的寄生虫宿主蚊子媒介的密度和行为决定的。尽管其他免疫因素也会影响蚊媒的传播性，但蚊子被感染的概率主要取决于人类宿主中有活力的配子体携带的流行率、持续时间和密度，导致恶性疟原虫配子体携带时间和密度增加的因素很多。其中大多数没有明确定义，但配子体数量随着无性寄生虫血症、贫血和抗药性的密度和持续时间的增加而增加。降低疟疾发病率和死亡率的努力包括控制蚊媒（使用经杀虫剂处理的蚊帐和室内滞留喷洒）和及时使用有效的抗疟药治疗。随着政策、技术和财政支持，对疟疾控制干预的措施也随之增多，特别是疟疾治疗策略的变化，从价格低廉但失败率高的单一疗法，如氯喹和磺胺多辛-乙胺嘧啶（SP）等，转而推荐青蒿素为基础的联合疗法（ACTs）。ACTs普遍被认为是目前治疗非复杂恶性疟疾的最佳疗法，因为其治愈率高，寄生虫清除时间更快，并且可降低耐药性和疟疾传播。在过去的十年中，推荐的抗疟方案作为非复杂恶性疟治疗的首选，要求把临床和寄生虫学应答（ACPR）率从既往要求在14d内达到75%，提高到了在28d时至少达到95%。虽然大多数疟疾流行国家都采取了ACTs治疗方案，但这些治疗方案的执行速度较慢。如何选择及部署这些药物将是决定取得疟疾治疗和控制成功的关键。优化的ACTs治疗方案对控制和最终消除疟疾的影响，取决于仔细选择实施的方案。除了通常考虑的有效性、安全性和成本外，治疗政策的选择还应考虑治疗周期（28dACPR率到达95%）对疟疾传播的影响，以及在相关情况下对非恶性疟疾的疗效。同样重要的是，必须选择适合每个主要目标人群的循证剂量方案，特别是幼儿和孕妇，并优化实施方案，以确保疟疾患者的高覆盖率和依从率，同时限制非疟疾发热性疾病患者的使用。

## 二、非复杂性恶性疟疾的治疗

### （一）单纯性非复杂性恶性疟的治疗

治疗无并发症疟疾的临床目标是尽快治愈感染，并防止向严重疟疾发展。"治愈"的定义是清除体内的所有寄生虫。治疗的公共卫生目标是防止感染进一步传染给其他人，并防止抗疟疾药物的抗药性的出现和传播。

1.以青蒿素为基础的联合治疗（ACTs）

ACTs是一种快速起效的青蒿素衍生物和一种长效抗疟药物（消除较慢）的组合。青蒿素衍生物可以迅速清除血液中的寄生虫（在每隔48h的无性周期中，寄生虫数量减少约1万倍）。长效的联合药物可以清除剩余的寄生虫，并提供保护，防止对青蒿素衍生物产生抗药性。消除半衰期较长的联合药物也可提供一段时间的治疗后预防。

2.治疗单纯性恶性疟推荐的5种ACTs为：

①蒿甲醚+苯芴醇；

②青蒿琥酯+阿莫地喹；

③青蒿琥酯+甲氟喹；

④青蒿琥酯+磺胺多辛-乙胺嘧啶；

⑤双氢青蒿素+哌喹。

（1）治疗周期（青蒿素衍生物治疗1个疗程为3d），涵盖2个无性周期，确保只有一小部分寄生虫存活下来由联合药物清除，从而减少对联合药物产生抗药性。因此不推荐较短的疗程（1~2d），因为它们效果较差，对配子细胞的影响较小，对缓慢消除的联合药物的保护作用也较小。

ACTs方案必须确保最佳剂量以延长其有效治疗疗效，即最大限度、快速地提高临床上对寄生虫治愈的可能性，最大限度地减少传播和延缓耐药性。为了确保高治愈率，在所有目标人群中达到有效的抗疟药物浓度及足够长的暴露时间是至关重要的。

ACTs推荐的剂量是通过剂量与药物暴露情况（药代动力学）及由此产生的疗效（药效学）和安全性之间的关系而得出的。一些患者群体，特别是年龄较小的儿童，没有药物说明书推荐的"剂量方案"，这会影响疗效和机体的抵抗力。当有药理学证据表明某些患者组没有接受最佳剂量时，需要调整剂量方案，以确保所有患者组都有相同的暴露。虽然基于年龄的剂量在儿童中可能更实用，但年龄和体重之间的关系对不同的人群产生的影响不同。因此，基于年龄的剂量可能导致一些患者剂量不足或剂量过大，除非有大型的、特定地区的年龄与重量数据库可用于指导该地区的用药剂量。剂量方案以外的其他因素也可能影响药物的暴露，从而影响治疗效果。个别患者的药物暴露还取决于药物的质量、配方、依从性等因素。对于某些药物，还取决于与脂肪联合给药。依从性差是治疗失败的主要原因，并可促使耐药性的出现和传播。固定剂量组合有利于依从性，比个别复合片剂更可取。处方医生有必要向患者解释他们应该完成抗疟疗程的原因。

①蒿甲醚+苯芴醇

目前可用的配方为：含有20mg蒿甲醚和120mg苯芴醇的分散片或标准片，及固定剂量组合配方中含有40mg蒿甲醚和240mg苯芴醇的标准片。有香味的分散片适用于儿童。

用法及用量：蒿甲醚为5~24mg/kg体重，苯芴醇为29~144mg/kg。

体重：（如表7-1所示）。

表7-1：根据体重不同，推荐蒿甲醚＋苯芴醇的使用剂量，
用药方案：蒿甲醚+苯芴醇2/d，连用3d（共6剂）

| 体重（Kg） | 蒿甲醚＋苯芴醇3d的剂量（mg） |
| --- | --- |
| 5~15 | 20＋120 |
| 15~25 | 40＋240 |
| 25~35 | 60＋360 |
| ≥35 | 80＋480 |

与调整的药物剂量和治疗反应相关的因素有：

对于幼儿（<3岁）、孕妇、超重的成年人、服用甲氟喹、利福平或依法韦仑的患者及吸烟者，由于这些目标人群可能面临更高的治疗失败风险，应该更密切地监测他们对治疗的反应，并确保他们完全坚持治疗。

在同时服用基于洛比那韦-洛匹那韦/利托那韦的抗逆转录病毒药物的患者中，已经观察到苯芴醇的暴露量增加，但毒性没有增加，因此没有调整剂量的必要。

其他建议：该ACTs的一个特点是，苯芴醇不能作为单一疗法使用，也从未单独用于治疗疟疾。

与脂肪联合给药可促进苯芴醇的吸收。需告知患者，这种ACT应该在食用食物或含脂肪饮料（如牛奶）之后立即进行治疗，特别是在治疗的第2d和第3d。

②青蒿琥酯+阿莫地喹

目前可用的配方：分别含有25mg+67.5mg、50mg＋135mg或100mg+270mg青

蒿琥酯和阿莫地喹的固定剂量组合片剂。

用法及用量：青蒿琥酯4（2～10）mg/kg体重/d，阿莫地喹10（7.5～15）mg/kg体重/d，1次/d，连用3d。青蒿琥酯的总治疗剂量范围为每天6～30mg/kg体重，阿莫地喹为22.5～45mg/kg体重（如表7-2所示）。

表7-2　不同体重的推荐用药方案：青蒿琥酯＋阿莫地喹1/d，连用3d

| 体重（Kg） | 青蒿琥酯＋阿莫地喹3d的剂量（mg） |
| --- | --- |
| 4.5～9 | 25＋67.5 |
| 9～18 | 50＋135 |
| 18～36 | 100＋270 |
| ≥36 | 200＋540 |

与改变的药物暴露量和治疗反应相关的因素有：

在瘦小的儿童中使用阿莫地喹单一治疗失败较为常见。因此，应密切监测他们对青蒿琥酯＋阿莫地喹治疗的反应。

青蒿琥酯＋阿莫地喹与严重的中性粒细胞减少症有关，特别是在合并感染HIV的患者服用复方新诺明。同时使用依法韦仑会增加阿莫地喹的暴露量和肝毒性。因此，服用依沙韦仑和复方新诺明的患者应尽量避免同时使用青蒿琥酯＋阿莫地喹治疗疟疾，除非这是唯一可以选用的治疗方案。

其他建议：

在妊娠中期和晚期，阿莫地喹或其代谢物去乙基阿莫地喹的药代动力学没有明显变化，因此不建议调整剂量。年龄对阿莫地喹和去乙基阿莫地喹的血药浓度无明显影响，因此不需要因年龄而调节药物的剂量。

③青蒿琥酯＋甲氟喹

目前可用的配方：青蒿琥酯25mg＋盐酸甲氟喹55mg（相当于甲氟喹基50mg）的小儿片剂和青蒿琥酯100mg＋盐酸甲氟喹220mg（相当于甲氟喹基200mg）的成人片的固定剂量处方。

用法及用量：青蒿琥酯4（2～10）mg/kg体重，甲氟喹8.3（5～11）mg/kg体重，1次/d，3d为1个疗程（如表7-3所示）。

表7-3　不同体重的推荐用药方案：青蒿琥酯＋甲氟喹1次/d，连用3d

| 体重（Kg） | 青蒿琥酯＋甲氟喹3d的剂量（mg） |
| --- | --- |
| 5～9 | 25＋55 |
| 9～18 | 50＋110 |
| 18～30 | 100＋220 |
| ≥30 | 200＋440 |

在临床试验中，甲氟喹与恶心、呕吐、头晕、烦躁不安和睡眠障碍的发生率增加有关，但这些症状很少使人虚弱，而且，在使用这种ACT的地区，它通常被耐受得很好。

为了减少急性呕吐和优化吸收，甲氟喹的总剂量最好分成3d。

由于同时使用利福平减少了甲氟喹的暴露量，潜在地降低了其疗效，故服用这种药物的患者应该仔细随访，以确定治疗效果。

④青蒿琥酯+磺胺多辛-乙胺嘧啶（SP）

目前可用的配方：目前可用的50mg青蒿琥酯＋500mg磺胺+25mg乙胺嘧啶组成的固定剂量复合片剂。

用法及用量：4（2～10）mg/kg体重的青蒿琥酯，1次/d，连续3d，并在第1d单次给药至少25/1.25（25～70/1.25～3.5）mg/kg体重的磺胺多辛/乙胺嘧啶（如表7-4所示）。

表7-4 不同体重的推荐用药方案：青蒿琥酯1次/d，
连用3d，第1d单次给予磺胺多辛/乙胺嘧啶的剂量

| 体重（Kg） | 青蒿琥酯的剂量（mg） | 第1d单次磺胺多辛/乙胺嘧啶的剂量（mg） |
| --- | --- | --- |
| 5～10 | 25 | 250/12.5 |
| 10～25 | 50 | 500/25 |
| 25～50 | 100 | 1000/50 |
| ≥50 | 200 | 1500/75 |

与改变的药物暴露量和治疗反应相关的因素有：

口服低剂量叶酸（0.4mg/d）的孕妇并不会降低SP的疗效，而较高剂量（5mg/d）可显著降低其疗效，不宜同时服用。

其他建议：这种ACT的缺点是它不能作为固定剂量的组合使用，这可能会影响依从性，并增加散装青蒿琥酯片剂单一治疗的风险。

随着SP、磺胺嘧啶和复方新诺明（甲氧苄啶-磺胺甲恶唑）的广泛使用，耐药性可能会增加。幸运的是，对抗结核药物和磺胺类药物耐药的分子标记与治疗反应有很好的相关性。在使用这种药物的地区应该对这些进行监测。

⑤双氢青蒿素+哌喹

配方：目前以固定剂量组合的形式提供含有40mg双氢青蒿素和320mg哌喹的片剂，儿科片剂含有20mg双氢青蒿素和160mg哌喹。用法及用量：4（2～10）mg/kg体重的双氢青蒿素和18（16～27）mg/kg体重的哌喹，体重≥25kg的成人和儿童1次/d，连续3d。体重＜25kg的儿童的目标剂量和范围是双氢青蒿素4（2.5～10）mg/kg体重/d和哌喹24（20～32）mg/kg体重，1次/d，连续3d。（如表7-5所示）。

表7-5 不同体重的推荐用药方案：双青蒿素＋哌喹1次/d，连用3d

| 体重（Kg） | 双青蒿素＋哌喹的剂量（mg） |
| --- | --- |
| 5～8 | 20＋160 |
| 8～11 | 30＋240 |
| 11～17 | 40＋320 |

续表

| 体重（Kg） | 双青蒿素＋哌喹的剂量（mg） |
| --- | --- |
| 17~25 | 60＋480 |
| 25~36 | 80＋640 |
| 36~60 | 120＋960 |
| 60~80 | 160＋1280 |
| >80 | 200＋1600 |

与改变的药物暴露量和治疗反应相关的因素有：

应避免高脂餐，因为会显著加速哌喹的吸收，从而增加潜在的延长心室复极导致心律失常的风险（心电图QT间期延长）。正常膳食不会严重影响哌喹的吸收。

由于营养不良儿童治疗失败的风险会增加，故应密切监测他们对治疗的反应。

孕妇排出哌喹更快，缩短了双氢青蒿素+哌喹的治疗后预防效果。由于这不影响初级疗效，故不建议孕妇调整剂量。

其他建议：哌喹延长QT间期的量与氯喹大致相同，但小于奎宁。给患者服用双氢青蒿素+哌喹前不必做心电图检查，但先天QT间期延长、有临床症状或正在服用延长QT间期的药物的患者不宜使用该ACT。

## （二）复发性恶性疟疾的治疗

恶性疟的复发可能是由于再次感染或治疗失败引起。治疗失败可能是由于个别药物或不合格药物的抗药性或药物暴露量不足，依从性差、呕吐、药代动力学异常。重要的是要从患者的病史中确定其是否服用药物后发生了呕吐或没有完成整个疗程。在可能的情况下，治疗失败后必须再次经寄生虫学确认。

在个别患者中，可能无法区分复发和再感染，尽管发热和寄生虫血症没有消退或在治疗后4周内复发被认为是目前推荐的ACT治疗失败。在许多情况下，治疗失败是因为没有询问患者在复发之前的1~2个月内是否接受过抗疟治疗的病史。

### 1.在4周内治疗失败的推荐治疗方案

需要改用推荐的二线抗疟治疗药物。7d治疗方案（青蒿琥酯或奎宁都应与四环素、多西环素或克林霉素联合使用）的依从性可能较差，这些方案不再被普遍推荐。不主张使用口服青蒿琥酯单一疗法，而且含有奎宁的方案也不能很好地耐受。

### 2.在4周后治疗失败的推荐治疗方案

治疗4周后出现的发热和寄生虫血症可能是由于复发或新的感染造成的。只有通过对寄生虫进行PCR基因分型，才能将其与初次感染和复发感染区分开来。由于PCR没有常规用于患者的检测，从操作的角度来看，所有最初治疗4周后失败的患者都应被认为是新的感染，并应采用一线ACT进行治疗。

### （三）特殊人群的非复杂恶性疟的治疗

特殊人群包括幼儿、孕妇和服用强效酶诱导剂（如利福平、法韦伦兹）的患者，由于药代动力学的改变，增加了当前剂量方案的治疗失败率。高寄生虫血症患者和青蒿素抗药性恶性疟疾流行地区的患者治疗失败率要高得多，这些群体需要更多的抗疟药物暴露量（治疗浓度持续时间更长），而不是目前的ACT常规推荐剂量。如何较好地掌握这一点往往是比较困难的。选择包括增加个人剂量、增加剂量的频率或持续时间及增加额外的抗疟疾药物。然而，增加个人剂量可能无法预期的暴露量（例如，苯芴醇吸收变得饱和），或者由于短暂的高血浆浓度（哌喹、甲氟喹、阿莫地喹、咯萘啶剂量）可能是有毒的。延长治疗疗程，可以增加无性周期对青蒿素成分的暴露量，并增加对联合药物的暴露量。在这些特殊情况下，ACTs方案的可接受性、耐受性、安全性和有效性亟待评估。

**1. 孕妇和哺乳期妇女的治疗**

妊娠期疟疾与出生低体重婴儿、贫血增加有关。在低传播率地区，妊娠期疟疾发生重症疟疾、流产和死亡的风险增加。在高传播环境中，尽管疟疾对胎儿生长有不利影响，但疟疾在怀孕期间通常没有症状，或者只有轻微的非特异性症状。大多数抗疟药在妊娠期的安全性、有效性和药代动力学方面的信息不足，特别是在妊娠的前3个月。

**2. 妊娠前3个月的治疗**

妊娠前3个月使用安全的抗疟疾药物包括：奎宁、氯喹、克林霉素。因此，对于患有无并发症恶性疟疾且怀孕前3个月的孕妇来说，最安全的治疗方案是奎宁+克林霉素（10mg/kg体重，2次/d），疗程7d（如果没有克林霉素，则采用奎宁单一疗法）。如果奎宁+克林霉素不可用或无效，可以选择ACT或口服青蒿琥酯+克林霉素。

**3. 妊娠中期和晚期的治疗**

目前的风险-收益评估表明，ACT可应用于治疗妊娠中期和晚期的无并发症恶性疟疾。一项对蒿甲醚+苯芴醇治疗单纯性恶性疟的对照试验中，在1000多名妊娠中期和晚期妇女中进行了评估，结果表明其耐受性和安全性良好。

有报道在印度尼西亚妊娠中期和晚期的妇女接受双氢青蒿素+哌喹作为一线治疗后，治疗效果良好。SP虽然被认为是安全的，但由于对SP的耐药性，在许多地区不适合作为青蒿琥酯的联合药物使用。如果青蒿琥酯+SP用于治疗，应避免每日高剂量（5mg）的叶酸补充剂，因为这会影响SP的疗效。应使用较小剂量的叶酸（0.4~0.5mg体重/d）或使用青蒿琥酯+SP以外的治疗方法。

甲氟喹被认为在妊娠中期和晚期用于治疗疟疾是安全的；然而，它只能与青蒿素衍生物联合服用。奎宁与妊娠晚期低血糖的风险增加有关，只有在没有有效的替代品时才可使用奎宁（与克林霉素一起使用）。怀孕期间不应使用伯喹和四环素。

**4.妊娠期妇女使用药物的剂量**

妊娠期间使用的抗疟药的药代动力学数据有限。现有的资料表明，怀孕期间的药代动力学特性经常会改变，但这种改变目前还不足以保证调整剂量。使用奎宁，在怀孕期间的暴露量没有明显的差异。对SP的药代动力学研究表明，妊娠可显著降低磺胺多辛的暴露剂量，但对乙胺嘧啶的暴露剂量结果并不一致。因此，目前不需要修改剂量。青蒿琥酯+甲氟喹无需调整剂量。

**5.哺乳期妇女的治疗**

可被母乳喂养的婴儿代谢的抗疟疾药物的数量相对较少。四环素是母乳喂养母亲的禁忌，因为它对婴儿的骨骼和牙齿发育有潜在的影响。在没有关于母乳排出的进一步信息之前，除非母乳喂养的婴儿已经检查过G-6-PD缺乏，否则不应将伯喹用于哺乳妇女。

**6.婴幼儿（包括营养不良者）的治疗**

青蒿素衍生物是相对安全的，幼儿耐受性良好。因此，ACTs的选择在很大程度上取决于联合药物的安全性和耐受性。SP（与青蒿琥酯联合使用）在新生儿的头几周应该避免使用，因为它竞争性地取代胆红素，从而可能加重新生儿的高胆红素血症。伯喹应该在新生儿的前6个月避免使用（尽管没有关于其对婴儿毒性的数据），四环素应该在整个婴儿期都避免使用。除了这些，目前推荐的其他抗疟治疗在婴儿时期都没有显示出严重的毒性。在婴幼儿中延迟治疗恶性疟可能会产生致命的后果，特别是对于更严重的感染，上述不确定因素不应延误药物治疗。在治疗幼儿时，确保给药剂量的准确性是很重要的，因为婴儿比年龄较大的儿童或成年人更容易呕吐。味道、剂量、稠度和胃肠道耐受性是儿童是否保守治疗的重要决定因素。如果药物在给药后1h内出现呕吐，往往建议母亲调整给药技巧并进行再次给药。因为婴儿的病情恶化可能很快，所以使用非肠道治疗的门槛应该低得多。

许多药物在婴儿中的药代动力学特性与在成人中的药代动力学特性明显不同，因为在新生儿的第1年会发生生理变化，准确的剂量对婴儿尤其重要。目前唯一被禁止用于婴儿（<6个月）的抗疟药是伯喹。对于所有婴儿，包括体重<5kg的婴儿，推荐ACT，并应该按照相同的mg/kg体重给予ACT剂量，同时密切监测治疗反应。由于大多数抗疟疾药物缺乏婴儿配方，往往需要分割成人药片，这可能会导致剂量的不准确。如果有科学的配方和治疗效果是首选，因为它们提高了ACT剂量的有效性和准确性。

（1）婴幼儿（包括营养不良者）的治疗剂量

疟疾和营养不良经常共存，营养不良可能导致剂量基于年龄（对于年龄偏低的婴儿来说，剂量可能太高）或基于体重（对于年龄偏低的婴儿来说，剂量可能太低）而不准确。虽然许多关于抗疟疾药物疗效的研究都是在营养不良普遍存在的人群和环境中进行的，但很少有专门针对营养不良个人的药物处置研究，这些研究很少区分急性和慢性营养不良。如果出现腹泻或呕吐，或快速肠道转运或小肠黏膜萎缩，口服药物吸收可能会减少。肌肉内和直肠内药物的吸收可能会较慢，肌肉质量的减少可能会使营养不良的患者难以进行肌肉内注射。

某些药物的分布体积较大，血药浓度较低。低蛋白血症可降低蛋白结合力，增加代谢清除率，但伴随的肝功能障碍可降低某些药物的代谢，最终结果尚不确定。对奎宁和氯喹药代动力学的小规模研究表明，不同程度营养不良的人会有不同程度的改变。对SP、阿莫地喹单一治疗和双氢青蒿素+哌喹治疗的研究表明，营养不良儿童的疗效会降低。对个别患者数据的汇集分析显示，在年龄不足3岁的儿童中，第7d的苯芴醇浓度低于营养充足的儿童和成年人。虽然这些发现令人担忧，但这些数据量不足以对营养不良患者的任何抗疟药物进行剂量调整，只需更密切地监测这类患者对治疗的反应即可。

### 7.体形较大且肥胖患者的治疗

当给体形较大且肥胖患者给药时，大个子成年人有剂量不足的风险。原则上，大个子成人的剂量应该以达到每种抗疟方案的目标mg/kg体重的剂量为基础，以确保适当的治疗。对于肥胖患者，分配到脂肪中的药物通常比分配到其他组织中的药物少；体重较重但不肥胖的患者与体重较轻的患者需要相同的mg/kg体重的剂量。

### 8.合并感染艾滋病病毒（HIV）的患者的治疗

疟疾和艾滋病病毒感染之间存在相当大的病变范围重叠，许多人合并感染。艾滋病病毒相关免疫抑制的恶化可能会导致更严重的疟疾表现。在感染艾滋病病毒的孕妇中，疟疾胎盘对新生儿体重的不利影响有所增加。在疟疾稳定流行的地区，对疟疾部分免疫的艾滋病病毒感染患者可能会发生更频繁、更高密度的感染；而在传播不稳定的地区，艾滋病病毒感染与严重疟疾和疟疾相关死亡的风险增加有关。关于HIV感染如何改变对ACT的治疗反应的信息有限。早期研究表明，HIV相关免疫抑制的增加与抗疟疾药物治疗反应的降低有关。目前没有文献报道需要调整艾滋病患者的一般疟疾治疗的建议。

对感染艾滋病病毒的儿童和成人使用甲氧苄啶+磺胺甲恶唑治疗的研究表明，即使在抗叶酸抵抗率较高的地区，也能显著预防疟疾。在抗逆转录病毒药物与ACT药物相互作用的研究中，使用甲氧苄啶+磺胺甲恶唑和抗逆转录病毒治疗的同时，联合青蒿琥酯+阿莫地喹治疗疟疾时，中性粒细胞减少症的发生率很高。感染HIV的儿童在开始服用青蒿琥酯+阿莫地喹14d后患中性粒细胞减少的风险是未感染HIV的儿童的7~8倍。青蒿琥酯+阿莫地喹联合给予依法韦仑的肝毒性已有文献记载。

一项对非洲高传播区无并发症疟疾儿童的研究表明，与以非核苷逆转录酶抑制剂为基础的抗逆转录病毒治疗相比，接受基于洛匹那韦-利托那韦的抗逆转录病毒治疗的儿童在接受蒿甲醚+苯芴醇治疗后，疟疾复发的风险降低。在这些儿童和健康志愿者中的药代动力学评估显示，使用基于洛匹那韦-利托那韦的抗逆转录病毒治疗时，苯芴醇的暴露剂量明显较高，而双氢青蒿素的暴露剂量较低，但没有不良后果。增加蒿甲醚+苯芴醇与依法韦仑为基础的抗逆转录病毒治疗的剂量还没有研究。在健康志愿者中使用奎宁与洛匹那韦-利托那韦或单独使用利托那韦的研究得出了相互矛盾的结果。合并后的数据不足以证明剂量调整是合理的。单剂量阿托醌-普罗胍与依沙韦仑、洛比那韦-利托那韦或阿扎那韦-利托那韦合用均可使阿托醌（2~4倍）和普鲁胍（2倍）的浓度-时间曲线下面积显著减小，这可能会很好地影响治疗或预防效果。

9.合并感染结核患者的治疗

利福霉素，特别是利福平，是有效的CYP3A4诱导剂，抗疟活性较弱。成人疟疾患者在奎宁治疗过程中同时服用利福平，奎宁暴露剂量显著减少，复发率增加5倍。同样，在健康成年人中，同时使用利福平使甲氟喹的暴露剂量减少了3倍。在同时感染艾滋病毒和结核病的成年人中，接受利福平治疗使蒿甲醚、双氢青蒿素和苯芴醇3种药物暴露明显减少（分别减少了9倍、6倍和3倍）。由于这些患者复发感染的风险更高，他们应该受到密切监测。

### （四）间日疟原虫、三日疟卵形疟原虫和诺氏疟原虫引起非复杂性疟疾的治疗

关于间日疟、三日疟、卵形疟原虫和诺氏疟原虫对体内抗疟药物敏感性的数据很少。经验表明，卵形疟原虫和诺氏疟原虫对以阿莫地喹、甲氟喹和青蒿素衍生物及以青蒿素为基础的联合疗法（ACT）同样敏感，但其对抗叶酸类抗疟疾药物（如SP）的敏感性不太确定。诺氏疟原虫对奎宁、甲氟喹和蒿甲醚+苯芴醇同样敏感，严重诺氏疟对青蒿琥酯反应良好。

间日疟原虫的抗疟药敏感性已被广泛研究。现在短期体外培养方法已经标准化，临床研究的结果也得到了体外检测的支持。间日疟通常对氯喹仍敏感，但抗药性正在增加。对氯喹的高水平耐药性在整个新几内亚岛、大洋洲和印度尼西亚部分地区普遍存在。东南亚其他地区和南美部分地区也发现了较低水平的耐药性。在世界上间日疟发生率较高的印度次大陆，疟原虫主要对氯喹敏感。在一些地区，对乙胺嘧啶的耐药性迅速增加，导致乙胺嘧啶治疗无效。目前关于普鲁胍敏感性的数据不足，尽管在间日疟流行地区首次使用普鲁胍时，可迅速产生对普鲁胍的耐药性。

一般来说，间日疟原虫对所有抗疟药物都敏感。与恶性疟原虫不同的是，间日疟原虫的无性阶段也容易受到伯氨喹的影响，因此，氯喹+伯氨喹可作为治疗单纯性间日疟原虫感染的联合用药。间日疟原虫、卵形疟原虫引起疟疾的治疗指南，只提供根治性治疗方案，目前尚无标准化的体外评价抗疟药物催眠活性的方法。唯一具有显著活性的药物是8-氨基喹啉（伯喹、布喹、他苯喹）。体内评估表明，东亚和大洋洲的间日疟原虫对伯氨喹的耐药性比其他地区的更为明显。

1.非复杂性间日疟的治疗

到目前为止，疟疾控制方案的重点主要是恶性疟原虫，因为其是重症疟疾和疟疾死亡的主要原因，特别是在撒哈拉以南非洲。然而，一旦恶性疟消灭成为目标，需要给予间日疟更多地关注。它的分布范围更广，每年在约28.5亿高危人口中感染1.3亿~4.35亿人，主要分布在中亚和东南亚。间日疟原虫可以在蚊子中发育成子孢子，并形成潜伏

的肝期，引发复发。间日疟原虫的配子体与无性阶段可同时出现在循环中，尽管被对无性繁殖期有效的抗疟药物杀死（与恶性疟原虫不同），但间日疟原虫在非常低的寄生虫密度下传播良好，因此在患者出现症状和寻求治疗之前可能已经发生了传播。

间日疟原虫的无性阶段对氯喹的抗药性越来越强，但对青蒿素仍然高度敏感。阿莫地喹、甲氟喹、哌喹、苯芴醇、磺胺多辛-乙胺嘧啶和奎宁对无性繁殖期间日疟原虫氯喹抗性的治疗也有效。在恶性疟疾流行或间日疟对氯喹有抗药性的地区，ACTs是首选的治疗方法。伯氨喹是治疗间日疟（和卵形疟原虫）疟疾的唯一根治性药物，一个疗程为14d。

（1）在对氯喹敏感的地区

对于氯喹敏感型间日疟，口服总剂量为25mg/kg体重的氯喹是有效的，耐受性良好。不建议降低总剂量，因为这会加速出现抗药性。氯喹的初始剂量为10mg/kg体重，第2d仍为10mg/kg体重，第3d为5mg/kg体重。

ACTs在治疗间日疟方面非常有效，可以简化并统一疟疾的治疗；即所有疟疾感染都可以用ACT治疗。例外的是青蒿琥酯+SP，耐药性显著影响其疗效。尽管在阿富汗的一项研究中报告了青蒿琥酯+SP的良好疗效，但在其他几个地区（如东南亚），间日疟原虫对SP的抗药性比恶性疟原虫更快。间日疟对所有ACT的初始反应都很快，反映了对青蒿素衍生物的高度敏感性，但除非给予伯喹，否则通常会复发。因此，蒿甲醚+苯芴醇三嗪比双氢青蒿素+哌喹或青蒿琥酯+甲氟喹更早复发，因为苯芴醇三嗪比甲氟喹或哌喹消除得更快。在东南亚1/3的急性恶性疟疾感染后复发的间日疟感染中，每种药物的复发时间及模式都相似。

（2）在对氯喹耐药的地区

虽然青蒿琥酯+阿莫地喹在某些地区也可能有效，但推荐使用含有哌喹、甲氟喹或苯芴醇的ACT。在对ACT治疗间日疟的系统评价中，与比ACT半衰期更短的蒿甲醚+苯芴醇和青蒿琥酯+阿莫地喹相比较，双氢青蒿素+哌喹治疗在9周的随访中复发的概率明显减少。甲氟喹的半衰期与哌喹相似，但使用双氢青蒿素+哌喹治疗间日疟单一感染与青蒿琥酯+甲氟喹的试验没有直接比较。在妊娠的前3个月，应该用奎宁代替ACTs。

2.卵形疟原虫和诺氏疟原虫引发的非复杂性疟疾的治疗

卵形疟原虫和诺氏疟原虫对抗疟疾药物没有明显的耐药特性，这两种疟原虫引起的感染通常被认为对氯喹敏感。在印度尼西亚进行的众多研究中，只有一项报告显示疟原虫对氯喹有耐药性。因此，卵形疟原虫和诺氏疟原虫的感染治疗也应该采用ACTs或氯喹的标准方案，就像间日疟一样。

3.混合疟疾感染的治疗方案

混合疟疾感染在疟疾流行地区很常见。例如，在泰国，尽管疟疾传播水平较低，但8%的急性间日疟患者也合并恶性疟原虫感染，1/3的急性间日疟感染后可能还会复发，这样就使间日疟成为恶性疟疾最常见的合并症。ACTs对所有类型的疟疾都有效，也作为混合感染的首选治疗方案。

4.预防妊娠期或哺乳期母婴复发的治疗措施

所有妊娠期疟疾感染都应及时用安全有效的抗疟药物治疗，以防止对母亲和胎儿的有害影响。由于担心新的抗疟药物对孕妇或其未出生婴儿的潜在伤害，导致其在怀孕期间的药代动力学、安全性和有效性缺乏系统的数据，特别是在妊娠的前三个月。对于妊娠或哺乳的妇女，可考虑每周使用氯喹进行药物预防，直到分娩和母乳喂养完成，然后根据G-6-PD状态，使用伯氨喹治疗，以防止今后的复发。

氯喹预防大大减少了间日疟的发生，伯氨喹对于孕妇、<6个月的婴儿和哺乳期妇女属于禁忌用药。作为另一种选择，可以给予氯喹用于预防，以减少妊娠期急性间日疟后的复发。一旦婴儿出生，母亲完成母乳喂养，就可以服用伯氨喹来实现根治。关于伯氨喹在婴儿期安全性的数据很少，而且在过去，伯氨喹不推荐给婴儿使用。然而，6个月到1岁的儿童服用伯喹（前提是他们没有G-6-PD缺乏症）没有特殊禁忌，因为这个年龄段的儿童可能会多次出现间日疟的复发。因此，建议将年龄限制降低到6个月。

### （五）临床开发中的治疗新药

目前，大约有13种新药在临床开发中，其中9种处于第2阶段，大多数是用于治疗非复杂性恶性疟原虫。理想的抗疟疾治疗应该是一种有效的寄生虫增殖抑制剂，疗程短或单剂量，对孕妇和幼儿耐受性好，安全性强，负担得起，而且低成本。使用ACTs的积极经验使人们倾向于在新的组合中至少选择一个联合用药，以迅速减少寄生虫的生物量。带有合成过氧化物支架的抗疟药，如青蒿素，最初被优先开发，因为青蒿素衍生物的优点可被复制（起效快，杀寄生虫作用强）。青蒿素耐药性的发生已引起了人们对由于两组化合物之间的化学相似性而产生交叉耐药性的关注。

展望未来，为控制和消除不同人群中的疟疾而量身定做的各种抗疟策略已经确定，但当务之急仍然是确保持续提供有效的及时治疗方案，并最大限度地延长其有用的治疗寿命。

# 第八章 重症疟疾的治疗

重症疟疾从流行病学角度可以定义为：在感染疟疾的同时，伴有一种或多种疾病的综合征，包括意识障碍、酸中毒、高乳酸血症、低血糖、严重贫血、急性肾损伤、黄疸、肺水肿、明显出血、高寄生虫血症及休克。在非洲、亚洲、大洋洲及中南美洲的热带地区常见；也可见于从流行地区返回的旅行者。成人重症疟疾的死亡率在10%~30%。存活的病人，预后良好，神经系统后遗症发生率不到1%。大多数重症疟疾病例是因感染恶性疟原虫后未能及时治疗所致，重症间日疟的感染罕见，偶见于亚洲和南美洲的报道中。本节主要讲述恶性疟原虫引起的重症疟疾。

## 一、重症疟疾的病理生理学

### （一）重症恶性疟疾的病理生理学

人体感染疟原虫的红细胞期与疟疾临床发作、重症疟疾相关的并发症及死亡有关。恶性疟原虫侵袭红细胞后12~15h，红细胞膜表面会出现突起，呈"旋钮"状，通过这些"旋钮"状膜挤压出一种具有高分子量、抗原变异性和菌株特异性的黏附蛋白——恶性疟红细胞膜蛋白1（PfEMP1），此蛋白介导细胞间的黏附，可能使感染的红细胞直接附着于毛细血管内皮细胞表面的受体，从而导致感染的红细胞直接黏附在这些血管内膜。当机体发热的情况下，红细胞PfEMP1的表达增强，在疟原虫发育的12h后红细胞开始黏附，在14~16h内达到最大效应的50%，一般在疟原虫生命周期的后半期黏附性最强。感染的红细胞一旦黏附后不会发生脱落，直到疟原虫裂殖体破裂。成熟疟原虫感染的红细胞在黏附过程中会与多种受体相互作用。目前已被证实的潜在受体有：脑组织中的细胞黏附分子1（ICAM-1），软骨中的硫酸软骨素A（CSA）及存在于大多数器官中的CD36。感染的红细胞黏附在毛细血管内膜上，最终导致微循环的异质性堵塞和缺血。而且这些感染的红细胞彼此间可发生黏附（凝集），亦可使未感染的红细胞发生黏附形成玫瑰花环状（丛簇）。

微血管黏附过程是重症恶性疟疾发病机制的关键核心。机体重要器官（包括大脑）微血管中黏附含成熟疟原虫的红细胞，会造成血流堵塞，从而影响组织器官血液微循环、新陈代谢并且导致血管内皮功能障碍。而这些黏附的恶性疟原虫可以安全地逃避脾脏过滤和清除。只有指环期恶性疟原虫通过血液播散，因此外周血中寄生虫计数远远低于实际寄生虫总量。另外，重症恶性疟疾的发生与红细胞变形能力降低也有关。随着红细胞内疟原虫的成熟，感染的红细胞性能发生改变，形态变为球形，质地坚硬，变形能力丧失；同时未感染的红细胞变形能力也降低，致使它们在通过部分狭窄的毛细血管和小静脉时受损破裂。红细胞生存时间的缩短，也是导致重症恶性疟发生的原因。

　　大量的研究表明，大多数重症疟疾的主要表现是由感染性红细胞的黏附、微血管内皮功能的受损及随之而来的重要器官功能障碍引起的。阻碍微循环血流的病理物质数量惊人。以60kg的成人为例，感染红细胞中致死疟原虫的平均生物量约为270ml。在致命性脑疟的脑组织中，总寄生虫生物量的10%~20%（近似于50ml的血管内体积）会黏附于微血管中，导致脑组织明显肿胀，而这种组织变化不是血管性或细胞毒性脑水肿。对恶性疟疾患者体内微循环直接可视化及个体血管流量的测量显示，在视网膜、面颊部和直肠循环中出现可逆性的微血管阻塞，印证了从死亡病例组织学检查中所看到的异质黏附模式。活体血流研究中观察到的微血管阻塞程度与疾病严重程度、预后指标（如血浆乳酸和碱基缺乏症）相一致。与败血症相反，微血管功能受损会加剧由微血管阻塞引起的组织缺氧，致使组织的需氧量增加。而血管内皮功能受损的原因主要有：精氨酸过低引起的一氧化氮生物利用度降低，一氧化氮合酶表达受损，不对称二甲基精氨酸对一氧化氮合成的抑制，由无细胞血红蛋白和血红素增加引起的局部一氧化氮部分淬灭，及局部内皮细胞蛋白C受体的阻滞或丢失。一氧化氮生物利用度降低促进了内皮细胞的活化和胞内Weibel-Palade小体的胞吐作用，其中包含有多种具有生物活性的分子，包括血管性血友病因子（vWF）和血管生成素-2等。重症疟疾患者体内裂解和灭活血管性血友病因子多聚体（UL-vWF）的ADAMTS13的浓度降低，超长vWF多聚体通过结合表达CD36（PfEMP1的受体）的活化血小板来介导感染红细胞的黏附和隔离。血管生成素-2激活内皮细胞的自分泌功能，也加重了感染红细胞的微血管黏附。在重症疟疾患者中两者的血浆浓度均显著升高，可能会使成人和儿童患者的死亡增加。

　　在其他种类疟疾中，大量红细胞黏附的现象很少发生，但在外周血涂片上可以观察到疟原虫发育的所有阶段。间日疟原虫、卵形疟原虫和三日疟原虫对红细胞的侵袭具有选择性，并且寄生虫血症通常<1%；而恶性疟原虫和诺氏疟原虫的选择性较低，可以侵犯任何期红细胞，因此具有较高的疟原虫密度。最初宿主通过增强脾脏的免疫功能和滤过清除作用作出应答，来加速清除感染的红细胞和未感染红细胞。裂殖体破裂将疟原虫和红细胞代谢产物释放进入血液，激活单核巨噬细胞，并诱导促炎细胞因子释放，引起机体发热和其他病理变化。在未经治疗的感染中，这些因素和疟原虫无性周期同步，使寒战、高热规律出现。

## 二、重症间日疟的病理机制

　　间日疟和恶性疟两者之间的病理生理学存在明显差异，这对了解间日疟的病理机制非常重要。

### 1.寄生虫生物量

恶性疟原虫可以对各阶段的红细胞进行侵袭，与之形成对比的是，间日疟原虫对所感染的红细胞具有特殊选择性：只感染两周内在骨髓中生成的红细胞，尤其是疟原虫感染的早期。这种性质使得间日疟中疟原虫的生物量较低，其寄生虫血症的密度一般不超过循环血量中红细胞的2%。在引起死亡的间日疟中具有较高寄生虫负荷（140 000/ul）的病例偶然可以见到。虽然有一些重症间日疟病例中的寄生虫计数达到了中度负荷，但一般都不到100 000/ul（约2%的寄生虫血症）。

### 2.复发

间日疟与恶性疟原虫的一个根本区别是：间日疟原虫可以从静止的休眠子状态中再度活化，导致临床和亚临床感染反复发作。反复感染导致血液系统不能充分修复，而多次复发可以引起严重贫血。但是，在温带地区，很少发生间日疟的复发现象，即使复发也是延迟发生，而且每次复发对血液系统的影响也很小。

### 3.炎症反应

间日疟原虫的致热阈值低于恶性疟原虫。在相似的寄生虫血症中，不论是在间日疟原虫感染期间还是感染后，机体中细胞因子的产生，内皮细胞激活的程度和肺部炎症反应，都要高于恶性疟原虫感染。间日疟原虫较低的致热阈值与机体的炎症反应具有关联性，但其潜在的致病机制尚不明确。可能的原因包括两个种类的疟原虫在"疟疾毒素"中的选择性差异，间日疟原虫特有的脂质使其具有较高的致热原性。间日疟原虫感染中，疟原虫多硫戊聚糖（plasmodium spp.）对细菌产物的天然免疫反应比恶性疟原虫感染更严重。尽管间日疟原虫能够促使机体产生比恶性疟原虫更高浓度的促炎和抗炎细胞因子，但是这些因子与疾病严重程度的关系不大。

### 4.红细胞黏附和丛簇

在外周血中可以看到间日疟原虫生命周期的所有阶段，尽管在其成熟阶段会伴有部分红细胞的消耗，但红细胞的黏附现象极少会发生。因此，与恶性疟疾不同的是，间日疟中不会由于微血管的阻塞而导致终末器官的功能障碍。已经有体外证据表明红细胞的黏附与ICAM-1和CSA受体有关。尽管在间日疟和恶性疟患者的脾脏中可能会出现感染和未感染红细胞聚积的现象，但是在间日疟中缺乏或没有介导细胞黏附的病理学证据。已公布的少量的胎盘组织学研究显示，胎盘中没有间日疟原虫感染的红细胞，或者数量有限。综上所述，间日疟不会由于感染红细胞的黏附发生明显的微血管堵塞，在某些情况和某些器官中，有可能会发生少量的与血管内皮细胞黏附的现象。在体外间日疟研究中已发现了非感染红细胞对感染红细胞的黏附，即丛簇（Rosetting）现象，但其在病理生理学中的作用尚不明确。

### 5.间日疟原虫感染的红细胞的变形性和脆性

与恶性疟原虫形成对比，间日疟原虫感染的红细胞的变形性是增加的，这使间日疟原虫能够通过脾窦狭窄的内皮间隙。然而，变形能力的增加常伴随着间日疟原虫感染和未感染红细胞的脆性增加。

6.**内皮细胞的激活和血栓形成的改变**

在单纯性间日疟中，循环血管内皮细胞活化标记物的浓度与恶性疟一样高（如ICAM-1和E-选择素）或更高（如血管生成素-2）。血管内皮功能障碍和一氧化碳生物利用度受损可能是重症恶性疟疾的重要病理生理基础，但它们在重症间日疟疾中的作用尚不明确。而血管内皮细胞激活和损伤的作用在间日疟相关ARDS中的致死性已确定。单纯性间日疟可以导致血液中促凝活性升高，VWF和ADAMTS-13缺乏；然而，通过增加超大型vWF形成和血小板聚集，从而导致止血途径的改变、血管内凝血和内皮细胞炎症反应，这些反应在重症间日疟疾中的作用尚不清楚。

### 三、重症疟疾各器官、系统病理生理

1.**脑型疟疾**

广泛的微血管堵塞和灌注受损是脑疟的重要病理生理过程。脑疟发生的主要机制包括：由于脑部毛细血管中感染性红细胞的黏附、细胞因子的产生、免疫细胞/血小板的聚集和微粒子的释放，导致血脑屏障中血管内皮损伤、通透性增加，致使脑组织水肿、缺血、出血等损伤，从而引起一系列临床表现。如意识障碍、昏迷及反复抽搐。而昏迷可以从单纯的谵妄到深度昏迷，程度不一，范围很广。在脑疟急性期死亡患者的尸检中，发现许多脑组织的小静脉和毛细血管被感染性红细胞紧紧塞满，而其相邻的血管却未被堵塞。疟原虫感染和未感染的红细胞在大脑微血管堆积，与局部组织充血程度、死亡前昏迷程度及脑疟发病直至死亡的间隔之间有着显著的关系。由于视网膜和大脑微循环的结构有许多相似之处，在患有脑疟的儿童和成人中会发生具有高度特异性的疟疾视网膜病变。这与尸检中组织超微结构所观察到的微血管病理改变相一致，如视网膜白化、视网膜出血和血管变白等病理改变。而乳酸/丙酮酸的比例与脑疟疾病的严重程度呈正相关，且具有明显器官特异性（不同于败血症的过度代谢）。

儿童与成人脑疟的病理生理方面存在着差异。成人内皮细胞的活性明显增加，但很少发生脑组织的炎症。与因脑疟死亡的亚洲成人相比，非洲儿童血液中白细胞明显升高，血管系统的通透性普遍轻度增加。成人脑疟中血脑屏障（BBB）的功能完整，而儿童患者内皮细胞间的紧密连接受到破坏，BBB通透性增加。尽管由于黏附的红细胞导致脑组织肿胀很常见，然而在影像学检查中大多数成人没有明显的脑水肿征象；而在非洲儿童中，尤其是在濒临死亡期，脑水肿更为常见。但是小儿脑疟中造成脑水肿的潜在发病机制尚不完全清楚。另外，成人患者的腰椎穿刺脑脊液压力通常是正常的，但超过80%的儿童则是升高的，尽管两个年龄组的平均值（约160mmCSF）相似。Idro等人研究证实了颅内压升高多发生在儿童中，并且多形成于脑疟的后期。

尽管一些脑疟患者黏附的感染性红细胞在脑组织中被清除数小时或数天后仍可能保持昏迷状态，但通常神经功能能够全面恢复。这种完全可逆性的昏迷和疟原虫清除后持

续意识障碍的原因：一是由于神经细胞轴突转运的短暂中断；二是由于疟原虫裂殖体破裂后，残留的红细胞膜和疟色素依然能够附着在血管内皮上，长达数天，持续产生对细胞的激活活性。脑疟患者愈后中，成人很少（即不到3%）遗留神经系统后遗症；而幸存的3%～15%脑疟儿童（尤其是患有低血糖、严重贫血、反复发作的持续性癫痫和深度昏迷的儿童）在意识恢复后遗留有一些神经功能缺损的症状，如脑瘫、偏瘫、耳聋、皮质性失明、认知和学习能力受损，并且这些症状持续时间长短不一。约有10%的幸存脑疟儿童遗留有持续的语言缺陷，这些儿童中癫痫的发病率升高，同时预期寿命缩短。通过对脑疟患者尸检观察到，导致遗留神经功能缺损症状的原因是脑组织中的微血管病理改变，它和大血管区域性栓塞引起的神经功能障碍之间的差异，目前尚无令人满意的答案。

### 2.血液系统

（1）严重贫血

贫血是疟疾在各个年龄阶段的常见表现，但在幼儿和孕妇中具有特殊的发病率和死亡率。中度和高度流行地区的幼儿最常见。贫血的发病机制是多因素的，涉及红细胞的破坏及骨髓造血功能障碍。疟原虫裂殖体分裂导致感染性红细胞的破坏，感染和未感染红细胞的塑性形降低，脾脏加速清除感染和非感染红细胞，都是贫血中红细胞破坏的原因。主要包括：a.由单一疟原虫感染引起的急性贫血中，90%是因为加速清除了未感染的红细胞。造成这种未感染红细胞加速清除的主要因素是：疟疾中补体调节蛋白（CRPs）的丢失增强了巨噬细胞清除红细胞的能力。在对感染和未感染红细胞中CRPs和CD47表达（同时调节巨噬细胞清除）的比较研究表明，CRPs和CD47的丢失发生在未感染的红细胞上，但感染的红细胞上表达增加。所以，未感染的红细胞受到补体介导的破坏和巨噬细胞的清除而导致贫血，然而寄生在感染的红细胞内的疟原虫因此得以存活下来。b.由疟原虫造成的红细胞无效生成也是并发贫血的因素之一。疟原虫暴露后，在红血球发育的几乎所有阶段r珠蛋白基因被下调，晚期红细胞的$\alpha/\beta$以及$\alpha/$非$\beta$珠蛋白mRNA比值降低，疟原虫干扰了协调珠蛋白基因表达的细胞调控机制，导致珠蛋白链表达失衡，进一步致使红细胞无效生成。c.疟原虫反复感染缩短了骨髓造血功能恢复的时间，导致骨髓生成红细胞障碍，通常在急性期开始疟疾治疗后持续数天或数周。网织红细胞计数降低，导致严重的贫血。而贫血发展迅速，入院后约1周血红蛋白浓度可以降到最低，需要进行输血治疗。

重症疟疾并发贫血症的儿童，大多数会在入院后48h内死亡，其中25%～50%发生在6h之内。疟疾引发的贫血可伴肝脏和/或脾脏增大。实验室检查可见红细胞指数正常，珠蛋白和血红蛋白浓度降低，白细胞计数通常在正常范围内，血小板计数减少。患有严重贫血伴呼吸窘迫症通常是死亡的征兆。

在使用青蒿琥酯治疗重症疟疾后的1～2周内，可以出现迟发性溶血性贫血的并发症，而Fanello等报道其在非洲儿童中的发生率<1%。由于青蒿琥酯能够快速杀死寄生

在红细胞指环期的疟原虫，并通过脾脏的"吞蚀"过程将其清除；而这些曾感染疟原虫的红细胞返回循环系统后，因寿命明显缩短而发生溶血现象。因此高寄生虫血症患者必须仔细随访以识别迟发性溶血性贫血。在奎宁的使用历史上，由于6-磷酸葡萄糖脱氢酶缺乏症和高热性疾病如疟疾，或摄入氧化剂后（特别是伯氨喹的根治性治疗），可以引发黑水热（Blackwater fever）。其症状为突然出现的大量的溶血伴发热、血红蛋白尿，尿液呈黑色。严重时患者的面色苍白，甚至呈灰白色，同时伴有严重贫血或急性肾功能衰竭者可导致死亡。黑水热是重症疟疾的一种特殊表现。

（2）血小板减少和异常出血

通过免疫病理学研究表明，血小板是宿主抵抗疟原虫感染的先天性免疫反应的重要组成部分。血小板减少症，是恶性疟疾中常见的并发症。重症疟疾甚至可以是重度血小板减少（血小板计数<$15 \times 10^5$万/mm$^3$），并且常伴有凝血功能轻度异常。血小板减少或凝血因子功能障碍可引起机体异常出血，如鼻腔、牙龈或静脉穿刺部位反复或长期出血，甚至呕血或黑便。

导致血小板破坏或血小板过多清除的病理免疫机制包括：氧化应激反应、巨噬细胞集落刺激因子的作用、免疫球蛋白G与血小板结合的疟疾抗原、脾脏聚集、间日疟原虫感染时血浆中循环浆细胞游离环状核酸水平升高和血小板吞噬作用等。只有不到10%的重症疟疾患者在病程晚期出现凝血功能障碍甚至DIC，并伴有多器官功能衰竭，其预后通常较差。但是在严重血小板减少的疟疾患者中，不总是伴有出血、严重出血或临床出血症状。这可能是由于机体通过增强聚集性的途径对低血小板产生良好的耐受性，另一种可能是通过血液中较大的血小板来补偿外周血小板数量的减少，从而维持原发性止血功能，避免严重出血。登革热和钩端螺旋体病等传染性疾病也可以引起严重的血小板减少。因此，疟疾流行地区持续血小板减少的患者还应考虑到合并感染或其他能够引起血小板减少症的原因。在儿童中，重症疟疾与严重血小板减少症的相关性更强，其特异性为88.3%，阳性预测值为85%。由此可以看出，出现严重血小板减少症，特别是并存严重贫血时，预示着预后不良。

3.水电解质紊乱

（1）休克

休克的定义在不同指南、成人和儿童之间有所不同。成人休克是指低血压（收缩压<80mmHg）伴外周灌注受损的表现。儿童代偿性休克，血压正常伴外周血流灌注受损的临床表现，包括以下两项或两项以上：毛细血管充盈时间延迟（CRT≥3s）、脉搏细弱、严重的心动过速和四肢末端皮温降低（手脚冷）、失代偿性休克，低血压（收缩压<70mmHg），伴上述临床表现中的一项或多项。导致重症疟疾患者低血压或休克的原因有：厌食、呕吐及高热导致的脱水、胃肠道出血、脾破裂、心功能障碍及继发性细菌感染。由于重症疟疾常会引起机体免疫抑制，因此，在疾病的早期可以引起继发性细菌感染（败血症、细菌性肺炎、尿路感染或脑膜炎），并导致休克和多器官衰竭。研究发

现重症疟疾有5个危险因素容易形成休克：女性，红细胞分布宽度>15%，厌食，低白蛋白血症，尿素氮/肌酐>20。

（2）低钠血症

低钠血症是指血清钠浓度<135mmol/L，是重症疟疾的常见并发症之一。轻度低钠血症定义为血清钠浓度131～134mmol/L，中度低钠血症定义为血清钠浓度125～130mmol/L，重度低钠血症定义为血清钠浓度<125mmol/L（选择阈值<131mmol/L是因为研究发现，在疟疾中钠水平<131mmol/L是严重疾病的独立预测因子）。

低钠血症的病理生理机制未完全明了。主要的致病因素是抗利尿激素（ADH）正常释放以应对低血容量，结果导致稀释性低钠；其他如脑性盐耗综合征（cerebralsalt-wastingsyndrome）、经由胃肠道、尿道水分排出或消耗过多，导致血钠的绝对减少，而疟疾中促炎细胞因子白介素-6升高与导致ADH的非渗透性释放也有关系。

低钠血症主要是水平衡的紊乱，通常由ADH分泌增加引起。低渗性低钠血症中，适当释放ADH，肾素-血管紧张素系统被激活，导致肾脏对钠重吸收增加。由于尿钠是尿液渗透压的主要决定因素，在疟疾患者中，较低的尿钠会导致较低的尿渗透压。尽管存在低渗，但血清肽素水平升高。原因是：a.在低血容量或低有效血容量条件下，容量调节会超过渗透调节。这一机制通过血管系统中的压力感受器介导，通常被称为"适当的"ADH释放。b.涉及中枢性渗透压感受器的激活，导致抗利尿激素的释放和随后的低钠血症的发展。这种交替的机制是通过细胞运动介导的，类似于抗利尿异常分泌综合征（SIADH），这是引起低钠血症的常见原因。血清肽素与尿钠比值可用于鉴别等渗性低钠血症（比值≤30pmol/mmol）与低渗性低钠血症（比值>30pmol/mmol）。等渗性低钠血症中，由ADH引起最常见的病例是抗利尿激素异常分泌综合征，因此，用比率≤30pmol/mmol来定义"不适当"的ADH释放。相反，在低渗性低钠血症期间ADH释放被认为是"适当的"，适当的ADH释放被定义为比率>30pmol/mmol。ADH"适当的"和"不适当"分泌增加是疟疾低钠血症的病理生理机制之一。

在重症疟疾患者中，促炎性细胞因子白介素-6升高，使ADH非渗透释放增加，致使血清钠浓度降低。一般来说，低渗性低钠血症会导致ADH的适当释放，应该用等渗液体治疗，血清钠会迅速升高。相反，在不适当ADH释放期间，治疗的重点应该更多地放在积极抗疟治疗上，因为疟疾可以引起更强的促炎性细胞因子反应，促进ADH的非渗透性释放。在这种情况下，即使是等渗液也会加重低钠血症，必须限制静脉输液的液体量。

（3）酸中毒

严重的代谢性酸中毒是重症恶性疟疾患者常见并发症，并且对死亡率具有很强的预后意义。酸中毒是包括乳酸在内的有机酸在体内蓄积的结果，是导致重症疟疾死亡的重要原因。主要是乳酸性酸中毒。其原因：一是微循环中的感染性红细胞黏附引起的微血管阻塞，以致微循环血流受阻，组织灌注不足，导致无氧糖酵解产生的乳酸增加。二是肝、肾功能障碍，体内乳酸清除受到影响，使乳酸堆积。三是低容量血症或休克，癫痫发作，低血糖和低血钠等其他病因导致的体内乳酸增加。例如严重贫血能够导致组织缺血缺氧，乳酸生成增加，乳酸-丙酮酸比率升高。儿童酮症酸中毒或成人急性肾功能衰竭会加重酸中毒。呼吸性酸中毒是继发呼吸窘迫的主要原因，也是疟疾预后不良的标志。通常继发于扩容或正性肌力药物难以纠正的循环衰竭，最终导致呼吸停止。血浆乳酸浓度与疾病严重程度成正比关系，可以作为评估重症疟疾预后的最佳生化指标之一。

（4）低血糖

低血糖的原因是肝脏中糖异生作用障碍，主要是因为宿主发热导致机体厌氧糖酵解增加，及部分组织中由疟原虫消耗的葡萄糖增加。奎宁能够引起胰腺分泌胰岛素。在孕妇中用奎宁治疗疟疾时可以引起高胰岛素性低血糖血症，也会在治疗后发生，给予葡萄糖纠正后还可能复发。一般情况下，出现低血糖与乳酸性酸中毒，常提示预后不良，尤其在儿童和孕妇中更为明显。

4.肺水肿

急性肺水肿通常是疟疾患者器官功能障碍的晚期表现，可表现为ARDS。炎症介导的血管内皮损伤及毛细血管通透性增加是主要特征。通常在开始抗疟治疗后数天，近1/3患者的肺毛细血管通透性明显增加，但ARDS的发病机制尚不完全清楚。可能是由于寄生虫-红细胞-毛细血管相互作用、细胞因子介导的损伤和可能合并的细菌感染，导致毛细血管渗漏增加。重症疟疾患者肺泡-毛细血管膜功能明显受损，在治疗期间会逐渐加重。因此，迅速且大量的静脉输液对于重症疟疾患者具有致命性，必须进行严格的液体管理。研究结果显示，与脑疟相似的是，含有PfEMP-1变异体的CD13与EPCR和ICAM-1的双重结合，能够使感染的红细胞（IRBC）与肺毛细血管内皮相结合。肺部的组织学研究表明，EPCR和血栓调节蛋白的丢失受到疟色素、感染的红细胞和白细胞积累水平的影响，而肺泡细胞损伤和凋亡是随着细胞凋亡蛋白酶信使核糖核酸（mRNA）的上调。因此，EPCR和血栓调节蛋白的失调可以通过细胞凋亡途径在呼吸窘迫的发病机制中起重要作用。

ARDS主要临床表现为呼吸急促、低氧血症、肺部湿啰音及放射影像学改变等特征。大多数ARDS患者还会有血小板减少、肾功能衰竭和血流动力学障碍的表现。疟疾合并ARDS死亡率很高，如果没有机械通气，恶性疟疾中ARDS的死亡率将超过80%，即使采用这种治疗方法，大多数的死亡率也超过50%。而间日疟中ARDS的死亡率（通常是单个器官功能衰竭导致）要低得多。

5.急性肾功能损伤（AKI）

急性肾功能损伤亦是重症疟疾的常见并发症之一。轻度肾功能衰竭常见于患严重恶性疟的成人，儿童中很少见到。临床和病理表现为急性肾小管坏死，一般不伴有高血压和大量蛋白尿。其发病机制尚不清楚，但微循环血量的减少和炎症可能是其原因之一。游离血红蛋白介导的细胞损伤是导致恶性疟、诺氏疟中急性肾损伤的常见病理生理途径。对乙酰氨基酚可以抑制血红蛋白介导的AKI的发病机制，最近在成年重症疟疾患者RCT发现，对乙酰氨基酚可改善肾功能，减少AKI的发病，尤其是对游离血红蛋白水平高的患者。

急性肾功能衰竭可并发于多个重要器官功能障碍（死亡率高），也可由其他疾病发展而来。在幸存者中，尿量恢复的平均天数为4d，血清肌酐平均在17d内恢复正常。早期的血液滤过或透析可以显著改善预后，尤其是对急性高分解代谢肾功能衰竭。尽管已报道了多种与疟疾相关的肾小球异常，但结合其临床特征，尿沉渣（非"活动性"）检查和急性肾损伤的病史不能提示明确的肾小球肾炎。

### 6.重症黄疸

恶性疟原虫感染可以引起重症黄疸。与儿童相比，重症黄疸更常见于成人患者。其发病原因是多因素的，直接因素包括：疟疾性肝炎、感染红细胞血管内溶血、败血症肝炎；间接因素包括：与DIC相关的微血管病变溶血、与G-6-PD相关的溶血，使用抗疟疾药物诱发；无关因素包括：合并急性病毒性肝炎、潜在的慢性肝炎。大量感染的红细胞血管内溶血是恶性疟疾合并黄疸的致病机制，这也是普遍发生未结合高胆红素血症的原因。在重症疟疾中，弥散性血管内凝血（DIC）相关的微血管病理性溶血是引起黄疸的常见原因。重症疟疾可使肝血流量减少、肝功能不全、肝脏的糖异生作用受损，导致低血糖、代谢性酸中毒和药物代谢障碍。在恶性疟疾患者中，黄疸、肝肿大与急性肾功能衰竭（ARF）关系密切。如果血清总胆红素（TB）≥20mg/dL，高浓度的胆红素会增加钠的排泄而使肾脏功能受到损害。在热带地区，急性肾损伤和高胆红素血症不仅与疟疾有关，也伴发于钩端螺旋体病等其他感染。有急性肾损伤和高胆红素血症的疟疾患者通常预后较差。

### 7.与细菌感染、HIV/AIDS的相互作用

开始抗疟疾治疗后，菌血症特别是革兰氏阴性菌感染，可以使重症疟疾病情恶化，尤其是在儿童患者中。在非洲重症疟疾患儿中伴有菌血症的发病率为4.6%～7.8%。由于血液培养的敏感性有限，患有细菌性败血症的疟疾儿童的真实人数可能是后者的2倍。据估计，在疟疾流行地区恶性疟疾占儿童侵袭性细菌性疾病的50%以上。革兰氏阴性菌血症合并疟疾是由于疟原虫引起的细胞黏附导致的肠道通透性增加，细菌通过肠内膜的转移增多，及巨噬细胞和中性粒细胞功能障碍。含有疟疾色素的寄生虫消化液泡被多形核粒细胞迅速吞噬，并导致嗜中性粒细胞功能衰竭。这会在受到细菌攻击后减弱其杀菌活性，使重症疟疾患者对侵入性细菌感染的易感性增加。血红素加氧酶可抑制嗜中性粒细胞的氧化崩裂和一氧化氮的淬灭作用，使细菌感染的风险增加。休克和白细胞增多经常与疟疾伴发菌血症有关；重症疟疾代谢性酸中毒主要是由于细胞黏附引起的组织缺氧所致的乳酸增高，然而，羟基苯乳酸和其他肠道来源的微生物酸也会升高，并可作为预测死亡的因素。因此，重症疟疾中肠道完整性的丧失可能是酸中毒和革兰氏阴性菌血症的原因；这些肠道来源的酸是否是菌血症的预测生物标志物尚未确定。

患有重症败血症（败血病、肺炎、脑膜炎）和偶发性寄生虫病的儿童，其重症疟疾的误诊率很高。由于恶性疟原虫能够释放 PfHRP2 蛋白，因此血浆 PfHRP2 浓度可以估计黏附的恶性疟原虫的数量，也可区分重症疟疾和其他伴有偶发性寄生虫血症的高热性疾病。

疟疾会加速 HIV 的传播和发展。相反，感染 HIV 并伴有免疫力低下的成人，其患临床疟疾、重症疟疾和因疟疾导致死亡的发生率增加。患有重症恶性疟疾的儿童，感染 HIV/AIDS 可以使疟疾的严重程度、合并并发症的数量和死亡率增加。

## 二、重症疟疾的临床特征及诊断

### （一）重症疟疾临床特征

重症疟疾是指在疟疾常见临床表现基础上，合并以下一种或多种症状：昏迷（脑型疟疾）、虚脱、多次抽搐、呼吸窘迫、休克、代谢性酸中毒、严重贫血、明显出血、低血糖、黄疸、急性肾功能衰竭或急性肺水肿。

### （二）重症疟疾的诊断标准

#### 1. 重症恶性疟疾

是指在确定没有其他的原因，存在恶性疟原虫血症时出现以下一种或多种情况：

高寄生虫血症：恶性疟原虫血症>10%；

意识障碍：成人的 Glasgow 昏迷评分<11 或儿童的 Blantyre 昏迷评分<3（见表8-1）；

虚脱：全身无力，患者无法独立坐、站立或行走；

多发性抽搐：24h 内发作2次以上；

酸中毒：碱剩余>8mmol/L、血浆碳酸氢盐<15mmol/L 或静脉血浆乳酸水平≥5mmol/L。严重的酸中毒临床表现为呼吸窘迫（快速、深沉、呼吸困难）；

低血糖：血糖<2.2mmol/L（<40mg/dL）；

严重贫血：<12岁儿童的血红蛋白浓度≤5g/dL 或血细胞比容≤15%；成人血红蛋白浓度≤7g/dL 或血细胞比容<20%，疟原虫计数>10 000/μL；

肾功能不全：血浆、血清肌酐>265μmol/L（3mg/dL）或尿素氮>20mmol/L；

黄疸：血浆或血清胆红素>50μmol/L（3mg/dL），疟原虫计数>100 000/μL；

肺水肿：经放射影像学证实血氧饱和度<92%，呼吸频率>30次/min，听诊时可闻及捻发音；

大量出血：鼻腔、牙龈或静脉穿刺部位的反复或长期出血、呕血或黑便；

休克：a. 代偿性休克，定义为毛细血管充盈≥3s 或腿部（中段至近段）温度梯度升高，但无低血压。b. 失代偿性休克，定义为儿童收缩压<70mmHg 或成人收缩压<80mmHg，并有血管灌注受损的迹象（肢体末端/周围温度低或毛细血管充盈时间

延长)。

2.重症间日疟

重症间日疟诊断标准同恶性疟疾，但没有寄生虫密度阈值。重症诺氏疟诊断标准同恶性疟疾，但有两个区别：

①诺氏疟原虫高寄生虫血症：寄生虫密度>100 000/μL

②黄疸和寄生虫密度>20 000/μL

表8-1　小儿昏迷量表（Blantyre昏迷量表*）

| 反应 | 结果 | 得分 |
|------|------|------|
| 运动反应 | 对疼痛可定位（用铅笔钝头压胸骨或眶上嵴） | 2 |
| | 疼痛刺激肢体可回缩（用铅笔平面压指或趾甲甲床） | 1 |
| | 无反应或反应不当 | 0 |
| 语言反应 | 对疼痛刺激有不恰当的叫喊或哭闹 | 2 |
| | 疼痛刺激时异常呻吟或哭闹 | 1 |
| | 对疼痛刺激无语言反应 | 0 |
| 静眼反应/眼球运动 | 可注视或追随母亲的面孔 | 1 |
| | 不能注视或追随母亲的面孔 | 0 |

注：昏迷不能被唤醒≤2，最低得分0（差），最高得分5（好），异常≤4。

*此量表是对Glasgow昏迷量表的修正，可用于不会说话的小儿，主要测试注视、对疼痛的反应、哭闹的反应，可用于有脑膜炎的小儿。Blantyre昏迷量表得分=运动反应+语言反应+眼睛移动能力得分。

### （三）重症疟疾的诊断注意事项

疟疾诊断首选外周血涂片的显微镜检查，因为它不仅可以诊断疟疾，而且可以评估重症患者预后相关的其他重要参数（例如寄生虫计数、寄生虫发育阶段及红细胞内色素）。若因条件或人员受限制，可以使用RDT快速确认疟疾，以便可以立即开始肠胃外抗疟治疗。然而，应当指出的是，RDT测试不能取代微观分析，原因如下：a.由于RDT灵敏度较低，可能会出现假阳性和假阴性结果。b.持续存在富含组氨酸蛋白2（HRP2）抗原血症（当没有活的寄生虫存在时，也可产生阳性结果）或HRP2可发生前区效应。c.RDT不能确定寄生虫血症，只能鉴定恶性疟疾和间日疟疾，检测阈值约为每μL（显微镜）50个寄生虫和200个寄生虫。其他可用于鉴别疟原虫感染的诊断试验包括定量填充涂层（QBCTM）血液寄生虫检测方法及聚合酶链反应。

因此，在可能的情况下，应进行显微镜血液涂片检查，并在治疗前的2～3d多次（1次/12h）进行寄生虫血症的检测，以监测治疗反应。对于恶性疟原虫和诺氏疟原虫感染的患者，也可因仅有高寄生虫血症，而未合并重要器官功能障碍而诊断为重症疟疾。高寄生虫血症是指血涂片中寄生虫密度>4%（>200 000/μL）。需要明确的是在重症疟疾的诊断中，可以是低寄生虫血症，同时伴有重要的症状和体征，也可以仅是高寄生虫血症，而没有任何症状和体征。

当临床上强烈怀疑疟疾，且初始外周血涂片为阴性时，必须12~24h之后重复涂片，亦可再过24h或每隔12h重复涂片检查，持续48h。在治疗的2~3d内，每12h或24h必须进行一次外周血涂片。值得注意的是，在治疗初期的12~24h，寄生虫血症可能增加，因为该阶段的药物不能抑制裂殖体的破裂和释放。特别是在已知产生抗疟药物耐药性的地区，必须确定寄生虫血症，以评估抗疟治疗的有效性。在开始抗疟治疗后，如果寄生虫血症继续上升超过36~48h，则表明治疗已经失败。

### 三、重症疟疾的治疗与管理

重症疟疾治疗的主要目标是防止患者死亡，其次是预防残疾和防止再燃。重症疟疾患者通常会在入院后的数小时内死亡，因此在治疗初期必须迅速给予有效的全剂量胃肠外或经直肠（在年龄较大儿童及成人中不推荐）抗疟药物治疗，以快速达到有效治疗浓度。重症疟疾治疗中，经胃肠外途径的药物有两种：青蒿素衍生物（青蒿琥酯或蒿甲醚）和金鸡纳生物碱（奎宁和奎尼丁）。青蒿素的过氧化氢衍生物能够有效地抵抗所有种类的疟原虫，快速杀灭血液中的寄生虫，并减少发热。奎宁具有更多的不良药物反应，特别是快速注射时，包括低血糖、高胰岛素血症、心脏毒性和低血压。大量的临床随机试验表明，与胃肠外奎宁相比，静脉或肌肉注射青蒿琥酯可大幅度降低死亡率。胃肠外青蒿琥酯适用于所有重症疟疾的治疗，使用更简单，更安全。

重症疟疾的治疗管理主要包括对患者的临床评估、特定的抗疟疾治疗、对症支持治疗和其他治疗。

#### （一）临床评估

重症疟疾是一种紧急状况。无意识患者应确保开放气道，保持气道通畅，并评估呼吸和循环。对患者称重或估计体重，以便准确地进行包括抗疟疾药物和液体在内的药物治疗。建立有效的静脉通道，及时检测成人的血糖（快速测试）、血细胞比容或血红蛋白、寄生虫血症及肾功能。还要进行详细的临床检查，包括昏迷评分记录：一般成人使用Glasgow昏迷量表，而儿童使用Blantyre昏迷量表。昏迷的患者应通过腰椎穿刺进行脑脊液分析，以排除细菌性脑膜炎的可能。

酸中毒的程度是决定疾病预后的重要因素。如果条件具备，应测量血浆碳酸氢盐或静脉血乳酸的浓度；对无意识、换气过度或休克的患者进行动脉血或毛细血管内pH值等指标的测量。同时，应采取血液进行交叉配血、全血细胞计数、血小板计数、凝血试验、血液培养和完整的生物化学检验。在重症疟疾中，应特别注意患者的体液平衡，以免水分过多或不足。个别患者补液量差异很大，这取决于患者入院前的体液丢失程度。

重症疟疾合并发热的患者，需要进行鉴别的疾病很多。昏迷和发热可能是由于脑膜脑炎或疟疾引起的。轻型脑型疟疾不一定会出现脑膜刺激征（颈部僵硬、畏光或Kernig′征）。由于未经治疗的细菌性脑膜炎患者的死亡率很高，因此应进行诊断性腰穿以排除这种可能。败血症、肺炎和重症疟疾之间的临床特征也有很多相似之处，这些情况可以共存，应在患者初始入院时采血进行细菌培养以鉴别。在疟疾流行区，特别是在年轻人群中发生寄生虫血症的地区，很难立即排除休克或严重的儿童败血症。在所有这些情况下，应立即开始使用经验性的胃肠外广谱抗生素及抗疟疾治疗。

## （二）抗疟治疗

青蒿琥酯（AS）是WHO建议的在疟疾流行地区，适用于成人和儿童的所有重症疟疾的一线治疗药物。大量的临床试验证明，与胃肠外奎宁相比，静脉注射或肌注青蒿琥酯可大大降低死亡率，并且青蒿琥酯更安全，更有效。青蒿琥酯具有良好的耐受性，可在体内迅速水解为其活性代谢产物——双氢青蒿素，在10min内达到峰值浓度，并迅速消除（半衰期约45min）。在治疗成人和儿童的重症疟疾时，如果没有胃肠外的青蒿琥酯，可使用蒿甲醚或奎宁进行治疗，但是应优先使用蒿甲醚肌内注射，一般不使用奎宁。

1. 成人、孕妇和儿童

（1）一线初始治疗

青蒿琥酯静脉注射，每剂2.4mg/kg体重，初始、第12h和24h各1次，然后每1次/24h。如果体重<20kg，青蒿琥酯静脉注射，每剂3.0mg/kg。

（2）替代初始疗法

二盐酸奎宁静脉注射，负荷剂量20mg/kg体重（通常用5%葡萄糖稀释并输注4h以上），然后每8h使用维持剂量10mg/kg（持续2h以上）。

蒿甲醚肌肉注射，初始剂量3.2mg/kg体重，然后每24h给予维持剂量1.6mg/kg体重。

（3）24h后，能够耐受口服抗疟药物

以青蒿素为基础的联合疗法ACT，口服3d（不含甲氟喹）。

（4）有青蒿素耐药性国家旅行史

静脉注射青蒿琥酯和奎宁。

注：

a. 青蒿琥酯常制成粉末形式，将其溶于5%碳酸氢钠1ml中形成青蒿琥酯钠。然后将该溶液用5ml的0.9%氯化钠或5%葡萄糖稀释，行静脉注射或肌内注射。药物应在每次给药前进行配制，不应储存。如果对肾损害或肝功能不全者，青蒿素衍生物的剂量不需要调整。

b.重症疟疾患者的肾功能进行性损伤或在48h内没有临床改善，应将奎宁剂量减少1/3，即每12h减少10mg/kg体重。如果正在接受血液透析或血液滤过，则无需调整剂量。快速静脉注射奎宁是危险的，必须以缓慢的、速率可控的方式输注，速度不应超过每小时5mg/kg体重。

c.肌肉注射至大腿前部。奎宁肌内注射时会产生疼痛，最好以缓冲剂或稀释至60～100mg/mL的浓度进行肌内注射；不应将奎宁注射到臀部，以避免损伤坐骨神经。

d.当前专家的建议是：重症疟疾的初始治疗，应持续给予胃肠外抗疟药至少24h（与患者较早耐受口服药物的能力无关）或直到患者能够耐受口服药物为止。初始胃肠外药物治疗后，一旦患者可以耐受口服治疗，就必须通过给予全程有效的ACT（青蒿琥酯+氨二喹、蒿甲醚+本芴醇或双氢青蒿素+哌喹）来继续完成后续的治疗。

e.甲氟喹可以增加神经精神并发症的风险，禁用于癫痫或神经精神障碍患者。

2.WHO推荐以下的青蒿素类联合疗法（ACT）治疗儿童和成人恶性疟疾（妊娠3个月孕妇除外）

蒿甲醚+本芴醇。

青蒿琥酯+阿莫地喹青蒿琥酯+甲氟喹双氢青蒿素+哌喹。

青蒿琥酯+磺胺多辛-乙胺嘧啶（SP）。

儿科使用ACT治疗时，应确保剂量准确，最好不要破坏片剂，目前可用制剂为蒿甲醚+氟美汀、双氢青蒿素+哌喹、青蒿琥酯+甲氟喹。

## （三）并发症的治疗与管理

重症疟疾可出现多种临床表现及并发症，医务人员应能够迅速识别，并给予积极、有效地治疗。

### 1.昏迷

对于昏迷的重症疟疾患者，还应考虑能够引起意识水平降低的其他原因，包括低血糖、脑膜炎、脓毒性休克、高热惊厥发作后状态（在儿童中更为常见）以及使用镇静剂等。昏迷的成年患者或年龄较大的儿童给予复苏体位；预防褥疮，每隔2h改变患者体位；保持侧卧体位以保持气道通畅，必要时插入口咽通气管；防止唾液吸入、胃反流或呕吐物引起的窒息风险。出现呼吸困难时应给予气管插管以维持气道通畅并进行迅速有效地机械通气，因为即便是短暂的呼吸困难也会使颅内压升高。在没有机械通气条件的医院，可以插入鼻胃管抽吸胃内容物，以减少吸入性肺炎的风险。及时清理口腔分泌物和抬高床头（或侧卧体位），保持口腔卫生（每天至少2次使用口腔消毒剂清洁口腔）。对于眼睑不能闭合患者，应滴入生理盐水或人工泪液（如甲基纤维素等），并用眼垫覆盖。对于成人，应插入导尿管（"Foley"导管），并准确记录尿量。条件允许，不伴低血糖的情况下，应进行脑部CT或MRI扫描，以鉴别脑出血与颅内压升高、脑水肿和脑疝。应当注意的是，尽管甘露醇可以控制中度颅内高压患者的颅内压，但不能阻止重度颅内高压向难治性颅内高压发展，且甘露醇会使患者昏迷的时间延长并增加死亡率，因此不建议在成人脑疟患者中使用。地塞米松对于成人和儿童患者缓解昏迷程度或提高生存率的效果尚不能确定。

2. 癫痫

成人脑疟患者癫痫发生率不到20%，在住院儿童患者中80%以上会发生全身性抽搐，超过60%会复发，癫痫持续状态的患儿占30%。吸入性肺炎是癫痫常见的即刻并发症，反复发生惊厥是神经系统后遗症的危险因素。儿童患者发生抽搐常预示着昏迷或神经系统恶化的可能。高热和低血糖可以诱发癫痫。在一项针对成人的随机双盲试验中，苯巴比妥钠3.5mg/kg体重单次肌注可以预防癫痫发作。为了预防小儿癫痫发作，一般认为需要更高的剂量，但在对肯尼亚儿童的大型随机试验中，在没有进行机械通气的情况下，给予镇静安眠剂（苯巴比妥）20mg/kg的剂量预防，能够引起呼吸抑制，增加死亡率。尤其是苯巴比妥与多次剂量的苯二氮卓类药物合用，引起死亡的可能性更大。虽然磷苯妥英（20mg苯妥英当量/kg体重）很少引起呼吸抑制，但不能有效预防癫痫发作。在这两项试验中，预防性给予抗癫痫药物，均不能改善患者神经系统症状或认知障碍的结果。因此，目前不建议在脑疟患者中给予常规药物预防癫痫发作。临床中，控制主动性抽搐应给予苯二氮卓类药物（地西泮、咪达唑仑或劳拉西泮），通过静脉缓慢注射。地西泮乳剂对静脉的刺激较小。成人静脉注射地西泮的剂量为10mg，劳拉西泮的剂量为4mg。儿童静注地西泮剂量为0.3mg/kg体重或劳拉西泮0.1mg/kg体重，2min内缓慢静推。在没有静脉通路的情况下，可以通过直肠内给予地西泮（0.5mg/kg体重），劳拉西泮和咪达唑仑可以通过口腔、舌下或鼻内途径给药。应避免多次给予地西泮以免严重呼吸抑制。对于癫痫持续状态，在20min内给予静脉注射苯妥英钠（18mg/kg体重），48h的维持剂量为5mg/（kg·d）。可用苯巴比妥替代苯妥英钠，负荷剂量为15mg/kg体重，48h维持剂量为4～8mg/（kg·d）。苯巴比妥是一种强烈的呼吸抑制药，已证实预防性给药可以增加死亡率。所以对于昏迷患者应加强呼吸监测，尤其是对于接受抗癫痫药物治疗的患者更为重要，必要时给予气管插管、机械通气等。

3. 高热

重症疟疾的患者通常会体温过高（>38℃），将加剧脱水症状，并可能导致意识障碍和癫痫发作。扑热息痛是一种有效且廉价的退热药，可以口服或直肠栓剂给药。阿司匹林和非甾体类消炎药（NSAID）也是有效的，但有引起胃肠道出血的风险，并可能损害伴有糖尿病患者的肾功能。高热并发低血容量患儿应用水杨酸酯或NSAID制剂可能引起Reye综合征，因此不建议使用。除了给予退烧药物外，可以进行温水擦浴以降低体温，适量饮水，亦可以给予口服补液盐。对于高热患者应加强护理，必要时静脉补充液体及电解质，保持水电解质平衡。

**4.休克**

成人重症疟疾患者因血液动力学改变引起休克的病例约占16%，应考虑有无伴随细菌性败血症、罕见的胃肠道出血或脾破裂等其他因素。建议根据患者对液体负荷的持续反应，静脉快速输注生理盐水20ml/kg体重。一旦获得足够的血流灌注，应立即停止输注，因为过多的液体可能会导致肺水肿。一些成年患者在最初的24～48h内可能需要几升液体以维持足够的血压。如果患者对输液治疗没有快速反应，应开始使用血管加压药（见表8-2）。尽管临床证据有限，但去甲肾上腺素优于多巴胺或肾上腺素，优选通过中央静脉导管输注。肾上腺素可以加重重症疟疾患者的乳酸酸中毒症状。如果没有中心静脉导管或医务人员没有足够的经验来处理，则可以使用外周静脉插管，最好放置在大口径静脉中。要定期检查输液部位是否有药物渗漏的迹象，避免可能发生的皮肤坏死现象。去甲肾上腺素或多巴胺应使用注射器或输液泵连续给药。当无法使用输液泵时，可以将多巴胺稀释在晶体溶液中（500ml液体里多巴胺为250mg），并使用滴液调节器或微量输液器进行注入。剂量应根据患者临床反应调节，因此在需要血管加压药物的患者中，应监测血压和心率。由于休克的重症疟疾的成年患者常伴有细菌性败血症，因此在微生物实验室首次获得血液培养后，迅速启动广谱抗生素治疗很重要。

表8-2　重症疟疾患者液体管理一般指南

| 临床状况 | 成人 | 儿童 |
| --- | --- | --- |
| 无严重脱水、无休克、有尿 | 初始：0.9%生理盐水静脉注射（IV），2～4ml/（kg体重·h），维持6h<br>维持：5%葡萄糖/0.9%生理盐水IV，2～3ml/（kg体重·h）<br>监测：前6h，每2h1次 | 初始：0.9%生理盐水IV，3～5ml/（kg体重·h），共3～4h<br>维持：5%葡萄糖IV，2～3ml/（kg体重·h）<br>监测：前6h，每2h1次 |
| 严重脱水，尿量＜0.5ml/（kg体重·h）[a] | 初始：0.9%生理盐水IV，10ml/（kg体重·h），共2h，如果没有尿量［>0.5ml/（kg体重·h）］<br>反应，重复：5%葡萄糖或0.9%生理盐水IV，5ml/（kg体重·h），共4h<br>监测：每2h1次 | —— |
| 血流动力学休克 | 初始：0.9%生理盐水静脉注射20ml/（kg体重·组）<br>如果没有血压反应：<br>重复：0.9%生理盐水静脉注射20ml/（kg体重·组）<br>监测：30min1次<br>如果没有反应，开始给予血管加压药物 | —— |

重症疟疾患者的液体疗法应个体化，防止因快速大量的液体输入加重或引起肺水肿，甚至并发急性呼吸窘迫综合征（ARDS）。重症疟疾的成人或儿童快速静脉补液导致死亡的主要原因为心功能衰竭。①用导尿管监测准确的尿量对于监测液体对初始液体的反应是很有价值的；然而，在急性肾损伤期间如果用于指导液体治疗，肾灌注是一个不可靠的指标，可能导致过度复苏或补液不足。②可用于儿童的交替复苏液：0.45%生理盐水或5%葡萄糖。③在最初的液体给药期间，2h评估1次肺呼吸音和呼吸情况，重

新评估个体化的液体需求，防止发生肺水肿。

### 5.代谢性酸中毒

代谢性酸中毒的治疗应针对病因，纠正低血压，维持酸碱平衡，必要时可以进行血液滤过或血液透析。肠外青蒿琥酯抗疟疾治疗有助于控制酸中毒。在给予纠正酸中毒的药物治疗时应注意，通常仅在血液 pH<7.1 时给予碳酸氢盐输注。因为血液 pH<7.1，心肌和其他重要脏器功能受到损害，而肝脏是乳酸代谢的主要器官。通过临床试验发现，对血液 pH>7.1 的败血症患者给予碳酸氢盐输注没有有益结果，反而具有潜在的不利因素。其中包括：肝脏乳酸生成增加（可能是通过肝细胞内二氧化碳分压的升高）；大脑和细胞内 pH 值下降（通过注入的碳酸氢盐产生二氧化碳，并且比碳酸氢根离子更快速地透过血脑屏障和细胞膜转移）；碳酸氢钠为钠盐，存在钠超载的风险。对于患有细菌性败血症的患者，如果血液 pH≤7.1，给予碳酸氢盐输注，剂量为 1～2mmol/（kg·h）（相当于 50kg 的患者给予 100mmol 碳酸氢根），输注时间为 1～2h。过快的输注会通过产生二氧化碳降低细胞内和大脑的 pH 值。

### 6.严重贫血

在疟疾研究中，根据血红蛋白浓度，将贫血定义为：轻度贫血≤11g/dL；中度贫血≤8g/dL；重度贫血≤5g/dL。对于重症疟疾贫血的标准是在>10 000/μL 的寄生虫血症中血红蛋白<5g/dL。严重贫血（血红蛋白<5g/dL）时紧急输血可以挽救生命。血红蛋白越低，对输血的需求就越大。输血治疗的指征成人和在低流行地区的儿童，血红蛋白<7g/dL（红细胞压积为 20%）；在较高流行环境中的儿童，血红蛋白<5g/dL（红细胞压积为 15%），建议输注新鲜全血治疗。成人重症疟疾患者伴发严重贫血症状（如呼吸困难、胸痛、休克、心力衰竭、极度嗜睡），通常可以更好地耐受低红细胞比容，输血的绝对阈值是血红蛋白浓度<5g/dL 或红细胞压积<15%。如果贫血伴有重症疟疾的其他并发症时，如酸中毒（呼吸窘迫）或昏迷，则输血更为急迫。

在重症疟疾中血红蛋白浓度会迅速下降，因此有意将疟疾并发贫血的输血阈值设置的略高于其他标准。WHO 临床血液使用指南建议，在患者血红蛋白浓度等于或小于 4g/dL（或红细胞压积为 12%）的情况下进行输血；对血红蛋白 4～6g/dL（或红细胞压积 13%～18%），同时伴有低氧、酸中毒、意识障碍或高寄生虫血症（>20%）任何一种临床症状者，应进行输血治疗。

输注新鲜冰冻血浆或红细胞时应仔细观察输血情况，对于严重贫血的患者，应严密监测呼吸频率和肺部体征，以便及时发现高容量性肺水肿。若出现循环系统超负荷体征，静脉给予速尿（对于肾功能正常的成年患者），但速尿一般不作为输血时的常规治疗。对于循环负荷过重的患者，最好通过交换输血来纠正贫血。研究表明，患有重症疟疾贫血的患儿通常伴有低血容量的表现，并非心力衰竭的症状，不建议给予速尿和/或地高辛进行治疗。需要注意的是不能因为输血而延迟抗疟疾治疗。由于贫血发展迅速，红细胞压积应 6～12h 监测 1 次。能够口服药物的患者，可以补充铁剂和叶酸，尤其是孕妇和钩虫性贫血患者（在这种情况下，也应使用驱虫药）。

交换输血（ET）作为治疗重症疟疾的辅助手段。理论上交换输血有许多的优点：提供新的红细胞，从而改善循环中红细胞团的流变性；去除血浆中含有高浓度的细胞因子和其他生理活性剂；在供血中提供新鲜血浆，以纠正凝血障碍（例如纤维蛋白原）。然而，随着近年来大量的临床研究，发现交换性输血并不能提高生存率，有学者对这种具有侵入性和潜在风险的治疗方法提出了质疑。而对于持续性酸中毒和/或合并多器官功能不全的患者一线治疗疗效差时，或对于患有镰状细胞病的儿童，交换输血可作为辅助治疗。

### 7. 异常出血和血小板减少

可以将血小板减少症分为轻度（100 000~150 000/mm³）、中度（50 000~100 000/mm³）、重度（<50 000/mm³）和非常严重的血小板减少症（<20 000/mm³）。

重症疟疾患者常见血小板减少，但是合并出血症状很少见。如果发生出血，应高度怀疑弥散性血管内凝血（DIC），这可能是合并细菌性败血症的征兆。在中度或高度疟疾流行地区，所有重症疟疾患儿都应进行抗生素治疗。可以给予输注经筛选的新鲜全血（冷沉淀、新鲜冰冻血浆和血小板）、维生素K注射液。保护胃黏膜可以给予$H_2$受体拮抗剂或质子泵抑制剂。在DIC治疗中不推荐给予低剂量肝素、抗凝血酶或重组活化蛋白C；而对于未合并出血者不建议使用新鲜的冷冻血浆来纠正实验室凝血障碍。如果血小板计数<5000/mm³（<5×109/L）伴/不伴出血，或者血小板计数<30 000/mm³（<30×109/L）伴明显出血者，可静脉给予血小板输注。

### 8. 肝功能障碍

重度黄疸在成人重症疟疾患者中常见，但伴有明显肝功能障碍者少见。实验室检查可见未结合胆红素升高。转氨酶升高可以是因溶血和肝细胞损伤引起的天冬氨酸转氨酶（AST，SGOT）升高，也可以是因肝细胞损伤引起的丙氨酸转氨酶（ALT，SGPT）升高。黄疸很少伴发在儿童疟疾患者中，但其存在往往提示预后不良。由于肝脏的生物转化功能受到严重损害，因此重症疟疾患者的药物代谢清除率降低。

### 9. 低血糖

低血糖症是重症恶性疟疾的常见并发症。成年患者的发病率低于儿童。诊断标准是指血液或血浆葡萄糖<2.2mmol/L或<40mg/dL；5岁以下儿童，低血糖阈值为<3mmol/L，年龄较大的儿童和成人其阈值是<2.2mmol/L。

引起低血糖的因素包括妊娠、营养不良和慢性肝病，当用奎宁治疗疟疾时，奎宁可以刺激胰腺分泌胰岛素诱发低血糖。对于意识改变、惊厥或代谢性酸中毒的患者应及时检查血糖水平，应定期（4~6h）监测1次血糖。低血糖症可以引起不可逆的脑损伤或伴发神经功能障碍，应及时治疗。纠正低血糖可以给予葡萄糖液输注。对于昏迷患者治疗低血糖的目的是通过葡萄糖的输注，保持血糖浓度>4mmol/L（>70mg/dL），以提供足够的卡路里。可20min内推注20%葡萄糖2ml/kg体重（0.4g）；或者在10min内推

注50%葡萄糖1ml/kg体重（0.5g）。治疗中为防止出现低血糖反弹，应每小时测量血糖水平。对不能口服的儿童，低血糖症的复发与停止静脉输注葡萄糖有关。对成人重症疟疾患者，不需要严格控制血糖（包括用胰岛素治疗中度的高血糖）。

### 10.急性肾损伤（AKI）

重症疟疾合并急性肾损伤、肾衰竭在成年患者的发病率普遍高于儿童。通常伴有少尿，约1/3的病例没有少尿症状。检测肾小球滤过率可以了解肾脏功能情况，应严密监测血肌酐、血尿素氮情况。伴血容量不足和AKI（肌酐值中度升高）的重症疟疾患者在入院时，由于适当的扩容治疗，血肌酐值可以显示正常。然而，严重AKI（肌酐>175~300mmol/L）和/或无尿的患者，不一定是低血容量导致的，有可能对液体治疗无反应。因此，对于中度AKI（肌酐>177mmol/L）患者，应在最初谨慎的补液治疗后每天检测血肌酐。

少尿的定义为尿量（插有Foley导尿管）<0.5ml/（kg·h），相当于体重为50kg成人患者尿量为25ml/h。少尿和有脱水症状的患者应在前2h内给予0.9%生理盐水10ml/（kg·h）（或平均50kg体重的患者500ml/h）静脉补液（总共1000ml）。个体化的液体管理和避免使用具有肾毒性药物是AKI管理的基础。为防止液体超负荷发生肺水肿，每次给予200ml液体治疗后应进行一次颈静脉压测量和呼吸频率、肺部听诊检查，及血氧饱和度、中心静脉压测量。检测尿钠值，并排除肾前性因素，保持体液平衡。CVP应维持在0~5cm，近年有学者对中央静脉导管CVP作为测量体液状态的准确性提出质疑。

伴少尿患者的利尿剂的使用。髓袢利尿剂已频繁用于各种类型的AKI，以将少尿型转化为不伴少尿的肾功能衰竭。最常用的髓袢利尿剂是速尿（呋塞米）。如果补液后没有尿量，可以静脉注射速尿，最初剂量为40mg，然后每间隔30min逐渐增加剂量100mg、200mg和400mg。给予速尿治疗后少尿没有改善者，应考虑急性肾功能衰竭的可能，尽早进行肾脏替代治疗。如果给予补液和速尿不能恢复尿量者，应限制静脉输液（每天500ml，除了大量出汗的患者）以避免出现过度水合作用和肺水肿。与疟疾相关的急性肾损伤中，过量静脉输液是最常见病因之一。

多巴胺在伴有肾功能衰竭患者中的应用。多巴胺也已用于治疗急性肾衰竭。这种血管活性药物可通过直接影响肾血流量和肾功能来增加肾小球滤过率（GFR），及促进钠、水的排泄。在肾功能正常的患者中效果明显，但是在伴有肾功能不全的重症疟疾患者中，应用多巴胺会使肾血流量增加，但不会增加肾氧的输送量。早期肾功能不全的患者[血清肌酐>2mg/dL或尿量<0.5ml/（kg·h）]，多巴胺不会改变随后的血清肌酐峰值。因此，目前在AKI的治疗或预防中，低剂量多巴胺的作用不明显，尤其是在疟疾患者中。

与其他大多数AKI相比，与疟疾相关的AKI管理比较困难，因为其代谢异常，并伴有多器官功能障碍（昏迷、肝功能障碍等）。无尿、肌酐迅速升高[>220mmol/（L·d）]

或严重代谢性酸中毒（pH<7.1）的患者，因为肾功能迅速恢复的可能性较小，应立即进行肾脏替代治疗（RRT）。为避免入院后病情迅速恶化，应在2h内对需要进行RRT的患者展开治疗。

针对疟疾AKI的RRT的确切指征尚未明确，目前的适应证（即非针对疟疾）如下：

少尿（尿量<200ml/12h）；

无尿（尿量0～50ml/12h）；

尿素氮（Urea）>35mmol/L；

血肌酐（Crea）>400μmol/L；

$K^+$>6.5mmol/L或快速上升；

对利尿剂无反应的肺水肿；

非代偿性代谢性酸中毒（pH<7.1）；

$Na^+$<110mmol/L和>160mmol/L。

如果存在一个指标，应考虑进行RRT。若两个指标同时存在，则必须进行RRT。由于重症疟疾急性期的AKI发展迅速，常伴有严重的代谢性酸中毒，建议及时评估肾功能（BUN、血清肌酐、钾）的变化，并尽早决定RRT。

确诊为急性肾衰竭的患者需要密切的护理，尽可能转诊至重症监护病房或RRT中心。在进行RRT的同时，对合并严重高钾血症（>7mmol/L或ECG改变）的患者应立即给予静脉注射钙剂、葡萄糖加胰岛素或静脉注射碳酸氢钠治疗。由于碳酸钙会沉淀，切勿将钙和碳酸氢盐混合使用！

所有的RRT模式都能挽救生命；血液滤过或血液透析在降低死亡率方面优于腹膜透析。急性肾功能衰竭早期进行血液透析可将死亡率从75%降低到26%。然而，在热带地区能够进行血液过滤或血液透析的设备很少，腹膜透析对于疟疾高发的发展中国家仍然是有价值的。它降低了与疟疾相关的低血糖症的发生率，并避免了非肠道使用抗凝剂的风险。肾功衰竭患者不应减少抗疟药的初始剂量，不需要改变青蒿素及其衍生物的剂量。腹膜或血液透析对喹啉类抗疟药的额外清除作用很小，并且不影响给药时间。

预后如果不及时进行透析，则50%～75%的急性肾衰竭患者会迅速发生死亡。应用透析治疗后，大多数患者的肾功能将在几周内恢复正常。无尿患者预后较差。总体而言，需要透析的肾功能不全的重症疟疾的死亡率约为25%，预后常与无尿、病史短、合并多系统功能障碍及高寄生虫血症有关。

11.消化道反应

部分重症疟疾患者可出现消化道症状，如腹痛、腹泻和里急后重感，而大便可以呈水样便，后期可见血液、黏液、上皮细胞或坏死组织，也可见假性肠梗阻的表现。伴有高热者，容易误诊为急性胃肠炎、细菌性痢疾或急性阑尾炎。若症状持续存在，严重者可导致休克。重症疟疾伴消化道反应，常会出现少尿或无尿，甚至严重的肾功能衰竭以致死亡。对此类患者，应及早发现，加强护理，补充水电解质保持体内平衡，必要时给予抗生素治疗。

12.败血症（输液管理参见前文）

重症疟疾本身构成了侵入性细菌感染（例如肺炎或菌血症）的危险因素，然而成人伴随侵袭性细菌感染的病例比儿童少。血涂片阳性的恶性疟患者还伴有严重细菌感染（脑膜炎、营养不良或严重肺炎）引起的临床综合征，应给予肠胃外抗生素及抗疟疾药物治疗。在患有重症疟疾的非洲儿童中，血液培养的阳性率在5.4%~12%，因此无法通过临床或基础实验室测试来区分细菌群。据估计，恶性疟疾占疟疾流行地区儿童侵袭性细菌性疾病的50%以上。常见的病原体包括非伤寒沙门氏菌、肺炎链球菌、大肠杆菌、金黄色葡萄球菌、A组链球菌和婴儿B组链球菌。由于血液培养的敏感性有限，实际比例可能高达10%~20%。大多数研究显示，重症疟疾患儿并发侵袭性细菌性疾病的死亡率较高。因此，中、高传播地区患重症疟疾的儿童，除给予抗疟疾药物之外，还应使用广谱抗生素。有条件的应在开始抗生素治疗之前进行血液培养：阳性结果可以指导抗生素治疗，但是阴性结果不能排除菌血症，应以临床适应证作为治疗的指导。抗生素治疗方案取决于当地医院的指导方案及普遍的抗菌药物敏感性模式，包括氨苄西林/庆大霉素的联合用药，复合阿莫西林-克拉维酸、氯霉素或头孢曲松等。

13.呼吸窘迫和低氧血症

重症恶性疟的成人中，多达25%的患者有呼吸窘迫症状。其病因很多，包括代谢性酸中毒的呼吸代偿、非心源性肺水肿（ARDS儿童少见）、并发肺炎（包括吸入性肺炎）及严重贫血。因为处理方式的不同，这些病因必须加以甄别。进行仔细的体格检查，通过听诊可以发现与代谢性酸中毒有关的呼吸的改变（Kussmaul型呼吸）及与肺水肿相关的湿性啰音；通过观察皮肤黏膜苍白程度可以判定是否缺氧。其他检查包括血氧饱和度测定、全血细胞计数、血液生化检查及胸部X线检查。低氧血症的临床体征（例如发绀）发生较晚（例如当通过脉搏血氧仪检测的血氧饱和度降至<80%），且在肤色较暗的患者中不易识别。呼吸窘迫的临床症状（呼吸困难、呼吸次数增加）只反映了呼吸力学的变化，而不是低氧血症的可靠指标。因此，建议使用脉搏血氧仪监测重症疟疾患者血氧饱和度。出现低氧血症的患者应尽快给予氧气吸入，以保持血氧饱和度>90%。

与疟疾相关的ARDS的管理。通常在进行抗疟治疗的几天内，寄生虫血症下降，易引起ALI/ARDS的发生。脑型疟疾和妊娠期疟疾也可引起ARDS。患者应采取个体化的限制性液体管理，通过避免过量液体的摄入来进行预防。疟疾伴发ARDS的治疗可以依照其他原因感染性ARDS的治疗方法，如床头抬高45°取仰卧位，给予吸氧、利尿剂、停止静脉输液等。加强呼吸道护理，及时清理分泌物。ARDS肺组织病变严重，肺泡顺应性显著降低，分布不均，通气/血流比不匹配，气体扩散受到损害，很难进行机械通气。肺部保护性通气可采用呼气末正压通气（PEEP），避免出现高潮气量（6ml/kg理想体重）和长时间高压吸氧。严重的低氧血症者应尽快气管插管并给予呼气末正压或持续正压通气，防止并发高碳酸血症的颅内压升高。需要指出，在难治性低氧血症中存在吸/呼比的倒置。一些病例研究报告了无创正压通气在间日疟相关ARDS患者中成功治疗ARDS，但在32例恶性疟原虫感染的病例中有16例患者治疗失败，显示它可能仅适用于恶性疟疾伴轻度的呼吸功能障碍。

由于潜在的细菌感染也在疟疾ARDS的发病机制中起作用，因此应根据患者病情，酌情给予合理的抗生素治疗。

### 14.脑型疟疾（CM）

脑型疟疾是指严重的恶性疟原虫感染伴有昏迷的疟疾（Glasgow昏迷量表<11，Blantyre昏迷量表<3）；或癫痫发作后昏迷持续时间>30min的疟疾。

其特点是在没有其他解释或诊断的情况下，意识严重受损（深度昏迷），加上严重的呼吸窘迫，是死亡率最高的严重并发症之一。

脑疟伴有发热患者，应积极采取降温措施，如温水擦浴，使用风扇、冷却毯和给予对乙酰氨基酚，适当补充液体保持机体水平衡。昏迷患者应保持呼吸道通畅，必要时可给予经口气管插管，加强护理，做好呼吸、脉搏、血压、血氧饱和度等生命体征的监测，准确记录出入量，必须反复评估GCS评分来密切监测患者的意识状态。维持正常的血钠、血钙、血氧饱和度和血pH值，$SpO_2$>95%，保持血液电解质及酸碱平衡。没有禁忌证的昏迷患者可以考虑行诊断性腰椎穿刺以排除细菌性脑膜炎。应有效治疗抽搐、癫痫发作，维持呼吸道通畅的同时立即给予苯二氮卓类药物如地西泮。合并出现轻微神经障碍的患者，应行眼底镜检查。如果出现神经局灶性损伤体征、癫痫或意识障碍，建议进行脑部CT扫描或MRI检查。对于脑水肿的治疗，除非是并发脑疝，否则成人不推荐使用甘露醇。目前还没有证据表明针对脑水肿的药物治疗措施（例如大剂量皮质类固醇或甘露醇）是有益的。同时应避免使用皮质类固醇类药物，其可以增加胃肠道出血和癫痫发作的风险。

## （四）重症疟疾并发症治疗的总结（表8-3）

表8-3　重症疟疾严重表现和并发症的紧急临床处理

| 表现或并发症 | 紧急处理[a] |
| --- | --- |
| 昏迷（脑型疟疾） | 保持呼吸道通畅，将患者侧卧，排除其他原因的昏迷，例如低血糖、细菌性脑膜炎 |
| 发热 | 进行温水擦浴，使用风扇、冷却毯和扑热息痛 |
| 抽搐 | 保持呼吸道通畅，立即静脉注射或经直肠使用地西泮、劳拉西泮、咪达唑仑或肌内注射三聚乙醛，并检测血糖 |
| 低血糖 | 检测血糖，纠正低血糖并维持输注含葡萄糖注射液。尽管低血糖症的定义是葡萄糖<2.2mmol/L，但对于5岁以下的儿童而言，干预的阈值是<3mmol/L，对于年龄较大的儿童和成人来说其阈值是<2.2mmol/L |

续表

| 表现或并发症 | 紧急处理[a] |
|---|---|
| 严重贫血 | 紧急输注经筛选的新鲜全血 |
| 急性肺水肿[b] | 患者以45°仰卧，给予氧气、利尿剂，停止静脉输液，对于威胁生命的低氧血症进行气管插管并给予呼气末正压或持续正压通气 |
| 急性肾损伤 | 排除肾前性原因，检查体液平衡和尿钠。如果确定为肾衰竭增加血液滤过或血液透析，如果没有条件，则进行腹膜透析 |
| 自发性出血和凝血病 | 输注经筛选的新鲜全血（冷沉淀、新鲜冰冻血浆和血小板）。给予维生素K |
| 代谢性酸中毒 | 排除或治疗低血糖、低血容量和败血症。如果严重，进行血液滤过或血液透析 |
| 休克 | 对于可疑败血症，行血培养。给予胃肠外广谱抗菌药物，纠正血流动力学障碍 |

a.已在所有病例中都将开始适当的抗疟疾治疗。

b.通过避免过多的水分摄入来预防。

（1）补液治疗

液体的补充量应单独评估。患有重症疟疾的成人非常容易出现体液超负荷，而儿童则更容易出现脱水症状。补液时还应该考虑抗疟药的输注。因此，世界卫生组织在2015年版的疟疾指南中建议儿童禁忌快速输注胶体或晶体液体。急性肾损伤或严重的代谢性酸中毒者应尽早开始血液滤过治疗，单纯补液对后者无效。由于重症疟疾患者的体液耗竭程度差异很大，因此不可能就补液提出一般性建议。必须对每个患者进行单独评估，并根据估计的不足量进行液体复苏。在疟疾高流行环境中，儿童通常由于严重的代谢性酸中毒和严重贫血可能导致呼吸窘迫，应接受输血治疗。在成人中，血流动力学监测是必不可少的，例如多次评估颈静脉压、周围灌注、静脉充盈、皮肤充盈和尿量情况。因为过量的液体可能会增加因肺毛细血管渗漏而导致肺水肿的风险，而容量补充不足则会导致休克，加重酸中毒和肾功能损害。根据败血症指南的共识及过度使用可能造成的危害，不建议使用碳酸氢钠，除非血液pH<7.1。

（2）输血治疗

由于疟原虫感染的红细胞和未被感染的红细胞被脾脏吞噬和/或从循环中清除，故重症疟疾可导致贫血的迅速发展。理想情况是输注交叉匹配的新鲜血液；但是，在大多数情况下，交叉匹配的无病毒血液供应不足。目前尚无足够的研究对输血指征作出有力的循证医学建议。必须结合患者个人情况，因为当氧的解离曲线发生适应和代偿性右移时，贫血快速发展的病理后果要比慢性或急性贫血差。

（3）交换输血

交换输血已被认为是重症疟疾患者中高寄生虫血症的一种抢救疗法。其目的是降低寄生虫血症，改善微循环，减轻并发症引起的机体损害。然而，目前支持这种疗法的证据有限。交换输血需要加强护理和相对大量的血液，并且存在重大风险。对于所涉及的适应证、益处、危险或具体细节（例如应交换的血液量）等尚无共识。

（4）抗生素的联合使用

在重症疟疾中，抗生素治疗的指征应放宽。败血症和重症疟疾是有关联的，特别是在中度和高度流行区的儿童中。因此，在中度和高度流行区，所有怀疑患有重症疟疾的儿童应在使用抗疟药的同时联合广谱抗生素治疗，直到排除细菌感染为止。继发性肺炎患者应给予适当的广谱抗生素治疗。对于已经清除寄生虫但还持续发热的儿童，应排除其他可能的发热原因，例如全身性沙门氏菌感染和尿路感染，尤其是在留置尿管的患者中。但是，在大多数持续发热的病例中，寄生虫清除后未发现其他病原体。抗生素治疗应基于血液培养和药敏结果，而在无法获得培养结果时，应选择可能有效的抗生素。

（5）抗惊厥药的使用

用静脉注射或经直肠给予苯二氮卓类药物或肌内注射三聚乙醛的方法，治疗脑型疟疾的抽搐症状，此用法类似于针对其他任何原因引起反复抽搐发作的治疗。在一项大型、双盲、安慰剂对照的评估中，对脑型疟疾患儿单次预防性肌内注射苯巴比妥20mg/kg体重的疗效进行了评估，虽然癫痫发作的频率有所降低，但死亡率却显著增加。这是由于呼吸骤停引起的，并与使用苯二氮卓类药物有关。故在没有呼吸支持的情况下不应给予20mg/kg体重的苯巴比妥剂量。尚不清楚较低的剂量是否安全有效，或在进行呼吸支持的情况下死亡是否仍会增加。苯巴比妥或磷苯妥英并不能有效预防癫痫发作，前者与呼吸衰竭引起的死亡率增加有关。因此，目前不建议对癫痫发作或脑疟疾患者进行常规癫痫预防。癫痫发作时应最多给予2剂的苯二氮卓类药物，每剂间隔10min，并进行严密的呼吸监测。

## （五）潜在并发症及注意事项

### 1.心肌受累

心肌损伤被认为是严重恶性疟和间日疟病例的潜在并发症。心肌损伤的病理是由于病原体的直接毒性作用及细胞因子的过度产生，免疫介质导致功能障碍。恶性疟疾的主要病理生理过程是疟原虫与血管内皮的黏附，导致感染和未感染的红细胞黏附于外周小血管，红细胞变形能力降低，血管堵塞，导致微循环障碍和乳酸酸中毒。寄生虫毒素或宿主免疫介质两者都可能对心肌功能有抑制作用。此外，继发感染、严重贫血、高热、脱水或液体超负荷、代谢性酸中毒、缺氧和弥散性血管内凝血也有助于发生疟疾的心血管问题。预先存在的心脏功能的失代偿可能会被疟疾复杂化，已证明对病人具有致命性。

### 2.重症恶性疟疾治疗后的并发症

包括急性、迟发性溶血性贫血和侵袭性真菌感染。迟发性溶血发生在青蒿琥酯治疗高寄生虫血症患者中，通常在给予第一剂青蒿琥酯后7~14d表现出来。头孢曲松是一种常用的抗生素，但它有不到0.1%可导致危及生命的溶血发病率。这些可逆性溶血性贫血在清除寄生虫后很少会使重症疟疾复杂化。侵袭性真菌感染是重症疟疾的罕见并发症（<0.1%的发病率）。疟疾感染本身引起的免疫抑制使个体罹患侵袭性真菌感染的机会增加。对于寄生虫清除后仍高热的重症疟疾患者，必须考虑和鉴别常见的侵袭性细菌感染和罕见的机会性感染，加强合理的抗菌药物使用和及时的对症护理。在考虑使用类固醇治疗重症恶性疟疾时必须谨慎，其具有潜在的抑制免疫促进真菌感染的不利因素，而对于疟疾治疗没有任何益处。

### 3. 与热带疾病的鉴别

在流行地区的居民中，重症疟疾应与严重的细菌性败血症、脑膜炎、脑炎及其他具有重叠临床特征的热带疾病相鉴别，例如：登革热、钩端螺旋体病、立克次体伤寒和肠热。随着旅行人数的增加，在从流行地区返回的游客中重症疟疾的发病越来越多见，通常在返回后4~28d出现发热症状，因此，旅行史是最重要的诊断线索。

## 四、妊娠期重症疟疾的治疗与管理

妊娠中后期的妇女比其他成人更容易患重症疟疾，孕产妇死亡率约为50%，高于未怀孕的成人。孕妇机体防御机制的下降和胎盘中广泛存在的疟原虫黏附都会增加死亡风险。重症疟疾是导致流产、胎死宫内、早产和胎儿死亡的重要原因。重症疟疾引起的任何一种综合征都可能发生在孕妇身上，但有两种表现最为常见：低血糖和肺水肿。

低血糖是妊娠期重症疟疾的一个常见表现。低血糖可并发于多系统疾病中的乳酸酸中毒，也可是独立并发症。对于孕妇低血糖可以是无临床症状，也可表现为出汗、行为意识改变或抽搐。胎儿可表现为心动过缓或其他宫内窘迫的征象。无症状的低血糖通常容易被忽略，而将低血糖对大脑的影响错误地归因于疟疾引起。尽管通过静脉给予葡萄糖治疗来纠正，但妊娠晚期低血糖症仍容易复发。

患有重症恶性疟的孕妇容易发展为急性肺水肿。最初的征象是呼吸频率增加，呼吸困难和缺氧可能突然发生在入院后数天内。急性肺水肿经常伴发在分娩时，尤其在产后第一周发生率最高。分娩时严重贫血或液体负荷过量的妇女在胎盘分离后可以出现急性肺水肿。

重症疟疾引起的严重贫血可以由妊娠期贫血加重而来，容易发生产妇产后出血，罹患产褥期脓毒症甚至围产期死亡的风险也很高。而发生胎儿宫内窘迫和胎儿宫内死亡很常见，如果胎儿能够存活，常伴发宫内发育迟缓。严重贫血的发生是多因素的，由于妊娠相关贫血、铁剂和叶酸缺乏、营养不良等，使血液中的红细胞比容进一步降低。HIV感染和疟疾对妊娠的不利影响具有协同作用。恶性疟疾的一些症状可以诱发子宫收缩，容易导致早产。宫缩的频率和强度与发热的程度有关，体温越高宫缩的频率、强度越大。重症疟疾引起的早产儿预后较差。

重症疟疾孕妇应立即接受全胃肠外抗疟药物治疗。在妊娠期使用奎宁会引起明显的高胰岛素血症，50%的患有脑疟的孕妇出现了低血糖，且奎宁治疗后的复发率较高，目前不作为首选药物。青蒿琥酯将成人重症疟疾的死亡率降低35%，且无低血糖的并发症，因此胃肠外使用青蒿琥酯是所有妊娠晚期患者的首选治疗方法。及时有效的抗疟治疗至关重要，不应延迟；如果无法获得青蒿琥酯，应给予肌内注射蒿甲醚，若蒿甲醚也无法获得，则应立即开始使用胃肠外奎宁，直到获得青蒿琥酯为止。

妊娠晚期的重症疟疾具有致死性，孕妇和胎儿的死亡率很高，内科医生、产科医生和儿科医生之间需要密切沟通、配合，加强孕妇管理。疟疾流行地区的孕妇应根据指南补充铁剂和叶酸。并经常检查血糖。产褥期感染是常见的并发症，应妥善处理。

近年来研究发现，与非妊娠期妇女相比，孕妇合并疟疾的症状更严重，这在很大程度上归因于VAR2CSA蛋白家族在胎盘中的选择性黏附。目前正试图通过开发一种基于VAR2CSA的疫苗来预防或消除胎盘疟疾，以降低对孕妇及胎儿的不良影响。而对孕妇进行疟疾疫苗的临床试验，必须满足逻辑性、安全性及伦理道德的要求。

## 五、重症间日疟的治疗与管理

虽然间日疟通常被认为是一种良性的疾病，但它可以引起恶性疟疾的所有并发症包括脑疟、严重血小板减少、休克、肾功能衰竭、血红蛋白尿和黄疸。间日疟原虫感染最常见的严重并发症是严重贫血和急性呼吸窘迫症。印度尼西亚、巴布亚新几内亚、印度和亚马逊地区都报告了多例严重间日疟病例。间日疟原虫感染合并症中脑疟非常罕见，只在印度有报道。恶性疟和间日疟原虫合并感染可见于重症疟疾；这些患者通常伴有更严重的并发症，预后较差。抗疟疗法和恶性疟原虫一样，但与恶性疟原虫不同，间日疟的肝脏形式（休眠子）可能持续长达10年，并在感染后1~2年内通过血液感染复发。

对重症间日疟患者进行迅速有效的治疗和临床管理的要求应与重症恶性疟疾相同。胃肠外注射青蒿琥酯后，可通过口服ACT或氯喹（在选择氯喹的国家进行治疗）完成治疗。一般抗疟疾药物对疟原虫的红细胞期有效，但对肝脏的休眠子无效，而伯氨喹是唯一能够杀死休眠子的药物。因此，在常规抗疟疾药物治疗后，应给予伯氨喹进行彻底治疗，常用剂量为每日15mg，口服14d。需要注意的是，必须在检测患者没有G-6-PD缺乏症的前提下使用伯氨喹。

# 第九章　疟原虫青蒿素耐药的研究进展

疟疾是全球性严重危害人类健康的寄生虫病。在过去的几十年里，疟疾感染率和死亡率已经呈现明显的下降趋势，这主要归功于疟疾防治工作的加强及青蒿素联合疗法（artemisinin-basedcombinationtherapy，ACT）的广泛应用，前者包括蚊媒杀虫剂和药浸蚊帐等方面。但是随着抗疟药物的广泛使用，对药物产生抗性的疟原虫不断出现。近些年研究发现，青蒿素耐药性疟疾开始在东南亚传播及蔓延，已严重威胁全球疟疾的控制和消灭进程。本章主要讨论恶性疟原虫青蒿素耐药的流行现状、分子机制及应对措施。

## 一、概述

### （一）疟疾和疟疾治疗的历史

几千年来，疟疾一直是全球健康和安全的重要威胁，目前仍然是世界许多地区儿童和青年死亡的主要原因之一。有关疟疾感染的记录可以追溯到新石器时代，人们已从公元前3200年的埃及遗骸中发现了疟疾抗原。目前世界上有100多个国家或地区的人口生活在疟疾疫区。根据世界卫生组织（WHO）发布的《全球疟疾报告2019》，估计2018年全球疟疾感染病例2.28亿例，死亡病例40.5万例。撒哈拉以南的非洲地区疟疾疫情最重，2018年非洲疟疾感染2.13亿例，占全球的93%。同期，东南亚地区疟疾感染病例占全球的3.4%。虽然非洲的疟疾死亡病例从2010年的53.3万例下降到2018年的38.0万例，但全球超过50%的疟疾死亡病例发生在非洲，其中尼日利亚占24%，刚果民主共和国占11%，坦桑尼亚占5%，尼日尔、莫桑比克和安哥拉分别占4%。中国的疟疾防治工作成效显著，2010年中国启动了《国家消除疟疾行动计划》，明确提出到2020年在全国范围内实现消除疟疾的目标。中国从2010年以来疟疾的流行强度显著下降，自2017年起已无本地疟疾感染者，并于2020年达到消除疟疾的标准，输入性疟疾现已成为中国消除疟疾的主要威胁。

疟疾的病原体为疟原虫，能够感染人类的疟原虫有 5 种：间日疟原虫（*Plasmodiumvivax*，*P.v*）、恶性疟原虫（*Plasmodiumfalciparum*，*P.f*）、三日疟原虫（*Plasmodiummalariae*，*P.m*）、卵形疟原虫（*Plasmodiumovale*，*P.o*）和诺氏疟原虫（*Plasmodiumknowlesi*，*P.k*）。其中恶性疟的危害最大，疟原虫可以侵入人体不同发育阶段的红细胞，体内繁殖数量巨大；且多在内脏微血管内进行裂体增殖，造成内脏微血管的堵塞，脏器功能障碍，引起重症疟疾，导致患者死亡。恶性疟原虫很容易对抗疟药产生抗药性，目前已对多种传统抗疟药如：奎宁、氯喹、哌喹、乙胺嘧啶等产生抗药性。由于世界尚无有效的疟疾疫苗问世，疟疾的防控工作主要还是依靠药物治疗，因此恶性疟原虫的耐药性已成为严重的公共卫生问题，也是近年来的研究热点。

在人类抗击疟疾的历史进程中，奎宁是最早的治疗疟疾药物，早在17世纪就已开始使用。在20世纪30年代，人们开发出一种人工合成的奎宁——氯喹，并被广泛用于疟疾的治疗。但随着奎宁及氯喹的大量使用，疟原虫对药物产生了广泛的耐药性。奎宁耐药性最早报道的证据是1844年，1950年在柬埔寨和泰国边境发现对氯喹耐药的疟原虫。到20世纪70年代，氯喹耐药性已经在全球蔓延。种群遗传学研究表明，在东南亚发现的抗氯喹恶性疟原虫和在非洲发现的恶性疟原虫之间有着密切的关系，这表明抗氯喹疟原虫通过感染人群的流动传播到非洲。到20世纪90年代，一些地区超过90%的疟疾感染中出现氯喹耐药性。据估计，自氯喹发生耐药性以来，疟疾死亡人数至少增加了1倍。

20世纪80年代，在出现氯喹耐药之后，磺胺多辛-乙胺嘧啶（sulfadoxine-pyrimethamine，SP）开始用于疟疾的治疗，但其后也同样出现耐药，并从东南亚蔓延至全球多数疟疾流行地区。到20世纪90年代后期，疟原虫对SP也出现了广泛的耐药性。幸运的是，并非所有SP的好处都丧失了。2004年，WHO建议，在SP耐药性<50%的地区，SP可应用于季节性疟疾化学预防和妊娠间歇式预防措施。由于其对孕妇和儿童疟疾的有效性和安全性，SP至今仍然是非洲第一线的预防用药。

### （二）青蒿素及其耐药性

20世纪70年代，中国的科研工作者屠呦呦及其团队从菊科植物黄花蒿叶中成功提取出一种新的抗疟药——青蒿素（artemisinin），这一重大成就彻底改变了疟疾的治疗方法。青蒿素的衍生物包括青蒿琥酯（artesunate，AS）、双氧青蒿素（dihydroartemisinin，DHA）、蒿甲醚（artemether，ART）。该类药具有效率高、副作用少的特性，和其他类型的抗疟药无交叉抗药性。青蒿素类药物能迅速杀灭疟原虫，快速控制症状，大大降低了疟疾的发病率及死亡率，挽救了数百万人的生命。因此，屠呦呦女士于2011年获得拉斯克临床医学研究奖，并获得了2015年诺贝尔生理学或医学奖。WHO称青蒿素是"目前世界上治疗疟疾唯一有效的药物"。

由于青蒿素及其衍生物的缺点为半衰期短、作用时间不长，随着该类药长期广泛的使用，疗效下降的问题逐渐显现出来。2006年柬埔寨首次报告了对青蒿素耐药的恶性疟病例。恶性疟原虫耐药的问题日趋严重。为了延缓青蒿素耐药的进程，WHO在2005年呼吁不再生产、销售青蒿素单方制剂，建议用青蒿素类药和其他类型药物联合的复方制剂来治疗疟疾。WHO推荐用于治疗疟疾的ACT方案包括：蒿甲醚-本芴醇、青蒿琥酯-阿莫地喹、青蒿琥酯-甲氟喹、青蒿琥酯-磺胺多辛-乙胺嘧啶、双氢青蒿素-哌喹。

随着 ACT 在疟疾流行区逐渐推广，对 ACT 敏感性下降的疟疾病例也随之出现。2008 年一项在柬埔寨西部的 Pailin 和泰国的 WangPha 地区进行的抗疟药临床疗效研究，分别采用青蒿琥酯单药（疗程 7d）和青蒿琥酯联用甲氟喹（疗程 2d）治疗恶性疟。结果显示：同一地区单用青蒿琥酯或青蒿琥酯联用甲氟喹的原虫清除时间无显著性差异，柬埔寨西部 Pailin 疟疾患者的疟原虫清除时间为 84h，明显大于泰国的 WangPha 地区（疟原虫清除时间为 48h）；两个地区疟疾单药治疗再燃率分别达 30% 和 10%，而 ACT 组在两地区也分别有 10% 和 5% 的再燃率。柬埔寨西部地区也是最早发现疟疾氯喹、乙胺嘧啶、磺胺多辛耐药的地区，且随后氯喹等药物的耐药性蔓延至全球。这引起了人们的高度警觉，因为 ACT 治疗是疟疾防控的最后一道防线，一旦这道防线被突破，疟疾奎宁、氯喹耐药的景象将重现，疟疾疫情将不可控制，人类将面临巨大的灾难。同时，东南亚地区的恶性疟对青蒿素的抗药性还在不断加强。2010 年以后，恶性疟的青蒿素抗药性已传播到东南亚各国。越南南部用青蒿琥酯治疗恶性疟病人，原虫清除时间 >72h 的比例达 27%；泰国用蒿甲醚-本芴醇治疗疟疾，用药 3d 后血涂片阳性率 2001 年为 0.6%，2013 年达到了 20%；2010 年缅甸南部用 ACT 治疗恶性疟疾，发现疟原虫清除时间长于 3d 的比例高达 26.9%。目前，青蒿素耐药恶性疟原虫还局限在东南亚大湄公河流域。

东南亚大湄公河流域恶性疟青蒿素耐药性，考虑与以下几个方面有关：其一，当地使用抗疟药较早，使用青蒿素及其衍生物超过 30 年，在强大的药物压力下，疟原虫为了生存产生抗药性是不可避免的。其二，大湄公河流域医疗条件差，不规范用药和滥用药物现象长期存在，造成该地区耐药严重。当地是最早使用乙胺嘧啶和磺胺多辛等药物作为一线抗疟药的地区，柬埔寨政府曾用含有乙胺嘧啶的食盐来预防疟疾，是造成乙胺嘧啶严重耐药的原因之一。当地传染源多为贸易交流者、移民和战争造成的难民，疟原虫感染者流动性较大，治疗困难，很难监督病人和带虫者完成治疗的全部疗程，很多人体温正常就不继续服药，容易造成疟原虫耐药。其三，大湄公河流域地处丛林地带，卫生条件差，蚊虫滋生，疟疾疫情严重。其四，当地人民普遍贫困，无法完成疟疾防控的工作，需要国际救援。其五，当地交通不便，给国际援助带来困难。最后，当地的人民文化水平不高，给普及疟疾防治知识造成困难。

非洲是疟疾的高流行区，疟疾感染病例和死亡病例约占世界的 90%。迄今尚未发现非洲疟原虫对青蒿素耐药的相关证据，而且以青蒿素为基础的一线复方药物仍然有效。但最近在一名由赤道几内亚旅游回国的中国人体内检测到对青蒿素耐药的疟原虫，并确认其起源于非洲，提示在非洲可能已出现对青蒿素耐药的恶性疟原虫。尽管其他学者认为该报告确定非洲疟原虫耐药的证据不足，但鉴于目前非洲疟疾疫情的严重性、ACT 疗法的广泛使用及曾经产生氯喹等耐药性后非洲疟疾患者死亡率大幅增加的情况，非洲青蒿素耐药性疟原虫的出现可能造成破坏性后果。防止青蒿素耐药性从东南亚到非洲的蔓延，对全球疟疾控制和消灭具有重大的意义，是世界性的重大课题，加强青蒿素耐药疟疾的监测是非常必要的。

## 二、疟疾青蒿素耐药的定义及研究方法

疟疾青蒿素耐药不同于细菌耐药，其为"部分/相对"的耐药，意味着疟原虫清除时间延长，而不一定意味着治疗失败。通过使用适当的联用药或延长治疗时间等，抗疟治疗仍然是有效的。疟疾治疗失败通常发生在疟原虫对青蒿素部分耐药，同时对联用药产生完全耐药。对某一疟疾患者来说，耐药可定义为疟原虫清除半衰期>5h，或给药3d后血涂片仍为阳性；而对于某一地区人群，青蒿素耐药定义为：该地区疟原虫清除半衰期>5h的患者比例≥10%；青蒿素耐药标志物Pfkelch13突变率≥5%；经过正规的ACTs治疗72h后患者外周血中疟原虫阳性率≥10%。

监测恶性疟原虫对青蒿素的敏感性方法可分为体内法和体外法两种。WHO推荐的体内检测方法有临床疗效研究、疟原虫清除率、配子体密度等，这些方法容易受到起始原虫密度、机体免疫状况、药物配伍等因素的影响，而且操作费时、费力，病人失访可影响结果的统计分析。疟原虫体外药物敏感性评价对于监测疟原虫的抗药性及进行基础研究非常重要，不受患者体内药物吸收、代谢以及免疫状况等因素的影响，重复性强，评价更具客观性。

### （一）临床疗效研究（therapeutic efficacy studies，TES）

常规监测抗疟药物的药效对于疟疾的有效治疗和早期发现耐药是必要的。1996年，WHO推荐一种新的评价抗疟药物疗效的实验方法，此后根据国家和科学家的意见反馈实时修改。WHO建议疟疾流行国家每24个月至少进行1次一线和二线抗疟药物的药效检测。为早期发现青蒿素类药物的耐药性，早在2010年WHO就呼吁密切监测抗疟药物的药效。

TES具体的方法为：给予口服标准化的ACT药物，分别于服药后第0、1、2、3、7、14、28d（或35d、42d）进行外周血涂片镜检。对于半衰期<7d的抗疟药（如青蒿素衍生物、阿莫地喹、苯芴醇等），可行最短28d随访研究；而对于半衰期更长的抗疟药（如甲氟喹、哌喹等），则需更长的随访时间。虽然42d随访周期对于大多数的抗疟药是最佳的选择，但其可行性较差，会增加疟疾病人失访的风险，反而降低研究的可行度。因此，除对于甲氟喹、哌喹，应选择42d随访研究，其他的抗疟药选择28d随访时间。

WHO将抗疟药物临床疗效分为4类，将临床治疗效果分为：a.早期治疗失败（early treatment failure，ETF）：给药后3d内疟原虫涂片阳性，出现危及生命的体征或重症疟疾；给药后第2d疟原虫密度>给药当天，无需考虑腋温水平；给药后第3d涂片阳性，且腋温≥37.5℃；给药后第3d疟原虫密度≥给药当天的25%；b.晚期临床失败（late clinical failure，LCF）：不符合ETF中的任意一项，给药第3d后涂片阳性，且出现危及生命的体征或重症疟；或腋温≥37.5℃；c.晚期原虫治疗失败（late parasitological failure，LPF）：不符合ETF或LCF中的任意一项，给药第7d后涂片阳性，腋温<37.5℃；d.完全临床原虫治疗成功（adequate clinical and parasitological response，ACPR）：不符合ETF、LCF或LPF中的任意一项，给药后第28d涂片阴性，无需考虑腋温水平。

TES可确定用药后第3d血涂片阳性患者的比例，这是目前监测疟疾青蒿素耐药的首选指标。同时其也可确定第28d或第42d治疗失败的患者比例。如果总的治疗失败率≥10%，就应该改变疟疾的治疗方案。图9-1概述了基于TES结果作出治疗决策的建议步骤。

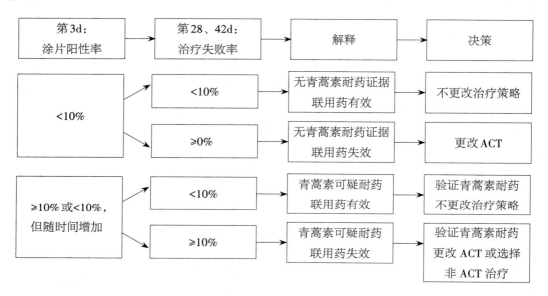

图9-1　基于TES结果的决策过程

## （二）疟原虫清除率

根据WHO现行指引的建议，大多数体内评估测量寄生虫血症的方法是每天或仅在第0、2、3d测量，寄生虫数量及时间没有确切的记录，根据就诊时间和随访区间的不同而有数小时的变化。治疗后第3d血涂片阳性率提供了一个有效的指标，可用作排除抗药性的简单易得的措施，但不能界定抗药性。准确测定疟原虫清除率是评价青蒿素体内药敏性的必要条件。缓慢清除寄生虫的临床表型迄今仍是确定青蒿素耐药性的可靠方法。

在正规的ACT治疗后，隔6～12h行外周血涂片镜下检测，计数疟原虫并计算原虫密度，直至连续2次原虫镜检阴性。厚涂片镜下计数200个白细胞视野中所包含的疟原虫，每μL血以8000个白细胞算，计算每μL血中的疟原虫数量。若检测200个白细胞后未见疟原虫，需继续检测至1000个白细胞，仍未发现疟原虫，方可定义为血涂片阴性。疟原虫清除时间（parasite clearance time，PCT）为首次给药至首次血涂片阴性的时间，需连续2次以上涂片阴性（间隔>24h）。鉴于疟原虫初始密度对疟原虫清除时间有较大的影响，WHO和世界抗疟耐药网络（worldwide antimalarial resistance network，WWARN）均提供专用的工具或在线工具（http：//www.wwarn.org/research/parasite-clearance-estimator），用以计算疟原虫清除半衰期（parasite clearance half-life，$PC_{1/2}$）。其基本原理是：将疟原虫密度对数转换后为纵轴，以时间为横轴，建立关系图。因清除率在服用抗疟药后的最初几个小时内，受到寄生虫发育阶段的影响，故以线性部分的斜率作为$PC_{1/2}$值。$PC_{1/2}$与疟原虫清除时间不同，其与疟原虫初始密度并无关系，是比较抗疟药物较好的工具。

### （三）体外药物敏感性分析

目前常用的体外敏感试验是采用WHO推荐的48h或72h标准体外微量法，其是由Rieckmann于1978年创立，用于观察药物对体外培养的疟原虫的抑制效率，可采用半效抑虫浓度（$IC_{50}$）值来表示。该方法对大多数抗疟药的敏感性的测定是成功的，能够很好地反映疟原虫对药物的敏感性。疟原虫青蒿素敏感性的体外实验和体内实验均未发现疟原虫清除率半衰期与IC50值之间有相关性。同时有研究表明，对泰国、缅甸两国边境的恶性疟原虫进行双氢青蒿素的半效杀虫量（能够完全杀灭疟原虫的药物剂量的一半，即ED50）测定发现，青蒿素敏感株的ED50值和原虫延迟清除株之间无显著性差异。这提示了传统的微量法测定半效抑虫浓度IC50和ED50值不适合青蒿素类药物的体内效果评价。造成这一结果的可能原因是青蒿素在人体内半衰期很短，在这些实验中疟原虫暴露在低浓度DHA（≤64nmol/L）下达48~72h，而在人体内疟原虫通常暴露在高浓度药物下仅1~2h。

### （四）环状体生存分析

Witkowski等在体外培育青蒿素耐药虫株的研究发现，在双氢青蒿素作用下恶性疟原虫环状体期延长，处于发育停滞状态，具有青蒿素耐药性的疟原虫虫株生存率较敏感株高17倍。其进一步筛选处于环状体不同时期（0~3h、9~12h和18~21h）的青蒿素抗性虫株和敏感虫株各13株进行试验，分别接触青蒿素类药物6h，洗去药物后再培养66h，发现处于0~3h环状体的耐药原虫生存率比敏感株高47倍；而在9~12h环状体和18~21h环状体的原虫生存率耐药株和敏感株的生存率无显著差异。对来自柬埔寨西部地区的大量恶性疟原虫虫株进行环状体的生存率检测，结果表明对0~3h环状体加入青蒿素后计算生存率的方法能有效区分体内抗性虫株和敏感虫株。这种方法称为"0~3h环状体生存分析（ring-stage survival assay，RAS）"，已成为一种新的评价青蒿素体外耐药的方法。

青蒿素的特点在于独特性地消除疟原虫环状体，而其耐药性的发生即发生于环状体。当恶性疟原虫处于环状体时，能够耐受大剂量的青蒿素的作用，而之后发育成大滋养体时则对青蒿素敏感。恶性疟原虫在青蒿素类药物作用下通过延长环状体期，可躲过短效的青蒿素的作用，之后原虫再继续发育。这是一种发育迟滞的现象称为"休眠现象"，可作为疟原虫的自我保护机制，其可能与青蒿素类药物敏感性下降相关。相对于清除率，RSA分析的存活率与耐药性的关系更密切，并用于进一步验证疟原虫青蒿素耐药的分子标志物，如K13螺旋体。

### （五）耐药分子标志物检测

为防止耐药性疟疾的扩散，对耐药性虫株进行实时监测十分必要，分子标志物是重要的检测靶标。通过聚合酶链反应、单核苷酸多态性及基因测序等技术，目前已发现恶性疟原虫产生耐药性的分子标志物有：恶性疟原虫多药耐药性蛋白1基因、恶性疟原虫氯喹耐药性转运蛋白基因、恶性疟原虫二氢叶酸还原酶基因、恶性疟原虫二氢蝶酸合酶等。近年研究发现青蒿素耐药性疟疾与恶性疟原虫K13基因（Pfkelch13）关系密切。WHO已将Pfkelch13基因突变作为青蒿素耐药定义之一，用于青蒿素的耐药性监测。恶性疟原虫抗疟药物及耐药分子标志物详见表9-1。

需要注意的是，并不是所有的Pfkelch13非同义突变都意味着青蒿素耐药。Pfkelch13突变位点作为青蒿素耐药标志物需要两方面的验证：一是临床试验证实突变与清除率延迟存在相关性。二是体外试验证实突变可降低体外敏感性，例如利用RAS分析原代疟原虫分离株存活率增加，或者转染突变基因后体外敏感性降低。

表9-1 恶性疟原虫抗疟药物及耐药分子标志物

| 抗疟药 | 药物发明时间 | 首次报告耐药时间 | 耐药分子标志物 |
| --- | --- | --- | --- |
| 奎宁 | 1632 | 1908 | Pfcrt、Pfmdr-1 |
| 磺胺多辛 | 1937 | 1970 | Pfdhps |
| 氯胍 | 1940 | 1949 | Pfdhfr |
| 乙胺嘧啶 | 1940 | 1952 | Pfdhfr |
| 氯喹 | 1945 | 1957 | Pfcrt、Pfmdr-1 |
| 阿莫地喹 | 1945 | 1970 | Pfcrt、Pfmdr-1 |
| 哌喹 | 1960 | 1980 | Pfcrt、Pfplm2/3 |
| 青蒿素 | 1980 | 2008 | PfK13 |
| 甲氟喹 | 1984 | 1991 | Pfmdr-1 |

## 三、青蒿素耐药的分子机制

### （一）青蒿素的作用机制

虽然迄今为止，青蒿素的发现已有数十年的时间，但青蒿素及其衍生物具体的作用机制尚未完全明确。现在占主流的青蒿素类药物抗疟作用机制为：作为治疗疟疾的前体药，其本身的过氧化物环可被疟原虫释放的含铁血红素裂解，释放活性氧基，进而烷基化疟原虫生长过程中所必需的蛋白，使其失活，因其对各时期的疟原虫均有致死作用，从而产生抗疟活性。青蒿素类药物主要作用于红细胞内的无性体，能很快控制疟疾的症状。有学者经光学和电子显微镜观察到，青蒿素可进入红细胞内期疟原虫的细胞膜，使其食物泡呈螺纹状，然后选择性地破坏线粒体、内质网、核膜等膜系结构，核内染色质呈星状聚集，自噬泡形成、增大、增多，最后疟原虫体结构被全部瓦解。

### （二）恶性疟原虫K13基因与青蒿素耐药性

疟原虫耐药是控制和消灭疟疾的重要障碍，加强疟原虫耐药性研究迫在眉睫。传统的药物耐药机制主要有以下两个方面：其一，药物在寄生虫体内的分布出现了异常，通常是药物外排增多，造成原虫对药物的敏感性下降。其二，药物作用的靶点出现异常，抗疟药与原虫结合位点改变，造成抗疟药不能与疟原虫结合，或使疟原虫的某些蛋白表达异常，出现功能异常。现已明确，恶性疟原虫多药耐药性蛋白1基因（P. falciparum multidrug resistance 1，pfmdr1）发生突变，可使抗疟药物的外排增加，导致甲氟喹耐药。恶性疟原虫氯喹耐药性转运蛋白基因（P. falciparum chloroquine resistance transporter，pfcrt）第76位点发生突变，由野生型的赖氨酸突变为苏氨酸，可影响消化泡跨膜蛋白的通透性，将氯喹从消化泡中排出，导致细胞内的氯喹浓度降低，引起抗疟药物在疟原虫体内的分布异常，导致抗药性产生。

目前，疟原虫对青蒿素类药物耐药的机制尚不明确。为防止耐药性疟疾的扩散，对耐药性虫株进行实时监测十分必要，分子标志物是重要的检测靶标。近年来，恶性疟原虫K13基因（Pfkelch13）突变日益受到重视，其机制主要集中于PIP3和活化未折叠蛋白应答两个方面，但K13蛋白介导的信号转导途径对疟原虫生存的具体影响仍需深入研究。

2012年，Cheeseman等利用单核苷酸多态性和短串联重复串行技术，在柬埔寨、泰国和老挝地区筛选出Pfkelch13，其与疟原虫清除率延迟密切相关。2014年，Ariey等将Pfkelch13确定为青蒿素耐性的候选基因，利用对青蒿素敏感的坦桑尼亚F32株建立青蒿素耐药模型，对该耐药系及其亲本系进行全基因组测序，发现了7个变异的基因。进一步分析显示，Pfkelch13突变可伴随着青蒿素耐药性出现。在随后的研究中，他们收集了柬埔寨地区2001—2012年的近千株恶性疟原虫并进行了基因测序，进一步发现了4个高频突变位点：I543T、C580Y、R539T和Y493H，其中C580Y突变频率最高。随后的一些体外实验结果显示，在疟原虫体内引入Pfkelch13突变可以使疟原虫存活率上升，而去除疟原虫的突变则使存活率下降。这些均为突变引起青蒿素耐药性的假说提供了证据。2017年，WHO将疟原虫Pfkelch13基因突变率作为耐药定义的标准之一。目前已经验证的恶性疟原虫Pfkelch13基因突变位点包括：F446I、N458Y、

M476I、Y493H、R539T、I543T、P553L、R561H和C580Y。

Pfkelch13基因位于恶性疟原虫第13号染色体，编码726个氨基酸的蛋白质。蛋白由3个结构域组成：疟原虫特异性序列、BTB/POZ结构域及6个重复的kelch模体组成的螺旋桨区。含有kelch模体的蛋白质可以发挥各种功能，例如调节基因表达或者是胞内转运，其配体蛋白通过与β-螺旋桨结构域结合来实现功能。在恶性疟原虫中，推测K13蛋白可能通过kelch结构或BTB/POZ结构域与各自的配体蛋白之间发生相互作用以发挥功能。在野生型疟原虫中，BTB结构域促进二聚作用，Kelch结构域可结合到特异基质上加快泛素化及蛋白酶体降解；当kelch结构域突变时，蛋白结合作用降低，进而泛素化和靶定蛋白水解作用降低，最终导致基质增多聚集及哺乳动物自身内环境失调。

Pfkelch13蛋白kelch结构域与人类的kelch样环氧氯丙烷相关蛋白-1（Kelch like ECH associated protein1 KEAP1）在序列上有高度的相似性。KEAP1是一种E3泛素连接酶，在氧化应激中起到重要的作用。正常情况下，KEAP1与NF-E2相关因子2（NF-E2 related factor2，Nrf2）在胞质中结合；而在氧化应激状态下，这种相互作用被破坏，Nrf2进入细胞核，并激活一系列氧化应激相关的基因。有研究者提出，Pfkelch13蛋白可能在恶性疟原虫中表现出KEAP1样功能，当Pfkelch13基因突变时，蛋白与转录调控因子相互作用被削弱，导致抗氧化/细胞保护反应增强。目前，在疟原虫中尚未发现与Nrf2相似的蛋白，因此这种推测还需进一步的实验证实。

### （三）Pfkelch13介导的分子机制

近年来，Pfkelch13基因介导的疟原虫耐药分子机制取得了新的研究进展。在疟原虫的环状体期，磷脂酰肌醇-3-磷酸（phosphatidylinositol3phosphate，PI3P）可以介导蛋白质从疟原虫的内质网分泌到红细胞中，对疟原虫的生长发育具有重要的作用。Mbengue等研究发现：青蒿素可以抑制恶性疟原虫磷脂酰肌醇-3-激酶（Plasmodium falciparum phosphatidylinositol-3-kinase，PfPI3K），下游产物PI3P表达水平降低，进而消灭疟原虫；而在C580Y突变体中PfK13蛋白与PfPI3K的结合减少，PfPI3K泛素化水平降低，导致PI3P增多，抵抗青蒿素的抗疟作用。PI3P水平可以间接反映恶性疟原虫青蒿素耐药性，甚至可以作为潜在临床生物化学指标用于指导患者病情。这可能是Pfkelch13突变介导恶性疟原虫青蒿素耐药的分子机制之一。

另一种恶性疟原虫耐药性机制是未折叠蛋白应答机制。未折叠蛋白应答机制是真核细胞中控制蛋白折叠质量的机制之一。青蒿素的药物活性主要来自于内过氧化物桥，近年有研究显示青蒿素作用下释放的自由基并没有特定的靶点，而是随机插入病原体蛋白，导致疟原虫蛋白构象改变。蛋白构象恢复需要错误折叠蛋白和有毒蛋白聚合的消除及新蛋白翻译、转位、折叠和运输后进行替换等。Taylor等研究指出，恶性疟原虫Pfkelch13基因发生变异后原虫表达未折叠的蛋白，影响疟原虫的细胞周期，原虫的环状体期明显延长，延缓了疟原虫的生长发育，是恶性疟原虫对青蒿素类药物敏感性下降的原因。大样本青蒿素耐药恶性疟原虫转录组研究发现，活性氧化应激复合物（reactive oxidative stress complex，ROSC）和 T 复合蛋白 1 环状复合物（T-complex protein 1 ring complex，TR1C）的转录增加与耐药性有关。这两种蛋白复合物表达增加，可以减缓毒性蛋白在内质网和细胞质中的聚集，其中 ROSC 可以加快蛋白酶体的清除，TR1C 可以重建蛋白的正确折叠，蛋白复合物的增加促进了疟原虫的自我修复，使部分突变虫株逃脱药物杀灭作用。

### （四）非依赖 Pfkelch13 基因的疟原虫耐药机制

虽然 Pfkelch13 基因已成为监测青蒿素耐药的有效分子标记物，但并非所有的 K13 基因突变都能导致疟原虫对青蒿素类药物产生耐药性。Taylor 等通过分子流行病学调查发现，非洲虽存在 Pfkelch13 基因突变，但突变位点不同于亚洲疟原虫，与青蒿素耐药性并无相关性。2019 年世界抗疟网络联盟（Worldwide Antimalarial Resistance Network，WWARN）的一项 meta 分析表明，在亚洲，Pfkelch13 突变疟原虫的 PC1/2 较野生株延长 1.5～2.7 倍；而在非洲，疟原虫 PC1/2 在 Pfkelch13 突变株和野生株中并无显著性差异。同时，越来越多的研究表明，恶性疟原虫存在非依赖 Pfkelch13 的青蒿素耐药机制。2018 年，Demas 等利用体外实验，逐渐增加的双氢青蒿素浓度筛选出非洲青蒿素耐药株（RSA 分析疟原虫存活率增加），全基因组分析证实在耐药株中存在 7 个不同基因的 10 个位点突变，而后采用基因剪辑技术进一步验证 PfCoronin 基因突变可导致疟原虫对青蒿素敏感性降低。

目前，有关疟原虫青蒿素耐药性研究的主要焦点在于基因突变，而机体通常可以通过表观遗传学等多种机制来适应抗疟药物压力。在不改变 DNA 序列的情况下基因的功能发生了可遗传的变化。在疟原虫内，已发现了组蛋白修饰、胞嘧啶甲基化修饰等表观遗传学现象。clag3 的表观调节是一个可能与耐药性相关的例子。clag3 编码的蛋白质可以从疟原虫内分泌到被感染的红细胞表面。clag3 是疟原虫寄生表面离子通道（plasmodial surface anion channel，PSAC）的基因性决定因素。当使用有毒性的 PSAC 底物处理疟原虫时，clag3 的表达被抑制，药物的转运减少，进而实现快速和可逆的耐药性。青蒿素衍生物均可以通过 PSAC 进入细胞，因此这种表观调节的方式也很有可能与疟原虫的青蒿素耐药性有关。

## 四、疟原虫青蒿素耐药的对策

疟疾目前仍然是全球重大传染病之一，疟疾青蒿素耐药性已在东南亚大湄公河流域出现，并呈蔓延趋势。2014 年一项模型研究估计，如果全球范围内青蒿素耐药性达到 30%，每年将增加 11.6 万例疟疾死亡病例，其中大多数死亡集中在撒哈拉以南非洲。除了增加疟疾死亡率，耐药性还将导致疟疾发病率增加。由于青蒿素耐药性的发生，通过初步治疗并不能有效清除疟原虫，患者需要额外的休息时间和多次前往医疗机构就诊，将给家庭带来沉重的经济负担，因此疾病的持续时间会延长。2020年，青蒿素耐药性已导致多达7800万例新增临床病例。因此必须加强疟原虫青蒿素耐药的监测，制订确实有效的疟疾诊治策略。一方面，应充分利用现有抗疟药物，通过临床研究摸索最佳用药组合和使用方法；另一方面，要加大抗疟新药的研发力度，特别是从开发新的作用位点、改善药代动力学以减少服用次数、降低不良反应等角度入手，从而减少或避免疟原虫耐药的发生，提高疟疾临床治疗的成功率。

蚊媒防治是控制疟疾及其耐药的一个重要手段。媒介防治应以媒介生态学为基础，从实际情况出发，以经济、安全和对环境无害为原则。针对不同蚊媒发育的不同阶段，因地、因时、因蚊种制宜，采用环境、药物、生物等综合防治措施，降低媒介种群数量与寿命，以达到控制流行、阻断疟疾传播的目标。加强环境处理及改造，消灭蚊媒孳生场所，从而减少人蚊接触。同时应用安全有效的杀虫剂，通过滞留喷洒、空间喷洒及药浸蚊帐等方式，降低蚊媒密度，控制疟疾流行。主要注意的是，目前已有传疟媒介对某些杀虫剂产生抗药性，因此必须加强蚊媒抗药性的机制研究，研发更加有效的杀虫剂，或采取其他有效的方式控制疟疾的传播。Paton等利用特异性抗疟药阿托伐醌处理玻璃表面，发现当雌性冈比亚按蚊吸收低浓度的阿托伐醌后，可迅速完全阻断恶性疟原虫的发育，从而阻止疟疾感染的传播，因此使用疟原虫抑制剂浸渍蚊帐将大大减轻杀虫剂抗药性对全球健康的影响。

疟原虫青蒿素耐药发生在环状体期，但其对多数红内期发育阶段的疟原虫仍保持药物敏感性。Dogovski等研究表明，在疟原虫K13突变的疟疾患者中，DHA治疗3d后疟原虫清除率较野生型降低了50倍，但若延长治疗至4d，疟原虫的清除可达到与野生型治疗3d后的水平。这与另一项研究的结果是一致的，在疟疾高流行地区6d疗程的ACT抗疟方案可获得98%的治疗成功率。Lun等报道，7d疗程的双氢青蒿素（首剂为120mg，此后每日60mg）抗疟治疗后无再燃发生，而3d疗程组再燃率为52%，因此认为7d疗程的双氢青蒿素是恶性疟疾最佳的治疗方案。虽然延长抗疟治疗时间，需要患者更好的依从性，但其可有效降低ACT耐药而导致疟疾治疗失败的风险。

值得注意的是，即使K13突变的发生率越来越高，但只有当联用药的疗效也同样降低（发生耐药）时，ACT抗疟治疗才会失败。K13突变蔓延的一个重要后果就是青蒿素治疗后残留的疟原虫增多，造成联用药的选择性耐药。在柬埔寨，乃至大湄公河流域，双氢青蒿素-哌喹对疟原虫的疗效降低，疟原虫不仅对双氢青蒿素发生耐药，而且疟原虫plasmepsin 2/3基因也发生突变，对联用药哌喹产生耐药，导致疟疾的治疗成功率下降。同样，在东南亚的不同地区也可见对青蒿琥酯-甲氟喹耐药的疟原虫。在同一地区轮流使用不同的ACT可作为一项重要的短期策略，以延缓ACT联用药耐药的发生。新型抗疟药的研发，或许是对已经产生耐药性虫株的根本解决方案。O'Neill等发现，针对PfK13基因C580Y突变虫株的E209具有明显的对抗青蒿素耐药作用，为青蒿素耐药疟疾的治疗提供了一线曙光。国内学者通过结构生物学研究，首次揭示了恶性疟原虫氧化还原辅酶NADH（P.fNADH-ubiquinone oxido-reductase，PfNDH2）蛋白的晶体结构，并尝试以PfNDH2为靶点设计相应的抑制剂达到治疗疟疾的目的，该方案已在动物实验及体外培养实验中取得良好的效果。这种策略可能会成为新型抗疟药物研制的新方向之一。此外，临床前期研究发现PI4K抑制剂及咪唑哌嗪（GNF179）不仅可作用于环状体及滋养体，而且可快速消灭裂殖子，高效抑制对青蒿素产生耐药休眠体的形成，可以考虑作为抗疟新药的备选。尽管目前已合成一些有望成为新型抗疟药的化合物，但大多处于实验阶段，近期还无法应用于临床。

值得指出的是，当今最有希望的疟疾候选疫苗（S/AS01），其作为针对红细胞前期子孢子表面抗原的特异性疫苗，已在非洲不同国家和地区完成了3期临床试验，其对非洲儿童非重症疟疾及重症疟疾的发生均具有保护性作用。2015年欧洲已批准S/AS01疫苗的临床使用，但鉴于该疫苗的免疫保护效果在不同人群中不稳定且免疫保护能力消失很快，WHO专家委员会建议在大规模使用前仍需要进一步的研究。

## 五、总结

自WHO将以青蒿素为基础的联合用药作为疟疾治疗的一线用药以来，这一疗法已经拯救了无数人的性命。然而，在东南亚地区发现并蔓延的疟原虫青蒿素耐药现象已为人们敲响了警钟。中国的疟疾发病率逐年下降，疟疾传播已得到有效控制。中国自2017年起已无本地疟疾感染者，并已于2020年达到消除疟疾的标准，输入性疟疾已成为中国消除疟疾的主要威胁。不管是疟疾流行地区，还是非流行地区，都需要密切监测ACT的敏感性。如何控制疟原虫青蒿素及其联用药耐药的出现和扩散仍是一个重要的课题，因此疟原虫耐药机制尤其是青蒿素耐药相关机制的研究尤为必要。抗疟药耐药性分子标志物的确定，可以帮助我们提前预知耐药性的出现和流行，示警相关政策制订人员及时采取应对措施。随着高通量测序、基因操作等新技术的发展，相信越来越多的耐药性分子机制会逐渐被发现，以避免20世纪全球氯喹等耐药疟疾流行的悲剧事件重新上演。

# 第十章　疟疾的预防

人类疟原虫有恶性疟、间日疟、三日疟、卵形疟和诺氏疟原虫5种。当媒介按蚊叮人后，按蚊唾液腺内疟原虫（子孢子）随即进入人体，30min后子孢子侵入肝细胞内繁殖，约经8d形成大量裂殖子，此时称为"红细胞前期"。经红细胞前期繁殖后，肝细胞破裂，释放出的裂殖子，一部分进入红细胞内反复进行无性裂体增殖，引起临床症状，称为"红细胞内期"；一部分侵入新的肝细胞内继续繁殖，称为"红细胞外期"；一般认为恶性疟原虫无红细胞外期。红细胞外期的疟原虫，在一定时间内可由肝细胞内逸出并进入血循环进行裂体增殖，这是造成间日疟和三日疟复发的原因。红细胞内期疟原虫经过数次裂体增殖后，产生雌、雄配子体。配子体被媒介按蚊吸入胃内，即发育为雌、雄配子，雌、雄配子结合成合子，合子增长为动合子，动合子钻至胃壁外层发育成囊合子，囊合子发育成熟后内含许多子孢子，破裂后子孢子穿过体腔进入唾液腺。当按蚊叮人后，子孢子即进入人体，使人感染（见图10-1）。

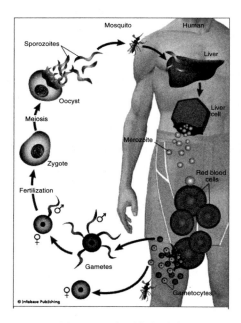

图10-1　疟原虫生活史

（引自Bernard Marcus著《Malaria》）

疟疾是一种虫媒介导的传染性疾病。理论上，对传染源、传播途径、易感人群这三个疟疾流行环节中的任何一个环节采取有效措施，都能阻断疟疾的传播。传染源、疟疾现症患者或无症状带虫者当其末梢血液中存在配子体时均具有传染性，成为传染源，人对疟疾普遍易感。流行区居民经多次感染后可获得一定程度的免疫力，但疟疾的免疫具有种和型的特异性，有时可因异种输入而引起流行。非疟区人员进入疟区时，如未做好防疟工作，常易暴发流行。然而在实际工作中，由于多种因素影响，任何一个环节都不可能完全阻断其传播，因此，目前仍提倡综合性预防措施。

研究表明，亚洲人种在无任何预防措施的情况下，在非洲疟疾流行区生活12个月，疟疾的感染概率为140%。因此，采取一定的预防措施非常必要。目前公认的预防疟疾的三大手段为：控制蚊媒，采用理化措施避免叮咬和药物预防。

### 一、管理传染源

疟疾患者或无症状带虫者当其末梢血液中存在配子体时具有传染性，成为传染源。只有早期发现传染源才能及时进行管理，这对感染者个体及未感染的群体均很重要。

#### （一）病例发现

在疟疾流行区，加强发热患者的血液生化检查工作。对临床诊断为疟疾、疑似疟疾及不明原因的发热患者，最合适的诊断程序是检验厚薄血涂片发现疟原虫。快速诊断试剂盒能通过发现疟原虫抗原或酶素来诊断绝大部分恶性疟，但其对于疟原虫的其他形式效果不确切。发热患者血液生化检查在疟疾疫情监测方面起着非常重要的作用，是疟疾预防后期进行疟疾监测、评价及巩固和发展防治成果的一项主要工作。

#### （二）疫情报告

所有的疟疾病例（包括确诊病例、临床诊断病例和疑似病例）一经发现应按规定及时报告。有效的疫情报告和监测可以及时准确了解媒介种群密度、人群发病、防治措施落实情况及效果、预测疫情趋势，为及时调整技术方案、防治策略提供有效依据。

#### （三）加强传染源控制

对发现的疟疾病例，要依照疟疾防治技术方案，给予规范、及时的治疗。对间日疟的患者，要给予休眠期根治以减少传染源积累。如出现疟疾突发疫情，可以根据疫情控制需要在一定范围内采取预防性服药措施。

### 二、切断传播途径

疟疾的传播媒介均属于按蚊属蚊种。

当前蚊媒防治提倡的是综合防治策略，包括环境防治、化学防治、生物防治、物理防治、遗传防治、法规防治及其他方法。其中，环境防治是通过对环境的治理从根本上消除蚊虫滋生的环境；化学防治是通过使用化学杀虫剂来达到消除蚊虫的目的；生物防治则是通过使用生物杀虫剂或蚊虫天敌的应用来控制蚊虫密度；物理防治是应用蚊帐、电灭蚊拍、诱蚊灯等物理方法灭蚊防蚊；遗传防治是通过改变蚊虫遗传特性来降低蚊虫密度；法规防治是通过制订一系列的规章制度、多部门联合行动控制蚊虫的策略；其他防治措施则包括健康教育等方法减少蚊虫的危害。在蚊虫防治具体实施中，关键的问题是如何科学地选择实施蚊虫防治方法，以达到理想的防蚊灭蚊效果。

### （一）蚊媒监测

对蚊虫种群密度和季节动态的调查不仅是开展相关科研工作的需要，蚊媒监测对于科学防蚊灭蚊和控制蚊传疾病也具有重要意义。目前全球约有38属、3457种蚊，不同蚊种传播的疾病谱不尽相同，因此，掌握某区域蚊媒组成信息和季节动态对于疾病预警具有重要参考价值。不同蚊种的生物习性和对杀虫剂的敏感性也存在一定的差异，因此，只有掌握了蚊媒组成信息才能够更有针对性地选择杀虫策略和开展防蚊灭蚊工作。此外，蚊媒调查结果也是蚊虫防治工作效果评价和调整杀虫策略的重要依据。而且，蚊媒调查工作本身也是灭蚊措施之一，可在一定程度上降低蚊虫密度。

蚊媒调查和监测的方法包括对蚊幼虫和成蚊的调查。蚊幼虫的调查是在蚊幼虫滋生的水环境中采集幼虫，记录数量和种类等重要信息，并进行统计学分析。蚊幼虫常用的调查方法有勺捞计数法、集卵器法、诱蚊诱卵器法和布雷图指数法等，应根据不同蚊种的生物习性合理选择使用调查方法；成蚊的调查方法包括灯诱法、人工小时法、人诱法、人帐法、灭蚊磁法、BG-Sentinel trap、孕蚊诱捕法、黑箱法等。其中，灯诱法和人工小时法常用于夜间出没的蚊类（如按蚊和库蚊等），其他几种方法则利用模拟人的味道和自然产卵环境等原理诱捕成蚊，适用于白天出没的蚊类（如伊蚊等）。近年来，对蚊虫监测工作越来越重视，不仅加大了蚊虫监测的工作力度，在蚊虫监测技术的研发力度上也明显加强。如3S技术（遥感技术、全球定位系统和地理信息系统）和基于互联网技术的蚊虫密度监测方法以及自动识别等技术在蚊虫监测中的应用，将大幅提高蚊虫监测的效果，这些新方法以期做到蚊虫的实时监测和自动鉴定蚊种的功能。

### （二）消除滋生地

通过环境治理来减少蚊虫滋生地对蚊虫防治非常重要。如泡菜坛沿的存水定期更换、加盐或覆盖处理，花盆垫盘、废弃瓶罐和橡胶林内割橡胶用碗在闲置期间的积水问题，小型无用水体的填埋等。

蚊子可以在遗弃的轮胎、游泳池、水盆、喷泉、动物饮水槽、屋顶排水沟，甚至在随意丢弃的罐头和饮料容器中滋生。避免蚊子接近这些物体，尽可能使它们保持干燥，或在积水的地方清除垃圾，以减少蚊子繁殖的机会。在游泳池等必须有水的地方，可以在水中加入含氯消毒剂等化学物质杀死蚊子幼虫。在某些情况下，蚊子鱼（食蚊鱼）可以被引入水中，这些小鱼会吃掉蚊子的幼虫。

蚊子鱼（食蚊鱼）是一种亚热带鱼类，原产于美国东南部、中美洲和加勒比地区。与大多数鱼类不同的是，这些鱼类是胎生鱼类，这意味着它们生下来的时候就是有生命的幼鱼，而不是生下以后需要孵化的卵。它们与孔雀鱼相似，也有亲缘关系，但在自然界中，蚊子鱼长得比孔雀鱼大。雄性可以长到2～5cm，而雌性可以长到雄性的2倍。蚊子喜欢安静的水域，而不是湍急的溪水和河流。这种鱼会贪婪地进食，不仅以蚊子幼虫为食，而且也以其他小型水生动物为食，包括其他鱼类及它们的后代。由于蚊子鱼与蚊子幼虫的密切关系，它们已被引进到世界许多地方，特别是疟疾严重的地区。蚊子鱼能够在低氧条件下工作，即使在蚊子可以繁殖而捕食者常常无法生存的死水中也能发挥作用。

不幸的是，将蚊子鱼引入非原生地区是有缺点的。除了蚊子幼虫外，蚊子鱼往往还吃其他鱼类的幼虫、树蛙的蝌蚪和水生昆虫。蚊子鱼最适合用来在孤立的池塘、沟渠及花园池塘等后院蓄水设施中控制蚊子种群数量。在有其他动物的水体中，其他吃蚊子幼虫的鱼如肥头米诺鱼可能是更好的选择。

### （三）媒介控制

目前化学杀虫剂的使用仍然是蚊虫防治工作中的主要措施，除了传统意义上的四代杀虫剂（有机氯类、有机磷类、氨基甲酸酯类和拟除虫菊酯类）外，有机氟类杀虫剂、烟酰亚胺类杀虫剂、吡咯类杀虫剂、三恶双环辛烷类杀虫剂、昆虫生长调节剂、昆虫不育剂、昆虫引诱剂、植物源性杀虫剂（如烟碱、印楝素等）、按天然物质的化学结构或类似衍生结构人工合成的杀虫剂等也受到了广泛的关注，这些杀虫剂提高了化学防治的效果。新型防疫车、摩托式和无人机式的药物喷洒装备等的应用大大提高了化学杀虫剂的喷洒效率，并解决了特殊环境下的药物喷洒难题。

#### 1.杀灭幼虫

对小水体投放有机磷类缓释杀虫剂5～10mga.i./L（a.i.为有效成分）。对大水体蚊虫滋生地采用常量喷雾技术喷洒有机磷类杀虫剂乳剂10～100mga.i./m²、拟除虫菊酯类杀虫剂乳剂或悬浮剂0.25～1.5mga.i./m²。

#### 2.杀灭成蚊

（1）室内灭蚊

可使用速效灭蚊法。用拟除虫菊酯类杀虫剂对准蚊虫或其栖息处表面喷射，亦可做空间均匀喷射，喷洒量为：气雾剂0.3～0.5ml/m³，喷射剂0.5～1.0ml/m³。必要时可使用热雾法或超低容量喷雾法，所需剂量，热雾法为：有机磷类10～30mga.i./m³，拟除虫菊酯类0.5～1.5mga.i./m³；超低容量喷雾法为：有机磷类10～100mga.i./m³，拟除虫菊酯类1.5～5.0mga.i./m³。

滞留喷洒是将具有持效作用的杀虫剂，喷洒于室内墙面，使停息的蚊虫接触药物而被杀死。滞留喷洒适用于内食性和内栖性媒介按蚊，如微小按蚊和嗜人按蚊等。室内滞留喷洒采用持效性菊酯类杀虫剂或滴滴涕（DDT）。20世纪中国海南省用滴滴涕（2g/m²墙面）滞留喷洒的方法，成功控制了微小按蚊。拟除虫菊酯类剂量为0.015～0.03ga.i./m²。菊酯类杀虫剂在传播季节喷洒1～2次，每次间隔3个月；滴滴涕每年喷洒1次，连续使用不能超过3年。

（2）室外灭蚊

在住宅区及其附近难以控制的滋生地，蚊虫密度高的情况下，于蚊虫活动高峰时（黄昏），使用超低容量喷雾速杀成蚊，常用杀虫剂剂量为：有机磷类40～90mga.i./m²，拟除虫菊酯类0.05～1.0mga.i./m²。

然而，由于化学杀虫剂的长期泛滥使用，导致蚊虫对化学杀虫剂的耐药性日益增强，加之化学杀虫剂对人畜的有害性和对环境的污染滞留，人们不得不思考新的杀虫策略。

利用昆虫病原真菌是一种非常有前途的媒介控制替代措施，绿僵菌、链壶菌、白僵菌、虫霉的真菌物种等真菌并不像其他传染性病原体那样需要宿主摄入，它们接触昆虫的外部角质层即可感染。这种方式发动感染不仅实用和易于应用，同时也为目前许多化学杀虫剂的应用提供了类似策略。真菌孢子可以在户外形成吸引气味陷阱，也可在室内的墙面、棉片上、蚊帐、窗帘等许多表面形成，并能坚持一两个月。真菌感染可以单独作用或协同各种杀虫剂，其中包括DDT，有效对抗耐杀虫剂蚊子，成为媒介综合控制或抗杀虫剂的控制措施的一个主要方法。在众多受试菌中，苏云金芽孢杆菌（BTI）和球形芽孢杆菌（BS）是最有前途的疟疾媒介控制细菌株。芽孢杆菌处理简单，可以在当地制造并实际应用，其成本低廉。与化学农药相比，BTI呈现较快的传播能力。从苏云金芽孢杆菌中分离出的一种毒素，它是炭疽的同一类。苏云金芽孢杆菌毒素（BT），对大多数生物无害，但对许多种类的小飞虫（包括蚊子）具有致命性。

蚊虫天敌的应用包括线虫（如食蚊罗索线虫）、鱼类、昆虫（如龙虱、松藻虫、蜻蜓、巨蚊、涡虫等）、家鸭、青虾、除蚊植物等。最新的研究发现，通过转基因技术让真菌携带毒性基因，该真菌可有效杀灭蚊虫从而降低蚊虫密度。

还可以使用诱蚊灯，它能产生热量和二氧化碳，有效捕获或杀死蚊虫。带有蚊虫诱捕功能的市政路灯也正在逐渐推广应用。随着越来越多高科技和互联网技术在蚊虫防治中的融合应用，期待新型高效物理防虫灭蚊器械研发成功以供选择应用（例如利用红外线探测和激光击蚊的灭蚊器）。但是不推荐使用电子产品"Zapper"（微波灭蚊器），这种产品确实能杀死很多昆虫，但这些昆虫通常是无害的，而且灭蚊器会产生令人讨厌的噪声。

### （四）避免被蚊子叮咬

人只有被感染疟疾的蚊子叮咬才会感染疟疾。避免被蚊子叮咬的最好方法是完全避免蚊子。这样做需要了解蚊子的行为，并调整自己的行为来适应。例如，蚊子在黄昏和黎明时最为活跃，因此在那些时候避免户外活动会减少接触蚊子。此外，蚊子还能感知热量。触角上的感觉器官能够探测红外线，而当我们身体散热时就会发出红外线。穿防护性衣服，特别是浅色衣服，有助于避免蚊虫叮咬。

穿宽松的长袖上衣和长裤。一个简单的避免被咬的方法就是避免皮肤暴露，长袖上衣和长裤可以覆盖尽可能多的皮肤。另外穿衣要宽松，这有两个目的：第一，比较舒适，特别是在湿热的天气里；第二，避免蚊子透过衣服叮咬，尤其是织物很薄的时候。

### （五）使用防护屏障

防护屏障是物理上阻碍蚊子接近的方法。窗纱代表一种粗糙的屏障。从理论上讲，它应该能防止蚊子进入房屋，当然也能减少进入的蚊子数量，但并不完美。屏障可能会损坏。许多房屋漏水，特别是在贫穷国家，甚至在富裕国家的贫穷地区。因此，蚊子经常会在窗纱周围找到自己的通道，每个人晚上躺在床上的时候都会听到蚊子在耳朵周围发出的烦人的嗡鸣声，尽管窗户上有纱窗，但早晨醒来时都会被蚊子咬一口。然而，通过减少进入房屋的蚊子数量，纱窗确实降低了室内人员患疟疾的风险。

另一个可以非常有效地起作用的防护屏障是蚊帐（见图10-2）。当浸有驱虫剂或杀虫剂时，蚊帐甚至可以更有效（见图10-3）。在非洲，正在使用浸有合成杀虫剂氯菊酯的蚊帐，在有限的研究中，已证明这一方法在减少疟疾发病率和死亡人数方面是有效的。使用拟除虫菊酯类杀虫剂的乳剂或可湿性粉剂浸泡或喷雾处理蚊帐所需药液量，浸泡法：尼龙蚊帐为1200ml、棉纱蚊帐为2500ml；喷雾法：尼龙蚊帐为300ml、棉纱蚊帐为500ml。处理蚊帐常用的杀虫剂与剂量，溴氰菊酯为 $15\sim25$ mga.i./m$^2$，氯氰菊酯为20mga.i./m$^2$，氯菊酯为500mga.i./m$^2$。

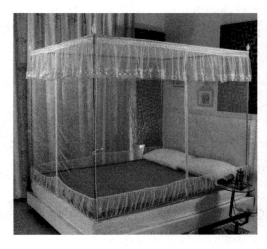

图10-2 蚊帐

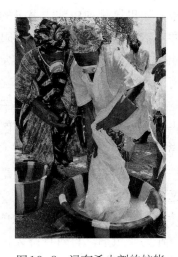

图10-3 浸有杀虫剂的蚊帐

### （六）使用驱虫剂

有时蚊子是无法避免的。某些地区，如森林深处或沼泽地，蚊子的数量可能非常密集，蚊子也很饥饿，使得蚊子可能在任何时候都很活跃，包括在明亮的阳光下。此外，有时人们不得不在黄昏或黎明时外出。在这种情况下，化学驱蚊剂可以用来防止叮咬。

每个人都有过这样的经历：遇到一种腐烂的气味，会不自主地想尽快远离它。理想情况下，这就是一种良好的驱虫剂。这种驱蚊剂使使用它的人看起来太没有吸引力了以至于蚊子不想去叮咬。或者，驱蚊剂可以阻断蚊子寻找叮咬对象的受体。此外，良好的驱蚊剂必须对人无害，不会被汗水或水冲走，并且必须持久，这样就不必频繁地重新涂抹。

一种被广泛用作驱蚊剂的材料是一种名为"SkinSoSoft"的沐浴油，虽然它原本并不打算用作驱蚊剂，但它似乎确实起到了驱蚊的作用，可能是因为它的气味对蚊子来说很难闻。从一个方面来说，这是理想的驱蚊剂。不过，这种产品显然容易从皮肤上蒸发掉，保护时间不会很长。相比，氯菊酯（一种有效的杀虫剂）长期有效，但毒性太大，不能直接涂抹在皮肤或衣物上，但是，它可以浸在蚊帐里。最有效的驱蚊剂是含有DEET化合物的驱蚊剂。

DEET（$C_{12}H_{17}NO$）在化学上被称为N，N-二乙基-3-甲基苯甲酰胺，它可能是目前最有效的商用驱蚊剂。经美国环境保护署认可，使用持续时间长，如果使用得当，一般无害。成人使用浓度不应超过50%，2岁以下儿童使用浓度不应超过10%，因为它会引起婴幼儿过敏。最安全和最有效的浓度在15%～30%。DEET可用于皮肤或衣服，但过量会引起皮肤刺激、皮疹，超过量还会引起神经损伤。如果进入眼睛，也会对角膜造成刺激。如果接触到口腔或鼻子的黏膜，同样会刺激它们。确切地说，DEET如何驱赶蚊子并不清楚。据报道，它可以阻断蚊子用来定位叮咬对象的神经受体。

DEET存在于大多数商业上常见的驱虫剂中，例如Off®或Cutter®。如果只在皮肤上使用，同时避免高浓度，则不会造成伤害。而且，DEET的效果是持久的。一次涂抹含有避蚊胺的驱蚊剂就可以让蚊子远离几个小时。

当然，还有其他的驱蚊剂。例如，香茅油是一种植物衍生物，具有驱蚊效果。它可以在局部喷雾剂中使用，但效果不如DEET。香茅蜡烛常被在户外环境中的人使用。它们保护的是近在咫尺的人，可能是散发的热量和二氧化碳起到了诱饵的作用，从而使得蚊子远离人类。

除虫菊，一种从菊花中提取的杀虫剂，早期被描述为一种用于浸染蚊帐的杀虫剂，也可以作为驱虫剂。有效且持久，它可以浸在纺织面料制成的衣服中。

另外两种化学物质被美国疾病控制中心认可的驱虫剂：派卡瑞丁，一种合成物；柠檬油和桉树油，一种植物提取物。派卡瑞丁（$C_{12}H_{23}F_9NO_3$）由拜耳公司开发，也被称为KBR3023或拜耳公司的商标"Bayrepel"。据报道，它和DEET一样有效，毒性较低。它存在于一种由Cutter®提供的驱蚊剂。柠檬油和桉树油也存在于驱蚊剂Repel®。

驱避剂每次用量为脸、颈1ml或1g，双臂或双腿不少于2ml或2g。最后，艾草（蒿属），一种观赏植物，能够产生一种油，这种油经过提取后可作为驱蚊剂。在非洲，它常被用来浸渍蚊帐。

有一些传统的驱蚊方法效果并不好。例如，每天25~50mg的维生素B1（硫胺素）可能会驱赶蚊子。当供给过量时，身体会利用它所需要的，并将剩余部分通过皮肤毛孔和汗液同时排出。皮肤需要两周的时间才能达到足以让蚊子反感的浓度。因此，一个人必须在计划好的外出之前就开始服用维生素。一些人声称，使用这种方法可以让蚊子远离他们；另一些人则声称它不起任何作用。如果没有医生的建议，我们不建议服用过多的维生素B1和其他物质。同样，据说如果食用量足够，大蒜也可以驱蚊。它也可以通过毛孔排出，大蒜喷雾也可以在市场上买到。尽管它可能对蚊子有效，也可能对蚊子无效，但喷得过多也会使人们远离你。

### （七）蚊媒改造

人类与蚊虫斗争了几千年，仍无法大幅降低蚊虫密度和消除蚊虫。于是，人们就在思考是否可以对蚊媒进行改造，以降低蚊虫对人类的危害。目前，对于蚊媒改造主要聚焦在转基因蚊研究、蚊虫天然免疫机制研究、阻断性疫苗的研制、蚊肠道菌群的研究等4个热点领域。在转基因蚊的研究方面，可利用昆虫不育技术（sterile insect technique，SIT）使转基因雄蚊与野生雌蚊交配后只产生雄性后代，或通过导入外源基因提高蚊虫抗病原体的能力（如表达抗菌肽、抗病原体因子等），从而降低蚊的传病能力。在蚊天然免疫机制研究方面发现，蚊可通过Toll、Imd、JAK-STAT和JNK等信号通路及黑化机制等抑制相关病原体在蚊体内的发育；而理解蚊抗病原体天然免疫机制则有助于研发通过改变蚊虫对病原体的免疫能力达到传播阻断的效果。在阻断性疫苗的研制方面，可通过免疫接种疫苗的方式使人或家畜等产生针对蚊消化酶（如胰蛋白酶）或病原体在蚊体内的某一发育阶段的抗体，在蚊虫叮咬吸血后，此类抗体可分别阻断蚊虫的消化酶，从而影响蚊虫的营养吸收和抑制病原体在蚊体内的发育，达到灭蚊效果和阻断疾病传播的效果。在蚊肠道菌群研究方面，通过高通量测序技术掌握蚊肠道内的菌群组成，进而利用共生菌表达阻断相关病原体发育的蛋白，从而降低蚊的传病能力，或者通过喂饲Wolbachia等细菌阻断某些疾病的传播。

## 三、保护易感人群

人对疟疾普遍易感。感染后虽可获得一定程度的免疫力，但不持久。同种疟原虫再次感染者，其临床症状较轻，甚至无症状。而当非疟疾流行区的外来人员感染疟原虫时，其临床表现常较严重。各型疟疾之间无交叉免疫性。

### （一）疟疾的药物预防

根据作用于疟原虫生命周期的不同阶段，药物预防可分为病因性预防和抑制性预防。病因性预防指杀灭刚刚侵入体内的子孢子或阻断肝细胞内期子孢子发育，防止红细胞受到疟原虫感染。目前常用药物包括乙胺嘧啶、阿托伐醌-氯胍或伯氨喹等。抑制性预防指杀灭无性繁殖的红细胞内期疟原虫。目前常用的药物包括氯喹、哌喹等。病因性预防在离开流行区后继续服用1周药物即可，但离开间日疟或卵形疟流行区后，应继续服用病因性预防药约2周，以彻底杀灭肝内释放的裂殖子。

#### 1.药物种类

根据药物结构和作用机制，可以将疟疾预防用药分为以下几类：

（1）喹啉类

伯氨喹为8-氨基喹啉类，对肝细胞内期、红细胞内期和配子体都有作用，但对红细胞内期效果较差，对恶性疟红细胞内期无效，主要用于杀灭迟发性子孢子，预防卵型疟和间日疟的复发及防止恶性疟、间日疟和三日疟的传播。

氯喹为4-氨基喹啉类，主要对红细胞内期裂殖体起作用，用于对氯喹敏感的恶性疟、间日疟及三日疟的抑制性预防。

哌喹同为4-氨基喹啉类，主要影响红细胞内期裂殖体的超微结构，能使滋养体食物泡膜和线粒体肿胀，主要用于抑制性预防。

甲氟喹为4-喹啉甲醇衍生物，对间日疟的红细胞外期没有作用，可杀灭红细胞内期恶性疟和间日疟原虫，与磺胺多辛和乙胺嘧啶联用可发挥协同作用，主要用于抑制性预防。

磷酸萘酚喹为4-氨基喹啉类，是中国自行研制的I类新药，其有效剂量低，90%有效剂量为0.7mg/kg，半衰期长达255h，对各种疟原虫红细胞内期、肝细胞内期及某些虫种的配子体有杀灭作用，与氯喹无交叉耐药；优点是可以每月服用1次，依从性好，缺点为体内持续存在低浓度药物，存在诱导产生耐药性的风险。

（2）磺胺和氨苯砜类

为对氨基苯甲酸拮抗剂，能干扰红细胞内期裂殖体的发育，但对红细胞前期无效。其可以和二氢叶酸还原酶抑制剂合用发挥协同作用。目前以磺胺多辛（即周效磺胺）使用较多，易产生耐药性。

（3）二氢叶酸还原酶抑制剂

本类药物分为嘧啶类和胍类。乙胺嘧啶对敏感的恶性疟原虫和间日疟原虫有病因性预防作用，同时可以快速持久地抑制子孢子增殖，半衰期为80～100h，因此，每周服用1次即可，同时还可抑制蚊子体内配子体发育，发挥阻断传播作用。氯胍的作用与乙胺嘧啶类似，但体内代谢快，须每日服用。此类药物一般不单独使用。

（4）萘醌类

为辅酶Q拮抗剂，目前使用较多的为阿托伐醌，商品名为Malarone®，可与氯胍合用发挥协同作用，可阻止红细胞内期疟原虫的发育，且对血裂殖体和早期的配子体也具有活性。

（5）抗生素类

多西环素和克林霉素主要针对恶性疟的红细胞前期，其中多西环素的临床应用较为广泛。

阿奇霉素通过与顶质体结合抑制裂殖子侵袭新的红细胞及裂殖体成熟，其降低原虫血症的能力低于一线抗疟药物。临床研究表明，单药预防有效率在64.2%～72.0%，可与多西环素或氯喹进行联合预防。

有学者将阿奇霉素与磷酸萘酚喹制成复合制剂复方萘酚阿奇片，临床研究表明对间日疟和卵形疟的预防率达到100%，对恶性疟可达90.59%。

（6）青蒿素类

用于预防疟疾的青蒿素类药物包括青蒿素、双氢青蒿素和青蒿琥酯。目前大湄公河次区域已经出现了kelch13突变导致的耐青蒿素类药物的恶性疟原虫，部分病例通过延长疗程仍然有效。由于半衰期较短，且出于保护敏感性的目的，此类药物一般不单独使用。目前应用的复合制剂包括青蒿琥酯-本芴醇、复方磷酸萘酚喹（磷酸萘酚喹-青蒿素）、粤特快（青蒿素-哌喹）、科泰复（双氢青蒿素-哌喹）、青蒿琥酯-阿莫地喹等。复合制剂中发挥预防作用的主要是喹啉类成分。

**2.预防用药现状**

预防用药的原则是安全、有效、依从性好、个体化，大规模使用时还应考虑到成本效益原则和保护药物敏感性的问题。对于疟疾高流行区，目前主要的预防措施包括浸药蚊帐（insecticide treated nets，ITNs）、室内滞留喷洒（indoor residual spraying，IRS），预防用药则主要针对高风险人群，包括妊娠期妇女、婴儿、5岁以下儿童和艾滋病患者，以及来自非流行区无免疫力的移民、流动人口和旅行者。

（1）妊娠期妇女用药

为保护非洲撒哈拉以南疟疾中、高度流行地区的妊娠妇女及胎儿，WHO建议使用磺胺多辛-乙胺嘧啶进行"妊娠期间歇性预防性治疗（intermittent preventive treatment in pregnancy，IPTp）"。据估计，在2017年报告IPTp覆盖情况的33个非洲国家中，有22%符合条件的妊娠妇女接受了3剂以上的预防治疗，而该指标在2015年和2010年分别仅为17%和0%。

Meta分析显示双氢青蒿素-哌喹能更好地减少母体和胎盘的原虫血症，有临床症状的疟疾发病率（即显性发病率）也明显更低，安全性更好。在乌干达开展的一项临床研究表明，对于磺胺类药物耐药地区，在减少胎盘原虫血症方面，与传统的3剂疗法和磺胺多辛-乙胺嘧啶疗法相比，每月1次服用双氢青蒿素-哌喹具有显著优势。但基于药物成本和可及性原因，WHO仍建议对生活在中-高度流行地区的首次或第2次妊娠的孕妇使用磺胺多辛-乙胺嘧啶，在妊娠中期每次产前检查时进行IPTp，每次用药间隔1个月，至少3次。临床研究表明，与使用2次磺胺多辛-乙胺嘧啶相比，给药3次以上可以明显减少低体质量新生儿的比例，减少母亲原虫血症和胎盘原虫血症的比例。阿托伐醌-氯胍是另外一个安全可选的预防方案，Meta分析提示发生流产、早产、死产和先天缺陷的概率与未服药组一致。

（2）HIV感染者用药

WHO建议：HIV感染，CD4+T细胞计数≤350/μl或进入艾滋病期的孕妇，应使用甲氧苄啶+磺胺甲恶唑（trimethoprim + sulfamethoxazole）的复方制剂即cotrimoxazole（CTX）预防疟疾，对于CTX耐药者，甲氟喹可以提供更高的胎盘原虫血症清除率，但恶心、呕吐等不良反应的发生率也较高。也有研究表明，与单用双氢青蒿素-哌喹相比，加用CTX不能进一步减少HIV感染孕妇的胎盘原虫血症。对于其他感染HIV的成年人，CTX可以显著降低疟疾相关的病死率。

（3）婴幼儿用药

WHO自2012年开始建议，将季节性化学预防（seasonal malaria chemopreven-tion，SMC）作为针对撒哈拉以南非洲地区的疟疾控制战略。在流行季节，所有6岁以下儿童每月服用磺胺多辛-乙胺嘧啶和阿莫地喹。在西非展开的7项临床研究表明，该方案可以降低75%以上的疟疾发病率和重症发生率，显著降低了病死率。根据WHO的疟疾报告表明，2017年，SMC计划保护了非洲撒哈拉沙漠以南的萨赫勒地区12个国家的1570万名儿童。然而，由于缺乏资金及糟糕的公共卫生条件，仍有约1360万名本可受益于SMC的儿童未能得到治疗。

对非洲疟疾中、高流行地区的1岁以内的婴儿，建议在第2轮或第3轮接种百白破疫苗和麻疹疫苗时，进行3剂磺胺多辛-乙胺嘧啶间歇性预防治疗，可以显著降低疟疾发病率、贫血发生率和住院率。

作为来自非疟疾流行区的旅行者，儿童用药需谨慎计算用量，有条件时应进行葡萄糖-6-磷酸脱氢酶（G-6P-D）缺乏症的筛查。在不耐药的区域可选择氯喹和甲氟喹，在以间日疟为主的区域选择伯氨喹。由于多西环素对牙齿和骨骼发育的影响，仅可用于8岁以上儿童，阿托伐醌-氯胍可用于1个月以上且体质量5kg以上的婴幼儿，甲氟喹可用于3个月以上婴幼儿。

（4）旅行者用药

根据WHO建议，前往疟疾流行区的旅行者可以采取药物预防措施，抑制疟疾的血液感染期，以防罹患疟疾。对旅行者选择预防药物应考虑前往目的地的流行强度、疟原虫种类、是否存在耐药、旅行季节、住宿条件（是否为永久建筑物、是否使用空调、是否使用蚊帐）、户外活动时间、健康状况和既往病史以及与当前服用的其他药物的相互作用。旅行者发病的高危因素包括35岁以下，目的地为撒哈拉沙漠以南的非洲，时间超过1个月，没有采取预防措施。每年约有1.25亿人到疟疾流行区旅行，至少有30 000人感染疟原虫，10 000例次发病，仅美国每年就有约2000例自疟疾流行区返回的旅行者发病，其中94%没有接受化学药物预防。

从成本-效益比的角度考虑，累计发病风险高于1.13%的情况下预防服药才合适。不同国家针对旅行目的地不同，采取的策略和具体用药各不相同，目前尚无统一的专家共识。Shellvarajah等对19个欧美国家的110位旅行医学专家进行了问卷调查，发现对于健康成年旅客，91.67%的专家推荐阿托伐醌-氯胍，对于儿童和婴儿则有58.57%～68.09%的专家推荐甲氟喹。在美国，旅行者最常采用的预防药物依次为阿托伐醌-氯胍、多西环素、伯氨喹、氯喹和甲氟喹（见表10-1）。

表10-1　美国疾病控制与预防中心推荐旅行者预防用药的对比

| 药物名 | 用法 | 时间 | 禁忌证 | 不良反应 | 优点 | 缺点 |
|---|---|---|---|---|---|---|
| 阿托伐醌-氯胍 | 1片/d | 行前1～2d至返回后7d | 妊娠哺乳期严重肾损害 | 腹痛、恶心、转氨酶升高 | / | / |
| 氯喹 | 500mg/周 | 行前1～2周至返回后4周 | / | 听力下降，视力模糊 | / | 部分地区耐药 |
| 多西环素 | 100mg/d | 行前1～2d至返回后4周 | 妊娠8岁以下儿童 | 光毒性 | 对钩端螺旋体和立克次体有预防作用，适合野外作业人群 | / |
| 甲氟喹 | 250mg/周 | 行前1～2周至返回后4周 | / | 神经精神症状，心脏传导异常 | / | 部分地区耐药 |
| 伯氨喹* | 30mg/d | 行前1～2d至返回后7d | G-6-PD缺乏症妊娠 | 消化道反应 | 对间日疟预防效果最好 | / |
| 他非诺奎* | 200mg/周 | 行前3d至返回后7d | G-6-PD缺乏症妊娠哺乳期儿童 | / | / | / |

注：*.自间日疟和卵形疟流行区返回后需连服伯氨喹14d或单剂他非诺奎，作为假定的预防复发治疗（presumptive antirelapse therapy，PART）。由于间日疟和卵形疟原虫在大部分流行区占比较低，一般仅推荐长期旅行者接受PART。

按照中国《抗疟药使用规范》，在恶性疟和间日疟混合流行地区，可每月1次口服磷酸哌喹600mg（睡前服），连用不超过4个月，再次预防服药应间隔2～3个月。在单一间日疟流行地区，每7～10d口服磷酸氯喹300mg（睡前服），作为抑制性预防措施，一般药物应在进入流行区前开始使用，离开流行区继续用药一段时间。但上述规范并未解决长期生活在流行区人群的预防问题和特殊人群的用药选择问题。

（5）长期预防用药

美国CDC将行程超过6个月定义为长期旅行者，相比短期旅行者，长期旅行者的用药需要更多地考虑药物依从性和不良反应问题。派驻疟疾流行区的维和部队和其他任务部队一般来自非流行区,部署期为8~12个月,服药依从性良好,基线人口学和行为学资料一致性高,便于随访,是研究长期预防服药的良好样本。由于药物可及性的原因,中国军队各批次维和部队疟疾预防用药方案不尽相同。2004—2005年饶本强等统计多国驻利比里亚的5个分队的不同预防方案,发现使用甲氟喹、氯喹、双氢青蒿素、氯喹联合氯胍进行预防后的发病率分别为0%、54.4%、23.0%、41.0%及23.4%。2006年赴利比里亚维和医疗分队选用防疟片三号(磺胺多辛+磷酸哌喹)及双氢青蒿素交替服用。2009年利比里亚维和医疗分队每隔2周服用双氢青蒿素-哌喹,均起到了100%的预防效果。驻南苏丹三支维和分队初期均采用双氢青蒿素预防,部署至3个月时感染率在6.7%~10.5%,后期调整为双氢青蒿素-哌喹或甲氟喹,复查感染率逐渐降至1.7%~5.8%,提示单用青蒿素类预防效果差。2010年赴利比里亚维和运输及工兵分队使用安立康(双氢青蒿素-哌喹+甲氧苄啶)每月2次,任务期间发病率为5.44%,同期采用不服药综合预防手段的医疗分队无人发病,此差异可能与不同分队任务性质差异导致在外暴露机会不同有关。值得一提的是,除了药物预防外,综合预防手段也非常重要,以2008年赴利比里亚维和工兵分队为例,在严格采取彻底杀灭媒介、避免叮咬等措施后,对照研究发现,每周服用氯喹组发病率(6/96)与未服药组(4/96)无显著差异。

阿富汗80%~90%的疟原虫为间日疟,意大利军队在参与国际安全援助部队部署期间广泛使用甲氟喹作为预防用药,共有3575人规律服药,占总兵力的61.90%,仅有1例回国后发病,同期曾到阿富汗旅行的平民有21人发病。部署在东帝汶的澳大利亚维和部队2010年曾开展一项随机对照研究,分别使用他非诺奎和甲氟喹作为治疗用药,两组均没有临床症状病例发生,原虫血症发生率分别为0.9%(4/492)和0.7%(1/162)。由于甲氟喹有较大的神经系统不良反应,可能导致操作精密机械和致命武器的军人发生事故,美军于2003年开始禁止相关岗位人员使用其作为预防用药,可供替换的药品包括多西环素、氯喹、伯氨喹和阿托伐醌-氯胍。其中,在间日疟为主的流行区首选伯氨喹。

### 3. 存在的问题

(1)耐药

全球各地主要流行的疟原虫种类不同,其中非洲区域主要流行恶性疟原虫,占估计疟疾病例总数的99.7%,东南亚占62.8%、东地中海占69.0%、西太平洋占71.9%。而美洲区域以间日疟原虫为主,占病例总数的74.1%。除巴拿马地峡以西的中北美和加勒比海地区外,对氯喹耐药的恶性疟原虫遍及全球,主要集中在撒哈拉沙漠以南的非洲。对氯喹耐药的间日疟原虫局限在巴布亚新几内亚和印度尼西亚,对甲氟喹耐药的恶性疟主要分布在东南亚,包括泰缅、泰柬边境、柬埔寨西部、缅甸东部靠近中缅边境地区、老缅边境以及越南南部。因此,在上述地区,应避免使用包含氯喹和甲氟喹的预防用药方案。

近年来，以青蒿素为基础的联合治疗（artemisinin-based combination therapy，ACT）是疟疾控制工作取得成功的关键因素，对保护青蒿素的有效性十分重要。2010—2017年进行的多项研究表明，ACT仍然有效，大湄公河次区域以外的总体有效率超过95%。在疫情最为严重的非洲，迄今尚无对青蒿素（部分）耐药性的报告。但4个大湄公河次区域国家已报告出现多药耐药，包括对青蒿素和对复方制剂中的其他成分耐药。青蒿素类耐药的定义为：采用青蒿琥酯单药治疗或ACT后疟原虫的清除延迟，即部分耐药。鉴于单用青蒿素类口服药物的单药疗法是导致青蒿素类药物出现耐药的主要因素之一，WHO建议流行区国家采取有效措施，停止使用青蒿素类单药口服疗法，推广ACT方案。越南国家森林公园对于护林员采用双氢青蒿素-哌喹+伯氨喹的预防方案取得了良好效果。在ACT的选择中，还应考虑中南半岛部分地区甲氟喹耐药的问题。

在撒哈拉沙漠以南的非洲地区，作为IPTp的主要药物，磺胺多辛-乙胺嘧啶的敏感性正在下降，同时，由于其抗叶酸的作用，增加了胎儿神经管畸形的风险，因此妊娠妇女需要补充叶酸，而这又降低了药物的抗疟作用。为减少不必要的药物暴露，降低耐药风险，孕期间歇筛查和治疗可能是更好的选择，但筛查试验灵敏性偏低，使该方案的应用受到了很大限制。

（2）依从性

无论是对于旅行者还是流行区居民，药物依从性都是影响预防效果的重要因素。影响依从性的因素包括对预防用药重要性的认知和药物不良反应。对于欧美国家而言，祖先来自流行区而长期居住在欧美的第一、二代移民回原籍探亲者，由于来自流行区的获得性免疫已经减弱，因此感染风险较高。但这一部分人群往往认为其来自流行区而不须要服药，其他旅行者也经常因为受到当地居民较低的发病率这一现象影响而中断用药，事实上，旅行者的感染率和当地居民发病率往往不相关。尼日利亚开展的一项调查显示，高达60.4%的妊娠妇女和45.8%的5岁以下儿童的母亲不了解疟疾预防相关知识。而消化道反应、神经系统症状等药物不良反应，则是在多项预防用药的临床研究中，已充分知情同意的受试者中断用药的主要因素。

4.研究进展

他非诺奎（Tafenoquine）是一种8-氨基喹啉类药物，2018年刚刚被美国FDA批准用于间日疟的治疗和疟疾预防，目前已经被美国疾病控制与预防中心列入旅行者用药的推荐方案。其半衰期长达17d，对恶性疟和间日疟均有预防作用。加纳的一项随机对照试验显示，剂量为200mg/周的他非诺奎可以达到86%的保护率。加蓬开展的另一项随机对照试验中，所有受试者在基线均接受卤泛群治疗，随后服用11周他非诺奎或安慰剂，血涂片阳性率分别为0/84和14/82。一项泰国军队的对照研究显示，每月1次400mg剂量的他非诺奎对预防间日疟原虫感染的保护率为96%，而对恶性疟原虫可达100%。该药对疟原虫全生命周期均有作用，可以杀灭肝细胞内期休眠子，能够预防间日疟的复发，主要的不良反应包括转氨酶升高、肾小球滤过率降低以及消化道反应，与伯氨喹一样，本药不能用于G-6-PD缺乏患者。

二氢乳清酸脱氢酶是一个新发现的治疗靶点。目前正在研究的以三唑并嘧啶为基团的二氢乳清酸脱氢酶选择性抑制剂DSM265主要针对恶性疟，其新一代制剂DSM421具有更好的可溶性和更慢的体内清除率，可以单剂每周服用1次用于恶性疟和间日疟的预防。JPC-3210是一种新的2-氨甲基苯酚类药物，体外和动物实验证实对多药耐药恶性疟原虫有效，细胞毒性低，蛋白结合率高达97%，口服生物利用度高，半衰期长，是一种具有潜力的新药。

维生素D在天然免疫和获得性免疫中均起到重要作用。动物实验显示，口服补充维生素D可以通过减轻炎症反应、修复血脑屏障而明显改善脑型疟疾的症状，降低病死率。

杀灭配子体对于预防从人到蚊的传播过程非常重要。马里的一项临床研究表明，给无症状、血涂片可见配子体的恶性疟原虫血症者加用单剂伯氨喹或3d亚甲蓝后，100%的配子体被杀灭。

### 5.总结

由于药物不良反应、敏感性、用药便利性、成本等多方面原因，目前尚无一个理想的可长期大规模使用的预防药物或方案。近年来，疟疾发病率的下降，很大程度上是因为以IRS和ITNs为核心的媒介生物控制措施的推广。在疟疾药物预防层面，一方面，要加大新的药物研发力度，特别是从开发新的作用位点、改善药代动力学特征以减少服药次数、降低不良反应、提高耐药屏障等角度入手；另一方面，应充分利用现有药物，通过临床研究摸索最佳用药组合和使用方法，达到避免耐药、提升保护效率的目的。

### （二）抗疟疫苗

自1942年首次关于疟疾的细胞免疫和体液免疫反应的报道并表现出乐观的疗效以来，各国一直努力开发有效的候选疟疾疫苗。但由于疟原虫的生活史及抗原成分复杂，人体的免疫系统又有多种作用因子，且不同个体免疫反应也不相同，这些都给疟疾疫苗的研制带来了很大的困难，直到今天，仍然没有可以预防疟疾的疫苗得到许可。2000年以后，欧洲先后推出24个疟疾疫苗候选抗原，有13个候选疫苗进入一期临床试验，其中两个已在非洲开始进一步的临床试验。最先进的疟疾疫苗RTS已进入三期临床试验，预计能够使儿童急性疟疾感染的发病率降低50%。

疟疾疫苗的设计主要针对疟原虫的以下生活史阶段（图10-4）：a.媒介按蚊；b.子孢子，是包括RTS疫苗在内的几种疫苗的作用靶点；c.肝脏阶段，通常是以载体疫苗为靶点；d.血液阶段，通常以辅助疫苗中的蛋白为靶点，裂殖子抗原最常用于血液阶段疫苗；e.配子母细胞，是性传播阶段阻断疫苗的寄生虫抗原的来源。

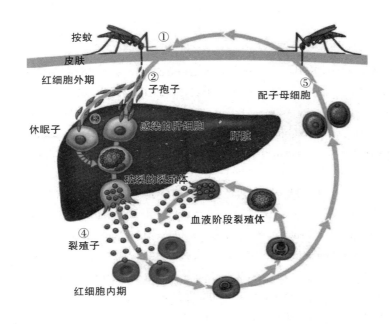

图10-4　疟疾疫苗设计相关的疟原虫生活史阶段

（引自 Adrian V.S.Hill，Vaccines against malaria）

　　疟疾疫苗大致分为12类：a.孢子体亚单位疫苗，特别是与CS蛋白质；b.通过蚊子叮咬或使用注射纯化的孢子体诱导辐照孢子体疫苗或减毒基因免疫；c.DNA和/或病毒载体诱导的抗肝阶段或其他生命周期阶段寄生虫的T细胞免疫；d.使用全血阶段疟原虫作为免疫原；e.使用蛋白质辅助制剂降低血液阶段的寄生虫的生长速度的疫苗；f.使用蛋白（或长肽）辅助制剂诱导血液阶段的寄生虫的抗体依赖性细胞抑制（ADCI）的疫苗；g.主要对抗血液阶段的寄生虫的基于多肽的疫苗；h.基于寄生虫的毒素发展的疫苗；i.寄生虫附着配体的免疫；j.使用在胎盘优先表达的寄生虫抗原在怀孕期间预防疟疾；k.性阶段的疟原虫抗原免疫作为阻断传播的疫苗；l.使用蚊子抗原作为阻断传播的疫苗。

　　随着恶性疟原虫基因组测序的完成，核酸疫苗可在机体中直接表达抗原主基因，针对编码抗原激发特异性免疫应答，简化了基因工程疫苗的产生过程，给疟疾疫苗的研制带来了新的希望，被认为是进入临床应用最有希望、最合适和最可靠的新一代疫苗。期望在未来十年内，将会有至少一个获得许可的疫苗能够有效对抗疟疾。

## 四　加强健康教育

　　在流行地区，要根据当地人群特点、受教育程度及疟疾防病知识的掌握情况，加强对外来人口的检测，采取群众易于接受的形式，加强健康教育，普及疟疾防治知识，提高群众自我防护和主动参与预防控制工作的意识。社区参与在许多国家的疟疾控制和消除运动中发挥了关键的作用。

## 参考文献

[1] Harper K, Armelagos G. The changing disease-scape in the third epidemiological tran-sition [J]. Int J Environ Res Public Health, 2010, 7 (2): 675-697.

[2] Prugnolle F, Durand P, Ollomo B, et al. A fresh look at the origin of Plasmodium falciparum, the most malignant malaria agent [J]. PLoS Pathog, 2011, 7 (2): e1001283.

[3] Cox F E. History of human parasitology [J]. Clin Microbiol Rev, 2002, 15 (4): 595-612.

[4] 孟小燕, 王育林. 上古文献中疟疾病证名单音词研究 [J]. 中医文献杂志, 2016, 34 (03): 22-25.

[5] Warren M. The Malaria Capers: More tales of parasites and people, research and real-ity [J]. The New England Journal of Medicine, 1992, 327 (18): 1324-1325.

[6] Pappas G, Kiriaze I J, Falagas M E. Insights into infectious disease in the era of Hippocrates [J]. Int J Infect Dis, 2008, 12 (4): 347-350.

[7] Hanson A E. Malaria and Rome: a history of malaria in ancient Italy [J]. Journal of the History of Medicine and Allied Sciences, 2005, 60 (1): 102-103.

[8] Sallares R, Gomzi S. Biomolecular archaeology of malaria [J]. Ancient Biomolecules, 2001, 3 (3): 195-213.

[9] Hays J N. Epidemics and pandemics: their impacts on human history [M]. Abc-clio, 2005.

[10] Bruce-Chwatt L J. Alphonse Laveran's discovery 100 years ago and today's global fight against malaria [J]. Journal of the Royal Society of Medicine, 1981, 74 (7): 531-536.

[11] Lindsten J, Ringertz N. The Nobel Prize in physiology or medicine, 1901-2000 [J]. The Nobel prize: the first, 2001 (100): 111-137.

[12] Cox F E. History of the discovery of the malaria parasites and their vectors [J]. Parasit Vectors, 2010, 3 (1): 5.

[13] Manson P. On the nature and significance of the crescentic and flagellated bodies in malarial blood [J]. Br Med J, 1894, 2 (1771): 1306-1308.

[14] Ross R. The role of the mosquito in the evolution of the malarial parasite [J]. The Lancet, 1898, 152 (3912): 488-490.

[15] Sutherland C J, Tanomsing N, Nolder D, et al. Two nonrecombining sympatric forms of the human malaria parasite Plasmodium ovale occur globally [J]. J Infect Dis, 2010, 201 (10): 1544-1550.

[16] White N J. Determinants of relapse periodicity in Plasmodium vivax malaria [J]. Malar J, 2011 (10): 297.

[17] Scnaudinn F. Studien über krankheitserregende Protozoen. II. Plasmodium vivax [J]. Arb. kais. Gesundheitsamt, 1902, 19: 169-250.

[18] Shortt HE, Garnham P C C. Pre-erythrocytic stage in mammalian malaria parasites [J]. Nature, 1948, 161 (4082): 126-126.

[19] Shortt HE, Fairley NH, Covell G, et al. The pre-erythrocytic stage of Plasmodium falciparum [J]. Transactions of the Royal Society of Tropical Medicine and Hygiene, 1951, 44 (4): 405-419.

[20] Cogswell FB. The hypnozoite and relapse in primate malaria [J]. Clin Microbiol Rev, 1992, 5 (1): 26-35.

[21] Markus MB. Dormancy in mammalian malaria [J]. Trends Parasitol, 2012, 28 (2): 39-45.

[22] Owusu-Ofori AK, Betson M, Parry CM, et al. Transfusion-transmitted malaria in Ghana [J]. Clin Infect Dis, 2013, 56 (12): 1735-1741.

[23] Gruell H, Hamacher L, Jennissen V, et al. On Taking a Different Route: An Unlikely Case of Malaria by Nosocomial Transmission [J]. Clin Infect Dis, 2017, 65 (8): 1404-1406.

[24] Mace KE, Arguin PM, Tan KR. Malaria Surveillance - United States, 2015 [J]. MMWR Surveill Summ, 2018, 67 (7): 1-28.

[25] O'Brien SF, Delage G, Seed CR, et al. The Epidemiology of Imported Malaria and Transfusion Policy in 5 Nonendemic Countries [J]. Transfus Med Rev, 2015, 29 (3): 162-171.

[26] Abdullah S, Karunamoorthi K. Malaria and blood transfusion: major issues of blood safety in malaria-endemic countries and strategies for mitigating the risk of Plasmodium parasites [J]. Parasitol Res, 2016, 115 (1): 35-47.

[27] Smith T, Maire N, Dietz K, et al. Relationship between the entomologic inoculation rate and the force of infection for Plasmodium falciparum malaria [J]. Am J Trop Med Hyg, 2006, 75 (2): 11-18.

[28] Kiszewski AE, Teklehaimanot A. A review of the clinical and epidemiologic burdens of epidemic malaria [J]. Am J Trop Med Hyg, 2004, 71 (2): 128-135.

[29] Ashley EA, Pyae PA, Woodrow CJ. Malaria [J]. Lancet, 2018, 391 (10130): 1608-1621.

[30] Guerra CA, Gikandi PW, Tatem AJ, et al. The limits and intensity of Plasmodium falciparum transmission: implications for malaria control and elimination worldwide [J]. PLoS Med, 2008, 5 (2): e38.

[31] Nkumama I N, O'Meara W P, Osier F. Changes in Malaria Epidemiology in Africa and New Challenges for Elimination [J]. Trends Parasitol, 2017, 33 (2): 128-140.

[32] Grigg MJ, Snounou G. Plasmodium simium: a Brazilian focus of anthropozoonotic vivax malaria? [J]. Lancet Glob Health, 2017, 5 (10): e961-962.

[33] Wangdi K, Furuya-Kanamori L, Clark J, et al. Comparative effectiveness of malaria prevention measures: a systematic review and network meta-analysis [J]. Parasit Vectors, 2018, 11 (1): 210.

[34] World Health Organization. Global technical strategy for malaria 2016—2030 [M].

World Health Organization, 2015.

[35] Greenwood B, Koram K.Malaria control in Africa: progress but still much to do [J]. Lancet, 2014, 383 (9930): 1703-1704.

[36] Noor A M, Kinyoki D K, Mundia C W, et al.The changing risk of Plasmodium falciparum malaria infection in Africa: 2000-10: a spatial and temporal analysis of transmission intensity [J].Lancet, 2014, 383 (9930): 1739-1747.

[37] Gething P W, Casey D C, Weiss D J, et al.Mapping Plasmodium falciparum Mortality in Africa between 1990 and 2015 [J].N Engl J Med, 2016, 375 (25): 2435-2445.

[38] Lai S, Sun J, Ruktanonchai N W, et al.Changing epidemiology and challenges of malaria in China towards elimination [J].Malar J, 2019, 18 (1): 107.

[39] 中华人民共和国卫生部.中国消除疟疾行动计划（2010—2020年）[Z].2010.

[40] Zhang W, Wang L, Fang L, et al.Spatial analysis of malaria in Anhui province, China [J].Malar J, 2008 (7): 206.

[41] Zhou S, Huang F, Wang J, et al.Geographical, meteorological and vectorial factors related to malaria re-emergence in Huang-Huai River of central China [J].Malar J, 2010 (9): 337.

[42] Zhang Q, Lai S, Zheng C, et al.The epidemiology of Plasmodium vivax and Plasmodium falciparum malaria in China, 2004—2012: from intensified control to elimination [J].Malar J, 2014 (13): 419.

[43] 国家疾病预防控制中心.消除疟疾技术方案 [Z].2015.

[44] Cao J, Sturrock H J, Cotter C, et al.Communicating and monitoring surveillance and response activities for malaria elimination: China's "1-3-7" strategy [J].PLoS Med, 2014, 11 (5): e1001642.

[45] Liu Y, Hsiang M S, Zhou H, et al.Malaria in overseas labourers returning to China: an analysis of imported malaria in Jiangsu Province, 2001-2011 [J].Malar J, 2014 (13): 29.

[46] Hu T, Liu Y B, Zhang S S, et al.Shrinking the malaria map in China: measuring the progress of the National Malaria Elimination Programme [J].Infect Dis Poverty, 2016, 5 (1): 52.

[47] Lei L, Richards J S, Li Z H, et al.A framework for assessing local transmission risk of imported malaria cases [J].Infect Dis Poverty, 2019, 8 (1): 43.

[48] Matsuoka H, Yoshida S, Hirai M, et al.A rodent malaria, Plasmodium berghei, is experimentally transmitted to mice by merely probing of infective mosquito, Anopheles stephensi [J].Parasitol Int, 2002, 51 (1): 17-23.

[49] Medica DL, Sinnis P.Quantitative dynamics of Plasmodium yoelii sporozoite transmission by infected anopheline mosquitoes [J].Infect Immun, 2005, 73 (7): 4363-4369.

[50] Sinnis P, Zavala F.The skin: where malaria infection and the host immune response begin [J].Semin Immunopathol, 2012, 34 (6): 787-92.

[51] Cowman AF, Tonkin CJ, Tham WH, et al. The Molecular Basis of Erythrocyte Invasion by Malaria Parasites [J]. Cell Host Microbe, 2017, 22 (2): 232-245.

[52] Dundas K, Shears MJ, Sun Y, et al. Alpha-v-containing integrins are host receptors for the Plasmodium falciparum sporozoite surface protein, TRAP [J]. Proc Natl Acad Sci U S A, 2018, 115 (17): 4477-4482.

[53] Yang AS, Boddey JA. Molecular mechanisms of host cell traversal by malaria sporozoites [J]. Int J Parasitol, 2017, 47 (2-3): 129-136.

[54] Heintzelman MB. Gliding motility in apicomplexan parasites [J]. Semin Cell Dev Biol, 2015 (46): 135-142.

[55] Winkel BMF, de Korne CM, van Oosterom MN, et al. Quantification of wild-type and radiation attenuated Plasmodium falciparum sporozoite motility in human skin [J]. Sci Rep, 2019, 9 (1): 13436.

[56] Amino R, Giovannini D, Thiberge S, et al. Host cell traversal is important for progression of the malaria parasite through the dermis to the liver [J]. Cell Host Microbe, 2008, 3 (2): 88-96.

[57] Tavares J, Formaglio P, Thiberge S, et al. Role of host cell traversal by the malaria sporozoite during liver infection [J]. J Exp Med, 2013, 210 (5): 905-915.

[58] Cowman AF, Healer J, Marapana D, et al. Malaria: Biology and Disease [J]. Cell, 2016, 167 (3): 610-624.

[59] Herrera R, Anderson C, Kumar K, et al. Reversible Conformational Change in the Plasmodium falciparum Circumsporozoite Protein Masks Its Adhesion Domains [J]. Infect Immun, 2015, 83 (10): 3771-3780.

[60] Baer K, Klotz C, Kappe SH, et al. Release of hepatic Plasmodium yoelii merozoites into the pulmonary microvasculature [J]. PLoS pathogens, 2007, 3 (11): e171.

[61] Weiss GE, Gilson PR, Taechalertpaisarn T, et al. Revealing the sequence and resulting cellular morphology of receptor-ligand interactions during Plasmodium falciparum invasion of erythrocytes [J]. PLoS pathogens, 2015, 11 (2): e1004670.

[62] Lehmann C, Tan MSY, de Vries LE, et al. Plasmodium falciparum dipeptidyl aminopeptidase 3 activity is important for efficient erythrocyte invasion by the malaria parasite [J]. PLoS pathogens, 2018, 14 (5): e1007031.

[63] Kegawa Y, Asada M, Ishizaki T, et al. Critical role of Erythrocyte Binding-Like protein of the rodent malaria parasite Plasmodium yoelii to establish an irreversible connection with the erythrocyte during invasion [J]. Parasitol Int, 2018, 67 (6): 706-714.

[64] Koch M, Baum J. The mechanics of malaria parasite invasion of the human erythrocyte-towards a reassessment of the host cell contribution [J]. Cell Microbiol, 2016, 18 (3): 319-329.

[65] Ashley EA, Pyae Phyo A, Woodrow CJ. Malaria [J]. The Lancet, 2018, 391 (10130):

1608-1621.

[66] Alaganan A, Singh P, Chitnis CE. Molecular mechanisms that mediate invasion and egress of malaria parasites from red blood cells [J]. Curr Opin Hematol, 2017, 24 (3): 208-214.

[67] Hirako IC, Assis PA, Hojo-Souza NS, et al. Daily Rhythms of TNFalpha Expression and Food Intake Regulate Synchrony of Plasmodium Stages with the Host Circadian Cycle [J]. Cell Host Microbe, 2018, 23 (6): 796-808.

[68] Brejt JA, Golightly LM. Severe malaria: update on pathophysiology and treatment [J]. Curr Opin Infect Dis, 2019, 32 (5): 413-418.

[69] Arakawa C, Gunnarsson C, Howard C, et al. Biophysical and biomolecular interactions of malaria-infected erythrocytes in engineered human capillaries [J]. Sci Adv, 2020, 6 (3): eaay7243.

[70] Bennink S, Kiesow MJ, Pradel G. The development of malaria parasites in the mosquito midgut [J]. Cell Microbiol, 2016, 18 (7): 905-918.

[71] Garcia CHS, Depoix D, Queiroz RML, et al. Dynamic molecular events associated to Plasmodium berghei gametogenesis through proteomic approach [J]. J Proteomics, 2018 (180): 88-98.

[72] Bhatt S, Weiss DJ, Cameron E, et al. The effect of malaria control on Plasmodium falciparum in Africa between 2000 and 2015 [J]. Nature, 2015, 526 (7572): 207-211.

[73] WHO. World Malaria Report 2018 [M]. Geneva: World Health Organization, 2018.

[74] Kappe SHI, V aughan AM, Boddey JA, et al. That was then but this is now: malaria research in the time of an eradication agenda [J]. Science. 2010, 328 (5980): 862-863.

[75] Carneiro I, Roca-Feltrer A, Griffin JT, et al. Age-patterns of malaria vary with severity, transmission intensity and seasonality in sub-Saharan Africa: a system - atic review and pooled analysis [J]. PLoS One, 2010, 5 (2): e8988.

[76] Snow RW, Omumbo JA, Lowe B, et al. Relation between severe malaria morbidity in children and level of Plasmodium falciparum transmission in Africa [J]. Lancet, 1997, 349 (9066): 1650-1654.

[77] Kochar DK, Kochar SK, Agrawal RP, et al. The changing spectrum of severe falciparum malaria: a clinical study from Bikaner (northwest India) [J]. Journal of Vector Borne Diseases, 2006, 43 (3): 104-108.

[78] Sahu S, Mohanty NK, Rath J, et al. Spectrum of malaria complications in an intensive care unit [J]. Singapore Medical Journal, 2010, 51 (3): 226-229.

[79] Jallow M, Casals-Pascual C, Ackerman H, et al. Clinical features of severe malaria associated with death: a 13-year observational study in The Gambia [J]. PLoS One, 2012, 7 (9): e45645.

[80] Reyburn H, Mbatia R, Drakeley C, et al. Association of transmission intensity and

age with clinical manifestations and case fatality of severe Plasmodium falciparum malaria [J] . Journal of the American Medical Association, 2005, 293 (12): 1461-1470.

[81] Idro R, Jenkins NE, Newton CR. Pathogenesis, clinical features, and neurological outcome of cerebral malaria [J] . Lancet Neurology, 2005, 4 (12): 827-840.

[82] Taylor TE, Fu WJ, Carr RA, et al. Differentiating the pathologies of cerebral malaria by postmortem parasite counts [J] . Nature Medicine, 2004, 10 (2): 143-145.

[83] White V A, Lewallen S, Beare NA, et al. Retinal pathology of pediatric cerebral malaria in Malawi [J] . PLoS One, 2009, 4 (1): e4317.

[84] Craig AG, Grau GE, Janse C, et al. The role of animal models for research on severe malaria [J] . PLoS Pathogens, 2012, 8 (2): e1002401.

[85] Murphy SC, Breman JG. Gaps in the childhood malaria burden in Africa: cerebral malaria, neurological sequelae, anemia, respiratory distress, hypoglycemia, and complications of pregnancy [J] . American Journal of Tropical Medicine and Hygiene, 2001, 64 (1-2): 57-67.

[86] Miller LH, Baruch DI, Marsh K, et al. The pathogenic basis of malaria [J] . Nature, 2002, 415 (6872): 673-679.

[87] Jakeman GN, Saul A, Hogarth WL, et al. Anaemia of acute malaria infections in non-immune patients primarily results from destruction of uninfected erythrocytes [J] . Parasitology, 1999, 119 (2): 127-133.

[88] von Seidlein L, Olaosebikan R, Hendriksen IC, et al. Predicting the clinical outcome of severe falciparum malaria in African children: findings from a large randomized trial [J] . Clinical Infectious Diseases, 2012, 54 (8): 1080-1090.

[89] Dondorp AM, Chau TT, Phu NH, et al. Unidentified acids of strong prognostic significance in severe malaria [J] . Critical Care Medicine, 2004, 32 (8): 1683-1688.

[90] Dondorp AM, Lee SJ, Faiz MA, et al. The relationship between age and the manifestations of and mortality associated with severe malaria [J] . Clinical Infectious Diseases, 2008, 47 (2): 151-157.

[91] John CC, Kutamba E, Mugarura K, et al. Adjunctive therapy for cerebral malaria and other severe forms of Plasmodium falciparum malaria [J] . Expert Review of Anti-Infective Therapy, 2010, 8 (9): 997-1008.

[92] Maitland K, Pamba A, English M, et al. Randomized trial of volume expansion with albumin or saline in children with severe malaria: preliminary evidence of albumin benefit [J] . Clinical Infectious Diseases, 2005, 40 (4): 538-545.

[93] Maitland K, Kiguli S, Opoka RO, et al. FEAST Trial Group. Mortality after fluid bolus in African children with severe infection [J] . New England Journal of Medicine, 2011, 364 (26): 2483-2495.

[94] Walther B, Miles DJ, Crozier S, et al. Placental malaria is associated with reduced

early life weight development of affected children independent of low birth weight [J] .Malaria Journal, 2010 (9): 16.

[95] Bardaji A, Sigauque B, Bruni L, et al.Clinical malaria in African pregnant women [J] .Malaria Journal, 2008 (7): 27.

[96] Muehlenbachs A, Mutabingwa TK, Edmonds S, et al.Hypertension and maternal-fetal conflict during placental malaria [J] .PLoS Medicine, 2006, 3 (11): e446.

[97] Luxemburger C, Ricci F, Nosten F, et al.The epidemiology of severe malaria in an area of low transmission in Thailand [J] .Transactions of the Royal Society of Tropical Medicine and Hygiene, 1997, 91 (3): 256-262.

[98] McGready R, Boel M, Rijken MJ, et al.Effect of early detection and treatment on malaria related maternal mortality on the north-western border of Thailand 1986-2010 [J] .PLoS One, 2012, 7 (7): e40244.

[99] Menendez C, Ordi J, Ismail MR, et al.The impact of placental malaria on gestational age and birth weight [J] .Journal of Infectious Diseases, 2000, 181 (5): 1740-1745.

[100] Shulman CE, Marshall T, Dorman EK, et al.Malaria in pregnancy: adverse effects on haemoglobin levels and birthweight in primigravidae and multigravidae [J] .Tropical Medicine and International Health, 2001, 6 (10): 770-778.

[101] Muehlenbachs A, Fried M, Lachowitzer J, et al.Natural selection of FLT1 alleles and their association with malaria resistance in utero [J] .Proceedings of the National Academy of Sciences of the United States of America, 2008, 105 (38): 14488-14491.

[102] Legros F, Bouchaud O, Ancelle T, et al.Risk factors for imported fatal Plasmodium falciparum malaria, France, 1996—2003 [J] .Emerging Infectious Diseases, 2007, 13 (6): 883-888.

[103] Muhlberger N, Jelinek T, Behrens RH, et al.Age as a risk factor for severe manifestations and fatal outcome of falciparum malaria in European patients: observations from TropNetEurop and SIMPID Surveillance Data [J] .Clinical Infectious Diseases, 2003, 36 (8): 990-995.

[104] Bruneel F, Hocqueloux L, Alberti C, et al.The clinical spectrum of severe imported falciparum malaria in the intensive care unit: report of 188 cases in adults [J] .American Journal of Respiratory and Critical Care Medicine, 2003, 167 (5): 684-689.

[105] Santos LC, Abreu CF, Xerinda SM, et al.Severe imported malaria in an intensive care unit: a review of 59 cases [J] .Malaria Journal, 2012 (11): 96.

[106] Doolan DL, Dobano C, Baird JK.Acquired immunity to malaria [J] .Clinical Microbiology Reviews, 2009, 22 (1): 13-36.

[107] Anstey NM, Douglas NM, Poespoprodjo JR, et al.Plasmodium vivax: clinical spectrum, risk factors and pathogenesis [J] .Advances in Parasitology, 2012 (80): 151-201.

[108] Lanca EF, Magalhaes BM, Vitor-Silva S, et al.Risk factors and characterization of

Plasmodium vivax-associated admissions to pediatric intensive care units in the Brazilian Amazon [J] . PLoS One, 2012, 7 (4): e35406.

[109] Kute VB, Trivedi HL, Vanikar A V, et al. Plasmodium vivax malaria-associated acute kidney injury, India, 2010—2011 [J] . Emerging Infectious Diseases, 2012, 18 (5): 842-845.

[110] Price RN, Douglas NM, Anstey NM. New developments in Plasmodium vivax malaria: severe disease and the rise of chloroquine resistance [J] . Current Opinion in Infectious Diseases, 2009, 22 (5): 430-435.

[111] Alexandre MA, Ferreira CO, Siqueira AM, et al. Severe Plasmodium vivax malaria, Brazilian Amazon [J] . Emerging Infectious Diseases, 2010, 16 (10): 1611-1614.

[112] Lampah DA, Yeo TW, Hardianto SO, et al. Coma associated with microscopy-diagnosed Plasmodium vivax: a prospective study in Papua, Indonesia [J] . PLoS Neglected Tropical Diseases, 2011, 5 (6): e1032.

[113] Carvalho BO, Lopes SC, Nogueira PA, et al. On the cytoadhesion of Plasmodium vivax-infected erythrocytes [J] . Journal of Infectious Diseases, 2010, 202 (4): 638-647.

[114] Cox-Singh J, Hiu J, Lucas SB, et al. Severe malaria-a case of fatal Plasmodium knowlesi infection with post-mortem findings: a case report [J] . Malaria Journal, 2010 (9): 10.

[115] William T, Menon J, Rajahram G, et al. Severe Plasmodium knowlesi malaria in a tertiary care hospital, Sabah, Malaysia [J] . Emerging Infectious Diseases, 2011, 17 (7): 1248-1255.

[116] Kantele A, Jokiranta TS. Review of cases with the emerging fifth human malaria parasite, Plasmodium knowlesi [J] . Clinical Infectious Diseases, 2011, 52 (11): 1356-1362.

[117] Kabyemela ER, Fried M, Kurtis JD, et al. Fetal responses during placental malaria modify the risk of low birth weight [J] . Infection and Immunity, 2008, 76 (4): 1527-1534.

[118] Dong S, Kurtis JD, Pond-Tor S, et al. CXC ligand 9 response to malaria during pregnancy is associated with low-birth-weight deliveries [J] . Infection and Immunity, 2012, 80 (9): 3034-3038.

[119] MacPherson GG, Warrell MJ, White NJ, et al. Human cerebral malaria. A quantitative ultrastructural analysis of parasitized erythrocyte sequestration [J] . American Journal of Pathology, 1985, 119 (3): 385-401.

[120] Hendriksen IC, Mwanga-Amumpaire J, von Seidlein L, et al. Diagnosing severe falciparum malaria in parasitaemic African children: a prospective evaluation of plasma PfHRP2 measurement [J] . PLoS Medicine, 2012, 9 (8): e1001297.

[121] Rubach MP, Mukemba J, Florence S, et al. Plasma Plasmodium falciparum histidine-rich protein-2 concentrations are associated with malaria severity and mortality

in Tanzanian children [J] . PLoS One, 2012, 7 (5): e35985.

[122] Manning L, Laman M, Stanisic D, et al. Plasma Plasmodium falciparum h istidine-rich protein-2 concentrations do not reflect severity of malaria in Papua New Guinean children [J] . Clinical Infectious Diseases, 2011, 52 (4): 440-446.

[123] Freitas do Rosario AP, Lamb T, Spence P, et al. IL-27 promotes IL-10 production by effector Th1 CD4+ T cells: a critical mechanism for protection from severe immu-nopathology during malaria infection [J] . Journal of Immunology, 2012, 188 (3): 1178-1190.

[124] Silver KL, Higgins SJ, McDonald CR, et al. Complement driven innate immune response to malaria: fuelling severe malarial diseases [J] . Cellular Microbiology, 2010, 12 (8): 1036-1045.

[125] Ramos TN, Darley MM, Weckbach S, et al. The C5 convertase is not required for ac-tivation of the terminal complement pathway in murine experimental cerebral ma-laria [J] . Journal of Biological Chemistry, 2012, 287 (29): 24734-24738.

[126] Raj DK, Nixon CP, Nixon CE, et al. Antibodies to PfSEA-1 block parasite egress from RBCs and protect against malaria infection [J] . Science, 2014, 344 (6186): 871-877.

[127] Chan JA, Howell KB, Reiling L, et al. Targets of antibodies against Plasmodium falciparum-infected erythrocytes in malaria immunity [J] . Journal of Clinical In-vestigation, 2012, 122 (9): 3227-3238.

[128] Wassmer SC, Taylor TE, Rathod PK1, et al. Investigating the pathogenesis of severe malaria: a multidisciplinary and cross-geographical approach [J] . American Jour-nal of Tropical Medicine and Hygiene, 2015, 93 (3): 42-56.

[129] Taylor SM, Parobek CM, Fairhurst RM. Haemoglobinopathies and the clinical epidemi-ology of malaria: a systematic review and meta-analysis [J] . Lancet Infectious Diseases, 2012, 12 (6): 457-468.

[130] Goncalves BP, Huang CY, Morrison R, et al. Parasite burden and severity of malaria in Tanzanian children [J] . New England Journal of Medicine, 2014, 370 (19): 1799-1808.

[131] Rachas A, Le Port A, Cottrell G, et al. Placental malaria is associated with in-creased risk of nonmalaria infection during the first 18 months of life in a Be-ninese population [J] . Clinical Infectious Diseases, 2012, 55 (5): 672-678.

[132] Hazeldine J, Arlt W, Lord JM. Dehydroepiandrosterone as a regulator of immune cell function [J] . Journal of Steroid Biochemistry and Molecular Biology, 2010, 120 (2-3): 127-136.

[133] Gwamaka M, Kurtis JD, Sorensen BE, et al. Iron deficiency protects against severe Plasmodium falciparum malaria and death in young children [J] . Clinical Infec-tious Diseases, 2012, 54 (8): 1137-1144.

[134] Friedman JF, Kurtis JD, Kabyemela ER, et al. The iron trap: iron, malaria and anemia at the mother-child interface [J]. Microbes and Infection, 2009, 11 (4): 460-466.

[135] Senga EL, Harper G, Koshy G, et al. Reduced risk for placental malaria in iron deficient women [J]. Malaria Journal, 2011 (10): 47.

[136] Portugal S, Carret C, Recker M, et al. Host-mediated regulation of super-infection in malaria [J]. Nature Medicine, 2011, 17 (6): 732-737.

[137] de Mast Q, Syafruddin D, Keijmel S, et al. Increased serum hepcidin and alterations in blood iron parameters associated with asymptomatic P. falciparum and P. vivax malaria [J]. Haematologica, 2010, 95 (7): 1068-1074.

[138] Scott JA, Berkley JA, Mwangi I, et al. Relation between falciparum malaria and bacteraemia in Kenyan children: a population-based, case-control study and a longitudinal study [J]. Lancet, 2011, 378 (9799): 1316-1323.

[139] Mtove G, Amos B, Nadjm B, et al. Decreasing incidence of severe malaria and community-acquired bacteraemia among hospitalized children in Muheza, north-eastern Tanzania, 2006—2010 [J]. Malaria Journal, 2011 (10): 320.

[140] Roux CM, Butler BP, Chau JY, et al. Both hemolytic anemia and malaria parasite-specific factors increase susceptibility to nontyphoidal Salmonella enterica serovar typhimurium infection in mice [J]. Infection and Immunity, 2010, 78 (4): 1520-1527.

[141] Cunnington AJ, de Souza JB, Walther M, et al. Malaria impairs resistance to Salmonella through heme-and heme oxygenase-dependent dysfunctional granulocyte mobilization [J]. Nature Medicine, 2012, 18 (1): 120-127.

[142] Ezeamama AE, Spiegelman D, Hertzmark E, et al. HIV infection and the incidence of malaria among HIV-exposed children from Tanzania [J]. Journal of Infectious Diseases, 2012, 205 (10): 1486-1494.

[143] Hendriksen IC, Ferro J, Montoya P, et al. Diagnosis, clinical presentation, and in-hospital mortality of severe malaria in HIV-coinfected children and adults in Mozambique [J]. Clinical Infectious Diseases, 2012, 55 (8): 1144-1153.

[144] Diallo TO, Remoue F, Gaayeb L, et al. Schistosomiasis coinfection in children influences acquired immune response against Plasmodium falciparum malaria antigens [J]. PLoS One, 2010, 5 (9): e12764.

[145] Dolo H, Coulibaly YI, Dembele B, et al. Filariasis attenuates anemia and proinflammatory responses associated with clinical malaria: a matched prospective study in children and young adults [J]. PLoS Neglected Tropical Diseases, 2012, 6 (11): e1890.

[146] Omar AH, Yasunami M, Yamazaki A, et al. Toll-like receptor 9 (TLR9) polymorphism associated with symptomatic malaria: a cohort study [J]. Malaria Journal, 2012,

（11）：168.

[147] Sharma S, DeOliveira RB, Kalantari P, et al. Innate immune recognition of an AT-rich stem-loop DNA motif in the Plasmodium falciparum genome [J]. Immunity, 2011, 35 (2): 194-207.

[148] Naik RS, Branch OH, Woods AS, et al. Glycosylphosphatidylinositol anchors of Plasmodium falciparum: molecular characterization and naturally elicited antibody response that may provide immunity to malaria pathogenesis [J]. Journal of Experimental Medicine, 2000, 192 (11): 1563-1576.

[149] de Souza JB, Runglall M, Corran PH, et al. Neutralization of malaria glycosylphosphatidylinositol in vitro by serum IgG from malaria-exposed individuals [J]. Infection and Immunity, 2010, 78 (9): 3920-3929.

[150] Orengo JM, Leliwa-Sytek A, Evans JE, et al. Uric acid is a mediator of the Plasmodium falciparum-induced inflammatory response [J]. PLoS One, 2009, 4 (4): e5194.

[151] Lopera-Mesa TM, Mita-Mendoza NK, van de Hoef DL, et al. Plasma uric acid levels correlate with inflammation and disease severity in Malian children with Plasmodium falciparum malaria [J]. PLoS One, 2012, 7 (10): e46424.

[152] Turner L, Lavstsen T, Berger SS, et al. Severe malaria is associated with parasite binding to endothelial protein C receptor [J]. Nature, 2013, 498 (7455): 502-505.

[153] Ochola LB, Siddondo BR, Ocholla H, et al. Specific receptor usage in Plasmodium falciparum cytoadherence is associated with disease outcome [J]. PLoS One, 2011, 6 (3): e14741.

[154] Avril M, Tripathi AK, Brazier AJ, et al. A restricted subset of var genes mediates adherence of Plasmodium falciparum–infected erythrocytes to brain endothelial cells [J]. Proceedings of the National Academy of Sciences of the United States of America, 2012, 109 (26): e1782-e1790.

[155] Moxon CA, Wassmer SC, Milner DA Jr, et al. Loss of endothelial protein C receptors links coagulation and inflammation to parasite sequestration in cerebral malaria in African children [J]. Blood, 2013, 122 (5): 842-851.

[156] Rowe JA, Claessens A, Corrigan RA, et al. Adhesion of Plasmodium falciparum-infected erythrocytes to human cells: molecular mechanisms and therapeutic implications [J]. Expert Reviews in Molecular Medicine, 2009 (11): e16.

[157] Rask TS, Hansen DA, Theander TG, et al. Plasmodium falciparum erythrocyte membrane protein 1 diversity in seven genomes-divide and conquer [J]. PLoS Computational Biology, 2010, 6 (9): e1000933.

[158] Claessens A, Adams Y, Ghumra A, et al. A subset of group A-like var genes encodes the malaria parasite ligands for binding to human brain endothelial cells [J]. Proceedings of the National Academy of Sciences of the United States of America, 2012, 109 (26): e1772-e1781.

[159] Bachmann A, Petter M, Tilly AK, et al. Temporal expression and localization patterns of variant surface antigens in clinical Plasmodium falciparum isolates during erythrocyte schizogony [J]. PLoS One, 2012, 7 (11): e49540.

[160] Alberto L. García asteiro, Bassat Q, Alonso P L. Epidemiology of Plasmodium falciparum malaria [M]. Advances in Malaria Research. John Wiley & Sons, Ltd, 2016.

[161] Gaur D, Chitnis C E, Chauhan V S. Advances in Malaria Research [J]. 2016, 10.1002/9781118493816: 87-124.

[162] Roetynck S, Damián Pérez-Mazliah, Sodenkamp J, et al. Rodent Models of Disease [M]. Encyclopedia of Malaria. 2014.

[163] Volker T. Heussler, Annika Rennenberg, Rebecca R. Stanway. Exoerythrocytic development of Plasmodium parasites [M]. Advances in Malaria Research, John Wiley & Sons, Inc, 2016.

[164] Zhu M, Ruan W, Fei SJ, et al. Approaches to the evaluation of malaria elimination at county level: case study in the Yangtze River Delta region [J]. Adv Parasitol, 2014 (86): 135-182.

[165] 邓长根. 疟疾的几种特殊临床表现 [J]. 广东卫生防疫, 1994 (04): 81-82.

[166] Moraes Barros RR, Gibson TJ, Kite WA, et al. Comparison of two methods for transformation of Plasmodium knowlesi: Direct schizont electroporation and spontaneous plasmid uptake from plasmid-loaded red blood cells [J]. Mol Biochem Parasitol, 2017 (218): 16-22.

[167] Chen SB, Ju C, Chen JH, et al. Operational research needs toward malaria elimination in China [J]. Adv Parasitol, 2014 (86): 109-133.

[168] Epelboin L, Rapp C, Faucher JF, et al. Management and treatment of uncomplicated imported malaria in adults, Update of the French malaria clinical guidelines [J]. Med Mal Infect, 2020, 50 (2): 194-212.

[169] Sutherland CJ. A New Window on Plasmodium malariae Infections [J]. J Infect Dis, 2020, 221 (6): 864-866.

[170] Amir A, Cheong FW, de Silva JR, et al. Plasmodium knowlesi malaria: current research perspectives [J]. Infect Drug Resist, 2018 (11): 1145-1155.

[171] Clara Menéndez, Azucena Bardají, Raquel González. Malaria in Pregnancy: A Maternal and Infant Health Problem [M]. Encyclopedia of Malaria, 2015.

[172] Raquel González, Denise Naniche. HIV and Malaria Interaction in the Pregnant Women [M]. Springer New York, 2015.

[173] Muehlenbachs A, Mutabingwa TK, Edmonds S, et al. Hypertension and maternal-fetal conflict during placental malaria [J]. PLoS Med, 2006, 3 (11): e446.

[174] Idro R, Marsh K, John CC, et al. Cerebral malaria: mechanisms of brain injury and strategies for improved neurocognitive outcome [J]. Pediatr Res, 2010, 68 (4): 267-274.

[175] Namuyinga RJ, Mwandama D, Moyo D, et al. Health worker adherence to malaria treatment guidelines at outpatient health facilities in southern Malawi following implementation of universal access to diagnostic testing [J]. Malar J, 2017, 16 (1): 40.

[176] Ashley E, Phyo A, Woodrow C. Malaria [J]. Lancet, 2018, 391 (10130): 1608-1621.

[177] Plewes K, Leopold SJ, Kingston HWF, et al. Malaria: What's New in the Management of Malaria? [J]. Infect Dis Clin North Am, 2019, 33 (1): 39-60.

[178] Berzosa P, De Lucio A, Romay-Barja M, et al. Comparison of three diagnostic methods (microscopy, RDT, and PCR) for the detection of malaria parasites in representative samples from Equatorial Guinea [J]. Malaria journal, 2018, 17 (1): 333.

[179] Who. World malaria report 2019 [M]. Geneva: World Health Organization, 2019.

[180] Mukkala AN, Kwan J, Lau R, et al. An Update on Malaria Rapid Diagnostic Tests [J]. Curr Infect Dis Rep, 2018, 20 (12): 49.

[181] Agaba BB, Yeka A, Nsobya S, et al. Systematic review of the status of pfhrp2 and pfhrp3 gene deletion, approaches and methods used for its estimation and reporting in Plasmodium falciparum populations in Africa: review of published studies 2010—2019 [J]. Malaria Journal, 2019, 18 (1): 355.

[182] Poti KE, Sullivan DJ, Dondorp AM, et al. HRP2: Transforming Malaria Diagnosis, but with Caveats [J]. Trends in parasitology, 2020, 36 (2): 112-126.

[183] Zheng Z, Cheng Z. Advances in Molecular Diagnosis of Malaria [J]. Adv Clin Chem, 2017 (80): 155-192.

[184] Kwenti TE. Malaria and HIV coinfection in sub-Saharan Africa: prevalence, impact, and treatment strategies [J]. Res Rep Trop Med, 2018 (9): 123-136.

[185] World Health Organization. World malaria report 2018 [R]. USA: WHO, 2018.

[186] 中华人民共和国卫生部. 中国消除疟疾行动计划（2010—2020年）[R]. 北京: 2010.

[187] CAO J, STURROCK HJ, COTTER C, et al. Communicating and monitoring surveillance and response activities for malaria elimination: China's "1-3-7" strategy [J]. PLoS Med, 2014, 11 (5): e1001642.

[188] 周家莲. 抗疟药研究现状与发展趋势 [J]. 中国病原生物学杂志, 2017, 3 (11): 865-867.

[189] VON SL, DONDORP A. Fighting fire with fire: mass antimalarial drug administrations in an era of antimalarial resistance [J]. Expert Rev Anti-infe, 2015, 13 (6): 715-730.

[190] ACHAN J, TALISUNA AO, ERHART A, et al. Quinine, an old anti-malarial drug in a modern world: role in the treatment of malaria [J]. Malaria J, 2011, 22 (1): 95-114.

[191] Achan, JT, Erhart A, Yeka A, et al. Quinine, an old anti-malarial drug in a modern world: role in the treatment of malaria [J]. Malar J, 2011: (10) 144.

[192] Tarning J, Kloprogge F, Dhorda M, et al. Pharmacokinetic properties of artemether,

dihydroartemisinin, lumefantrine, and quinine in pregnant women with uncomplicated plasmodium falciparum malaria in Uganda [J]. Antimicrob Agents Chemother, 2013: (57) 50096-50103.

[193] DIAGANA TT. Supporting malaria elimination with 21st century antimalarial agent drug discovery [J]. Drug Discov Today, 2015, 20 (10): 1265-1270.

[194] Krafts K, Hempelmann E, Skorska-Stania A. From methylene blue to chloroquine: a brief review of the development of an antimalarial therapy [J]. Parasitol Res, 2012: (111) 1-6.

[195] Kim KA, Park JY, Lee JS. Cytochrome P450 2C8 and CYP3A4/5 are involved in chloroquine metabolism in human liver microsomes [J]. Arch Pharmacol Res, 2003: (26) 631-637.

[196] Levy M, Buskila D, Gladman DD. Pregnancy outcome following first trimester exposure to chloroquine [J]. Am J Perinatol, 1991: (8) 174-178.

[197] 韩韬, 代勇. 浅谈我国治疗疟疾相关药物的发展史 [J]. 当代医药论丛, 2015, 13 (9): 43-48.

[198] Recht J, Ashley EA, White NJ. Safety of 8-aminoquinoline antimalarial medicines [M]. Geneva: World Health Organization, 2014.

[199] 张楠. 抗疟药物的应用与发展 [J]. 中国药物评价, 2016, 33 (1): 4-7.

[200] Ganesan S, Tekwani BL, Sahu R. Cytochrome P (450) -dependent toxic effects of primaquine on human erythrocytes [J]. Toxicol Appl Pharmacol, 2009: (241) 14-22.

[201] Pybus BS, Marcsisin SR, Jin X, et al. The metabolism of primaquine to its active metabolite is dependent on CYP 2D6 [J]. Malar J, 2013: (12) 212.

[202] Hanboonkunupakarn B, Ashley EA, Jittamala P, et al. An open-label crossover study of primaquine and dihydroartemisinin-piperaquine pharmacokinetics in healthy adult Thai subjects [J]. Antimicrob Agents Chemother, 2014 (58): 7340-7346.

[203] Ebringer A, Heathcote G, Baker J. Evaluation of the safety and tolerability of a short higher-dose primaquine regimen for presumptive anti-relapse therapy in healthy subjects [J]. Trans R Soc Trop Med Hyg, 2011 (105): 568-573.

[204] Silachamroon U, Krudsood S, Treeprasertsuk S, et al. Clinical trial of oral artesunate with or without high-dose primaquine for the treatment of vivax malaria in Thailand [J]. Am J Trop Med Hyg, 2003 (69): 14-18.

[205] White NJ, Qiao LG, Qi G. Rationale for recommending a lower dose of primaquine as a Plasmodium falciparum gametocytocide in populations where G6PD deficiency is common [J]. Malar J, 2012 (11): 418.

[206] BURROWS JN, BURLOT E, CAMPO B. Antimalarial drug discovery-the path towards eradication [J]. Parasitology, 2014, 141 (1): 128-139.

[207] Howes RE, Battle KE, Satyagraha AW. G6PD deficiency: global distribution, genetic variants and primaquine therapy [J]. Adv Parasitol, 2013 (81): 133-201.

[208] Nyunt MM, Adam I, Kayentao K, van Dijk J, et al. Pharmacokinetics of sulfadoxine and pyrimethamine in intermittent preventive treatment of malaria in pregnancy [J]. Clin Pharmacol Ther, 2010 (87): 226-234.

[209] Tekete MM, Toure S, Fredericks A, et al. Effects of amodiaquine and artesunate on sulphadoxine-pyrimethamine pharmacokinetic parameters in children under five in Mali [J]. Malar J, 2011 (10): 275.

[210] Tekete MM, Toure S, Fredericks A, et al. Effects of amodiaquine and artesunate on sulphadoxine-pyrimethamine pharmacokinetic parameters in children under five in Mali [J]. Malar J, 2011 (10): 275.

[211] 袁亚男, 姜廷良, 周兴, 等. 青蒿素的发现和发展 [J]. 科学通报, 2017, 62 (18): 1914-1927.

[212] Manning L, Laman M, Page-Sharp M, et al. Meningeal inflammation increases artemether concentrations in cerebrospinal fluid in Papua New Guinean children treated with intramuscular artemether [J]. Antimicrob Agents Chemother, 2011 (55): 5027-5033.

[213] Rolling T, Wichmann D, Schmiedel S. Artesunate versus quinine in the treatment of severe imported malaria: comparative analysis of adverse events focusing on delayed hemolysis [J]. Malar J, 2013 (12): 241.

[214] Bethell D, Se Y, Lon C, et al. Dose-dependent risk of neutropenia after 7-day courses of artesunate monotherapy in Cambodian patients with acute Plasmodium falciparum malaria [J]. Clin Infect Dis, 2010 (51): e105-e114.

[215] Hien TT, Turner GD, Mai NT, et al. Neuropathological assessment of artemether-treated severe malaria [J]. Lancet, 2003 (362): 295-296.

[216] Hess KM, Goad JA, Arguin PM. Intravenous artesunate for the treatment of severe malaria [J]. Ann Pharmacother, 2010 (44): 1250-1258.

[217] Hendriksen IC, Mtove G, Kent A, et al. Population pharmacokinetics of intramuscular artesunate in African children with severe malaria: implications for a practical dosing regimen [J]. Clin Pharmacol Ther, 2013 (93): 443-450.

[218] 张铁军, 王于方, 刘丹, 等. 天然药物化学史话: 青蒿素——中药研究的丰碑 [J]. 中草药, 2016, 47 (19): 3351-3361.

[219] YE B, WU YL. Syntheses of carba-analogues of Qinghaosu [J]. Tetrahedron, 1989, 45 (23): 7287-7290.

[220] del Carmen Carrasco-Portugal M, Lujan M, Flores-Murrieta FJ. Evaluation of gender in the oral pharmacokinetics of clindamycin in humans [J]. Biopharm Drug Dispos, 2008 (29): 427-430.

[221] Soyinka JO, Onyeji CO, Omoruyi SI. Effects of concurrent administration of nevirapine on the disposition of quinine in healthy volunteers [J]. J Pharm Pharmacol, 2009 (61): 439-443.

[222] Pukrittayakamee S, Prakongpan S, Wanwimolruk S. Adverse effect of rifampin on quinine efficacy in uncomplicated falciparum malaria [J]. Antimicrob Agents Chemother, 2003 (47): 1509-1513.

[223] Wanwimolruk S, Wong SM, Zhang H. Metabolism of quinine in man: identification of a major metabolite, and effects of smoking and rifampicin pretreatment [J]. J Pharm Pharmacol, 1995 (47): 957-963.

[224] Nyunt MM, Lu Y, El-Gasim M. Effects of ritonavir-boosted lopinavir on the pharmacokinetics of quinine [J]. Clin Pharmacol Ther, 2012 (91): 889-895.

[225] Achumba JI, Ette EI, Thomas WO, Essien EE. Chloroquine-induced acute dystonic reactions in the presence of metronidazole [J]. Drug Intell Clin Pharm, 1988 (22): 308-310.

[226] Schneider C, Adamcova M, Jick SS. Antimalarial chemoprophylaxis and the risk of neuropsychiatric disorders [J]. Travel Med Infect Dis, 2013, 11 (2): 71-80.

[227] Edwards G, Mcgrath CS, Ward SA, et al. Interactions among primaquine, malaria infection and other antimalarials in Thai subjects [J]. Br J Clin Pharmacol, 1993 (35): 193-198.

[228] Hanboonkunupakarn B, Ashley EA, Jittamala P, et al. An open-label crossover study of primaquine and dihydroartemisinin-piperaquine pharmacokinetics in healthy adult Thai subjects [J]. Antimicrob Agents Chemother, 2014 (58): 7340-7346.

[229] Morris CA, Lopez-Lazaro L, Jung D. Drug-drug interaction analysis of pyronaridine/artesunate and ritonavir in healthy volunteers [J]. Am J Trop Med Hyg, 2012, 86 (3): 489-495.

[230] Kakuda TN, DeMasi R, van Delft Y, Mohammed P. Pharmacokinetic interaction between etravirine or darunavir/ritonavir and artemether / lumefantrine in healthy volunteers: a two-panel, two-way, two-period, randomized trial [J]. HIV Med, 2013 (14): 421-429.

[231] Byakika-Kibwika P, Lamorde M, Okaba-Kayom V, et al. Lopinavir/ritonavir significantly influences pharmacokinetic exposure of artemether/lumefantrine in HIV-infected Ugandan adults [J]. J Antimicrob Chemother, 2012 (67): 1217-1223.

[232] German P, Parikh S, Lawrence J, et al. Lopinavir/ritonavir affects pharmacokinetic exposure of artemether / lumefantrine in HIV-uninfected healthy volunteers [J]. J Acquir Immune Defic Syndr, 2009 (51): 424-429.

[233] Byakika-Kibwika P, Lamorde M, Mayito J, et al. Significant pharmacokinetic interactions between artemether / lumefantrine and efavirenz or nevirapine in HIV-infected Ugandan adults [J]. J Antimicrob Chemother, 2012 (67): 2213-2221.

[234] Lamorde M, Byakika-Kibwika P, Mayito J, et al. Lower artemether, dihydroartemisinin and lumefantrine concentrations during rifampicin-based tuberculosis treatment [J]. AIDS, 2013 (27): 961-965.

[235] Leclercq R.Mechanisms of Resistance to Macrolides and Lincosamides: Nature of the Resistance Elements and Their Clinical Implications [J].Clin Infect Dis, 2002, 34 (4): 482-492.

[236] 中华人民共和国国家卫生与计划生育委员会. 抗疟药使用规范：WS/T485-2016 [S]. 北京：卫生出版社，2016.

[237] WHO.A framework for malaria elimination [R].Geneva: World Health Organization, 2017.

[238] Gutman J, Kovacs S, Dorsey G, et al.Safety, tolerability, and efficacy of repeated doses of dihydro-artemisinin-piperaquine for prevention and treatment of malaria: a systematic review and meta-analysis [J].Lancet Infect Dis, 2017, 17 (2): 184-193.

[239] Olaleye A, Okusanya BO, Oduwole O, et al.A systematic review and meta-analysis of dihydro-artemisinin-piperaquine versus sulphadoxine-pyrimethamine for malaria prevention in pregnancy [J].Int J Gynaecol Obstet, 2019, 146 (1): 43-55.

[240] Kakuru A, Jagannathan P, Muhindo MK, et al.Dihydro-artemisinin-piperaquine for the prevention of malaria in pregnancy [J].N Engl J Med, 2016, 374 (10): 928-939.

[241] Andrejko KL, Mayer RC, Kovacs S, et al.The safety of atovaquone-proguanil for the prevention and treatment of malaria in pregnancy: a systematic review [J].Travel Med Infect Dis, 2019 (27): 20-26.

[242] Natureeba P, Kakuru A, Muhindo M, et al.Intermittent preventive treatment with dihydro-artemisinin-piperaquine for the prevention of malaria among HIV-infected pregnant women [J].J Infect Dis, 2017, 216 (1): 29-35.

[243] World Health Organization.World malaria report [M].Geneva: WHO, 2018.

[244] Johnson BA, Kalra MG.Prevention of malaria in travelers [J].Am Fam Physician, 2012, 85 (10): 973-977.

[245] Stoney RJ, Chen LH, Jentes ES, et al.Malaria prevention strategies: adherence among Boston area travelers visiting malaria-endemic countries [J].Am J Trop Med Hyg, 2016, 94 (1): 136-142.

[246] Shellvarajah M, Hatz C, Schlagenhauf P.Malaria prevention recommendations for risk groups visiting sub-Saharan Africa: a survey of European expert opinion and international recommendations [J].Travel Med Infect Dis, 2017 (19): 49-55.

[247] Gary WB, Jeffrey BN.CDC Yellow Book 2020, Health information for international travel [M].Oxford: Oxford University Press, 2019.

[248] Son DH, Thuy-Nhien N, von Seidlein L, et al.The prevalence, incidence and prevention of Plasmodium falciparum infections in forest rangers in Bu Gia Map National Park, Binh Phuoc Province, Vietnam: a pilot study [J].Malar J, 2017, 16 (1): 444.

[249] Rogerson SJ, Unger HW.Prevention and control of malaria in pregnancy-new threats, new opportunities? [J].Expert Rev Anti Infect Ther, 2017, 15 (4): 361-375.

［250］Oladimeji KE, Tsoka-Gwegweni JM, Ojewole E, et al.Knowledge of malaria prevention among pregnant women and non-pregnant mothers of children aged under 5 years in Ibadan, South West Nigeria [J].Malar J, 2019, 18 (1): 92.

［251］Mayence A, Vanden Eynde JJ.Tafenoquine: a 2018 novel FDA FDA approved prodrug for the radical cure of Plasmodium vivax malaria and prophylaxis of malaria [J]. Pharmaceuticals (Basel), 2019, 12 (3): e115.

［252］Quinn JC, McCarthy S.Tafenoquine versus primaquine to prevent relapse of Plasmodium vivax malaria [J].N Engl J Med, 2019, 380 (19): 1875.

［253］Phillips MA, White KL, Kokkonda S, et al.A Triazolopyrimidinebased dihydroorotate dehydrogenase inhibitor with improved druglike properties for treatment and prevention of malaria [J].ACS Infect Dis, 2016, 2 (12): 945-957.

［254］Wu B, Du Y, Feng Y, et al.Oral administration of vitamin D and importance in prevention of cerebral malaria [J].Int Immunopharmacol, 2018 (64): 356-363.

［255］Dicko A, Roh ME, Diawara H, et al.Efficacy and safety of primaquine and methylene blue for prevention of Plasmodium falciparum transmission in Mali: a phase 2, single-blind, randomized controlled trial [J].Lancet Infect Dis, 2018, 18 (6): 627-639.

［256］Barber BE, Rajahram G S, Grigg M J, et al.World Malaria Report: time to acknowledge Plasmodium knowlesi malaria [J].Malar J, 2017, 16 (1): 135.

［257］Ferner RE, Aronson J K.Chloroquine and hydroxychloroquine in covid-19 [J].BMJ, 2020, (369): m1432.

［258］Messina JP, Brady O J, Golding N, et al.The current and future global distribution and population at risk of dengue [J].Nat Microbiol, 2019, 4 (9): 1508-1515.

［259］Henry NB, Serme S S, Siciliano G, et al.Biology of Plasmodium falciparum gametocyte sex ratio and implications in malaria parasite transmission [J].Malar J, 2019, 18 (1): 70.

［260］Roth JM, Sawa P, Omweri G, et al.Plasmodium falciparum gametocyte dynamics after pyronaridine-artesunate or artemether-lumefantrine treatment [J].Malar J, 2018, 17 (1): 223.

［261］Neveu G, Dupuy F, Ladli M, et al.Plasmodium falciparum gametocyte-infected erythrocytes do not adhere to human primary erythroblasts [J].Sci Rep, 2018, 8 (1): 17886.

［262］O'Boyle S, Bruxvoort KJ, Ansah EK, et al.Patients with positive malaria tests not given artemisinin-based combination therapies: a research synthesis describing under-prescription of antimalarial medicines in Africa [J].BMC Med, 2020, 18 (1): 17.

［263］Doumbo O, Fall IS, Niare D.Malaria is still a leading cause of fever and death among children and pregnant women in Africa in 2015] [J].Bull Acad Natl Med,

2016, 200 (3): 453-466.

[264] 王英. 我国蚊媒防制策略及成就和挑战 [J]. 中国热带医学, 2019, 19 (9): 807-811.

[265] Kim J, Tan YZ, Wicht KJ, et al. Structure and drug resistance of the Plasmodium falciparum transporter PfCRT [J]. Nature, 2019, 576 (7786): 315-320.

[266] 尚晓敏, 张青锋. 恶性疟原虫青蒿素和哌喹耐药的流行现状及机制研究进展 [J]. 第二军医大学学报, 2018, 39 (11): 1249-1254.

[267] 丰俊, 周水森. 从控制走向消除: 我国疟疾防控的历史回顾 [J]. 中国寄生虫学与寄生虫病杂志, 2019, 37 (05): 505-513.

[268] 杨永焱, 王秋生. 疟疾预防的现状及进展 [J]. 海南医学, 2014, 25 (4): 547-549.

[269] 张昕, 张洁利, 李小溪, 等. 疟疾药物预防的现状与进展 [J]. 传染病信息, 2019, 32 (5): 445-451.

[270] 中华人民共和国国家卫生和计划生育委员会. WS/T485-2016抗疟药使用规范 [S]. 北京: 卫生出版社, 2016.

[271] 付留杰, 朱涛, 倪志杨, 等. 南苏丹维和部队疟疾药物预防及综合防制效果分析 [J]. 医学动物防制, 2013, 29 (5): 493-495, 499.

[272] Peragallo MS, Sarnicola G, Boccolini D, et al. Risk assessment andprevention of malaria among Italian troops in Afghanistan, 2002 to 2011 [J]. J Travel Med, 2014, 21 (1): 24-32.

[273] DeJulio PA. You're the flight surgeon. Malaria prevention in U.S. Air Force aviators [J]. Aerosp Med Hum Perform, 2016, 87 (4): 429-432.

[274] Gary WB, Jeffrey BN. CDC Yellow Book 2020. Health information for international travel [M]. Oxford: Oxford University Press, 2019.

[275] Son DH, Thuy-Nhien N, von Seidlein L, et al. The prevalence, incidence and prevention of Plasmodium falciparum infections inforest rangers in Bu Gia Map National Park, BinhPhuocProvince, Vietnam: a pilot study [J]. Malar J, 2017, 16 (1): 444.

[276] Rogerson SJ, Unger HW. Prevention and control of malaria in pregnancy- new threats, new opportunities? [J]. Expert Rev Anti Infect Ther, 2017, 15 (4): 361-375.

[277] Wangdi K, Furuya-Kanamori L, Clark J, et al. Comparativeeffectiveness of malaria prevention measures: a systematic review and network meta-analysis [J]. Parasit Vectors, 2018, 11 (1): 210.

[278] Pati SS, Mishra SK. Infectious disease: Pathogenesis of cerebral malaria-astep forward [J]. Nat Rev Neurol, 2012 (8): 415-416.

[279] 丰俊, 夏志贵. 2004-2013年中国疟疾发病情况及趋势分析 [J]. 中国病原生物学杂志, 2014, 9 (5): 442-446.

[280] 冯欣宇, 张丽, 丰俊, 等. 2013年全国疟疾监测结果分析 [J]. 中国病原生物学杂志, 2014, 9 (12): 1117-1120, 附页4.

[281] World Health Organization. World Malaria Report 2011 [R]. Geneva: WHO, 2011.

[282] Vitoria M, Grabich R, Gilks CF, et al. The global fight against HIV/AIDS, tubercu-

losis and malaria: current status and future perspectives [J]. Am Soc Clin Pathol,
2009, 131 (6): 844-848.

[283] 高歌, 付婷霞. 输入性疟疾的护理及预防 [J]. 寄生虫病与感染性疾病, 2016, 14 (1): 8-10.

[284] 白而宁. 输入性疟疾患者护理中全面护理的应用效果探析 [J]. 中国医药指南, 2017, 15 (1): 237-238.

[285] 王燕, 周亚红. 恶性疟疾患者的观察及护理 [J]. 护理实践与研究, 2009, 6 (10): 76, 114.

[286] 徐莎莎. 临床护理路径对输入性疟疾患者康复进程及护理满意度的影响 [J]. 西南军医, 2018, 20 (1): 87-89.

[287] Lyster A. Nursing care study: malaria [J]. Nursing Times, 1976, 72 (46): 1796-1799.